完全读懂中国古代医学精粹

完全图解·

图解生活第一品牌

HANZHANGXW BOOKS

健康大学堂 28

一次完全读懂中医

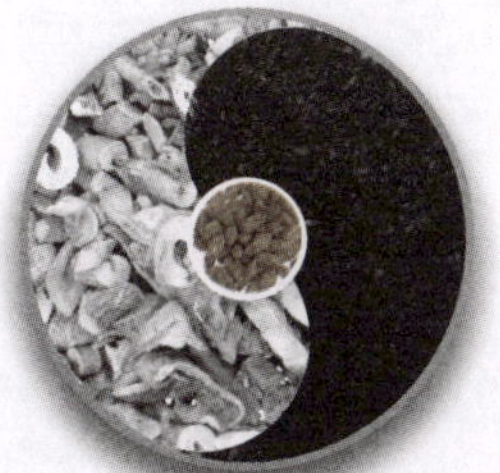

李健 编著

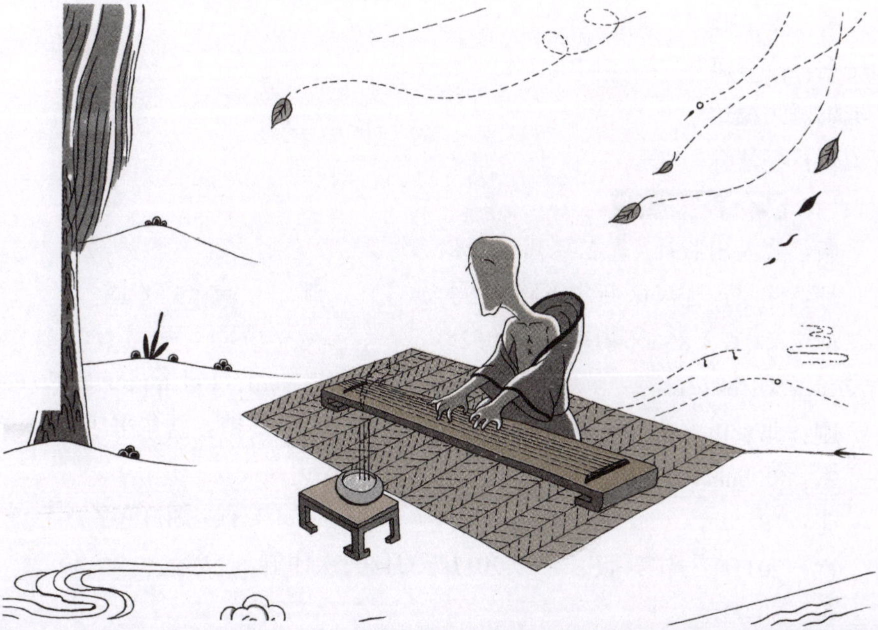

武汉出版社

（鄂）新登字08号

图书在版编目（CIP）数据

一次完全读懂中医 / 李健编著. —武汉：武汉出版社，2011.3

ISBN 978-7-5430-5563-6

Ⅰ. ①一… Ⅱ. ①李… Ⅲ. ①中国医药学-普及读物 Ⅳ. ①R2-49

中国版本图书馆CIP数据核字（2010）第258833号

书　　名　一次完全读懂中医

编　　著：李　健

特约策划：徐金凤

责任编辑：张葆珺

特约编辑：杨清钰

装帧设计：含章行文 装帧

出　　版：武汉出版社

社　　址：武汉市江汉区新华下路103号　　邮　　编：430015

电　　话：（027）85606403　85600625

http：//www.whcbs.com　　E-mail：wuhanpress@126.com

印　　刷：北京市兆成印刷有限责任公司　　经　　销：新华书店

开　　本：889mm × 1194mm　1/16

印　　张：18　　字　　数：300千字

版　　次：2011年3月第1版　2011年3月第1次印刷

定　　价：39.80元

前言

中医学其实就这么简单

中医学是中华民族几千年来防病、治病经验的结晶，是具有中国特色的生命科学。它积淀丰厚，内涵深邃，具有系统的理论体系、丰富的实践经验及显著的临床疗效。随着人们生活水平的提高，中医养生再度掀起热潮。

中医讲究协调阴阳、顺应自然、饮食调养、谨慎起居、和调脏腑、通畅经络、节欲保精、益气调息、动静适宜等一系列养生原则，而协调平衡是其核心思想。当一个人身体达到“阴阳平衡”——内外平衡的时候，是最健康的。中医是一种无副作用的绿色自然疗法，除了在养生方面有独到的见解外，中医在治疗慢性病方面也有自己的独到之处。

本书采用图解形式全方位地分析中医理论，将中医阴阳五行、藏象学说、经络穴位以及中药学、方剂学的知识用通俗易懂、简洁直观的表格和有趣的图画展示出来。即使你从来没有接触过中医，翻一翻本书也能一次完全读懂。

本书第一章介绍了中医的基本理论，其中包括中医历史，阴阳五行学说，藏象学说，气、血、津液，体质，穴位经脉，中医望诊等中医基本理论。读过这些之后就可以轻松明白老中医口中玄妙的术语了。第二章主要介绍中药学和方剂学的知识。第三章到第六章分别介绍了按摩、拔罐、艾灸、刮痧的相关知识和基本方法，按照本书的方法可以在家中轻松享受SPA的乐趣。第七章针对日常头痛脑热的小病给出简单的治疗方式，免去了去医院排队的痛苦。

本书是介绍中医基本理论和基本疗法的图解书。为方便读者阅读，提高读者的阅读效率，我们在此特别设置了阅读导航这一单元，对内文中各个部分的功能、特点等做一说明。

标题
从这里开始我们的阅读旅程。

中医防病有窍门

导语
用简短的语言总述这一节讲了什么。

中医学历来重视预防，在没有生病时采取一定的养生方法提高机体免疫力，是中医的精髓。人体抗邪能力与正气的强弱密切相关，调养正气是提高抗邪能力的关键。增强体质要注意调摄精神、锻炼身体、饮食起居有常和适当药物预防等方面。

没有生病要注意预防

1. 调摄精神 突然强烈或反复、持续的精神刺激，可使人体气机逆乱，气血阴阳失调而发病。在疾病过程中，情绪波动又能使疾病恶化。而心情舒畅、精神愉快，则气机调畅，气血和平，有利于恢复健康。

2. 调养形体 要保持身体健康，益寿延年，就应顺应自然变化规律，对于饮食起居和劳逸进行适当的节制与安排，即生活规律要正常，饮食要有节制，劳而不妄，则可维持正气之充盛，从而减少疾病的发生。反之，若生活起居没有规律，饮食劳逸没有节制，就必然会影响身体健康，削弱机体的抗病能力，导致疾病的发生。生命在于运动，健康在于锻炼。运动是健康之本，经常锻炼身体，是增强体质、减少或防止疾病发生的一项重要措施。

3. 药物预防 家中常备一些中药可以预防疾病。如用贯众、板蓝根或大青叶预防流感，用茵陈、栀子预防肝炎，用马齿叶预防痢疾等。

精彩正文
简单易懂的文字，让你轻松读懂深奥的中医知识。

生病后要防止加重

疾病的发展和演变往往是由表及里，由浅入深，直至完全侵犯内脏，使病情愈来愈复杂、深重，治疗也就愈加困难。因此，在防治疾病的过程中，一定要做到早期诊断，有效地治疗，才能防止其发展。

不同的疾病有不同的发展规律和传变途径，在防治疾病过程中，如果掌握了这些规律及其传变途径，就可防止疾病的转变。

在中国
人。这类人

至人
懂得养
可延长寿命
体不衰。能
境界的人也
说颛顼的玄
经唐、虞、
朝代，活了
为至人。

贤人
善于养
根据阴阳变
体，可以
但却有一
只要遵循
许多人都可
种境界。

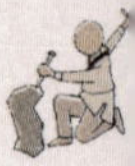

图解
将左页文字用图的形式表现，可以看过文字后细细品味图中的解释。

阅读导航

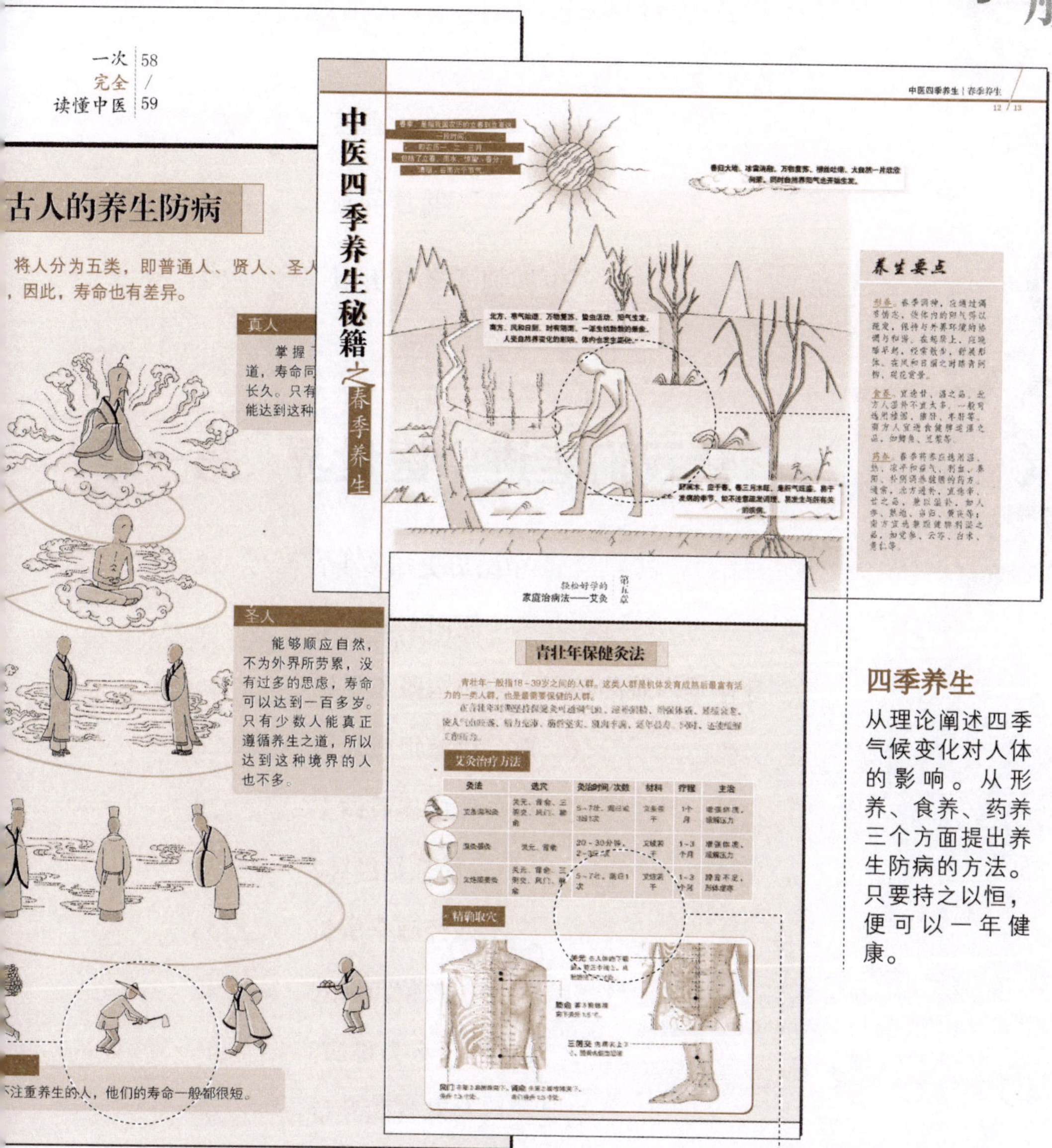

四季养生

从理论阐述四季气候变化对人体的影响。从形养、食养、药养三个方面提出养生防病的方法。只要持之以恒，便可以一年健康。

中医疗法

详细介绍了按摩、拔罐、艾灸、刮痧四种非常实用的家庭中医疗法。每个疗法推出几种保健养生方法，并配以穴位图，取穴技巧也一一图解。

目录

Contents

一次完全读懂中医 目录

中药常识知多少 第二章

妙手养生之按摩 第三章

目录

Contents

一次完全读懂中医目录

轻松好学的家庭治病法——艾灸 第五章

目录

Contents

一次完全读懂中医目录

传统养生秘诀——刮痧 第六章

头痛脑热不求医 第七章

中医四季养生秘诀之春季养生

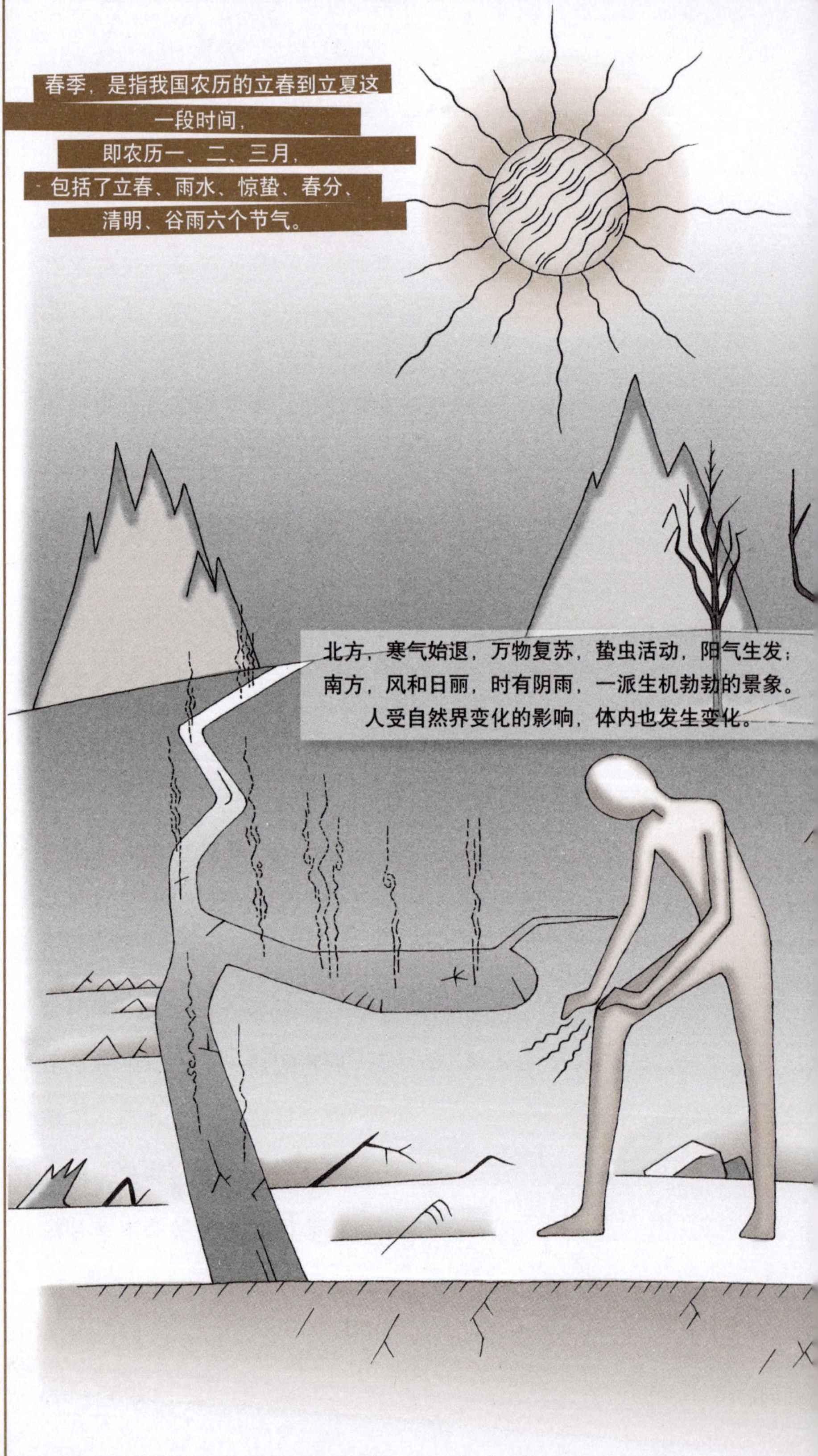
春季，是指我国农历的立春到立夏这一段时间，
即农历一、二、三月，
包括了立春、雨水、惊蛰、春分、清明、谷雨六个节气。
北方，寒气始退，万物复苏，蛰虫活动，阳气生发；
南方，风和日丽，时有阴雨，一派生机勃勃的景象。
人受自然界变化的影响，体内也发生变化。

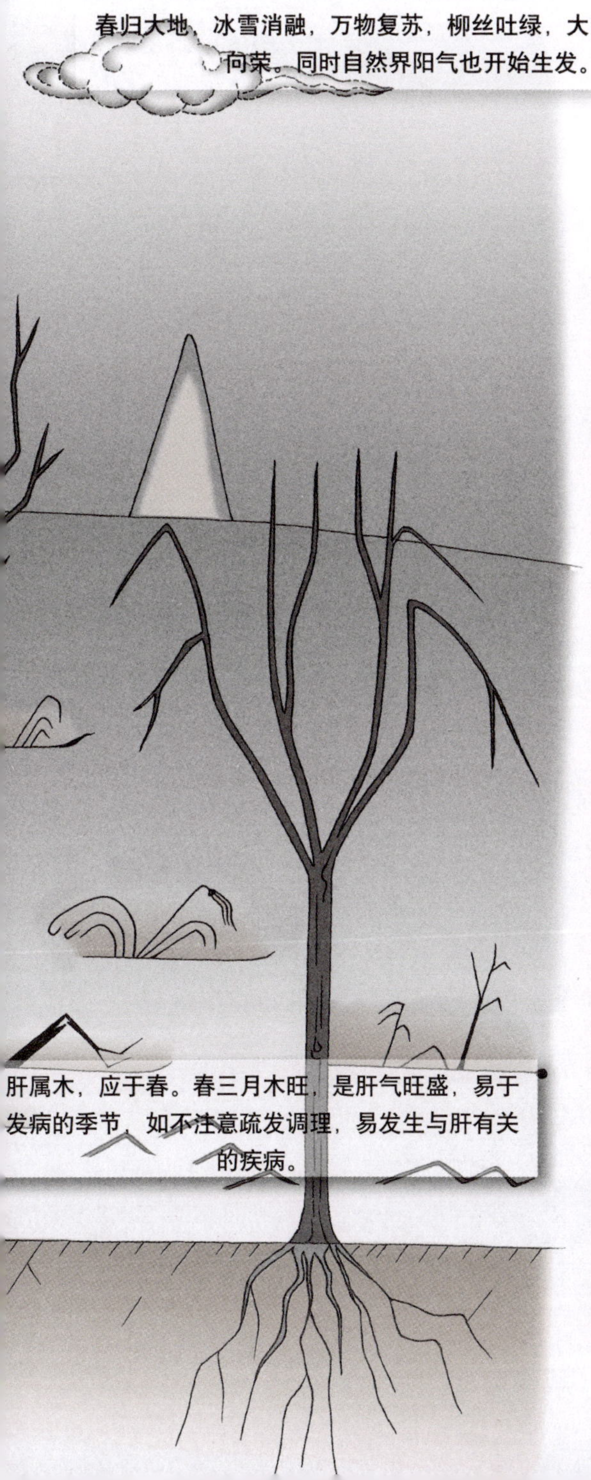
春归大地，冰雪消融，万物复苏，柳丝吐绿，大自然一片欣欣向荣。同时自然界阳气也开始生发。
肝属木，应于春。春三月木旺，是肝气旺盛，易于发病的季节，如不注意疏发调理，易发生与肝有关的疾病。

养生要点

形养。春季调神，应通过调节情志，使体内的阳气得以疏发，保持与外界环境的协调与和谐。在起居上，应晚睡早起，经常散步，舒展形体。在风和日丽之时踏青问柳、观花赏景。

食养。宜选甘、温之品。北方人温补不宜太多。一般可选用桂圆、猪肝、羊肝等。南方人宜进食健脾运湿之品，如鲫鱼、豆浆等。

药养。春季药养应选用温、热、凉平和益气、利血、养阳、补阴调养脏腑的药方。通常，北方进补，宜选辛、甘之品，兼以温补，如人参、熟地、当归、黄芪等；南方宜选兼顾健脾利湿之品，如党参、云苓、白术、薏仁等。

中医四季养生秘诀之夏季养生

夏天，自然界的阳气已十分强盛。一方面是天阳下逼，一方面是地热上腾，这样的天地之气相交合，大大促进了万物的繁茂和华实。

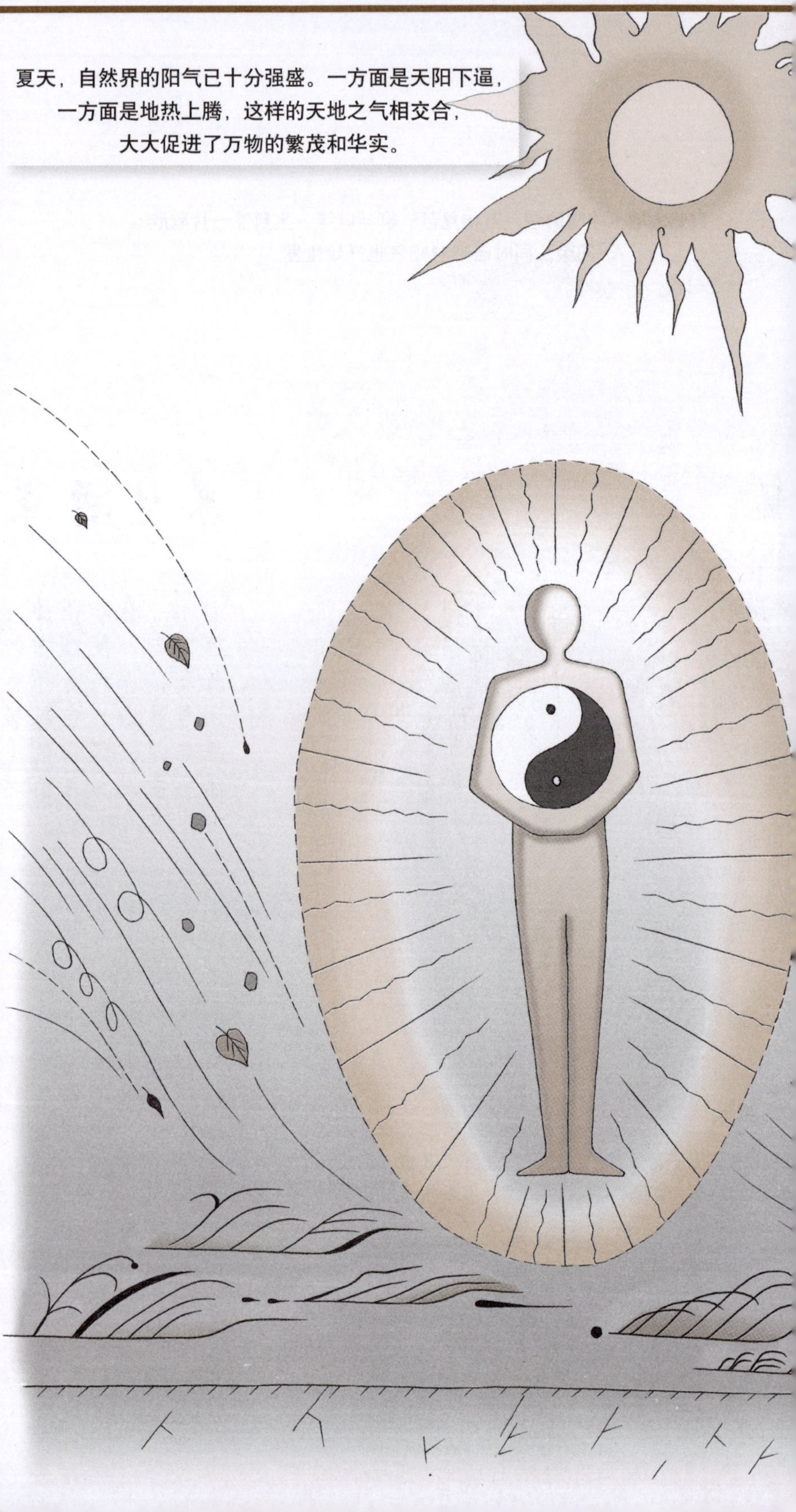

夏季，起于农历立夏，止于立秋，
为农历四、五、六月，共三个月
湿热天气、伏旱天气以及从湿热到伏旱
之间的天气，
对健康产生不利影响。

夏季暑气当令，内应于心，阳气外发，伏阴在内，
人体阳气异常旺盛。

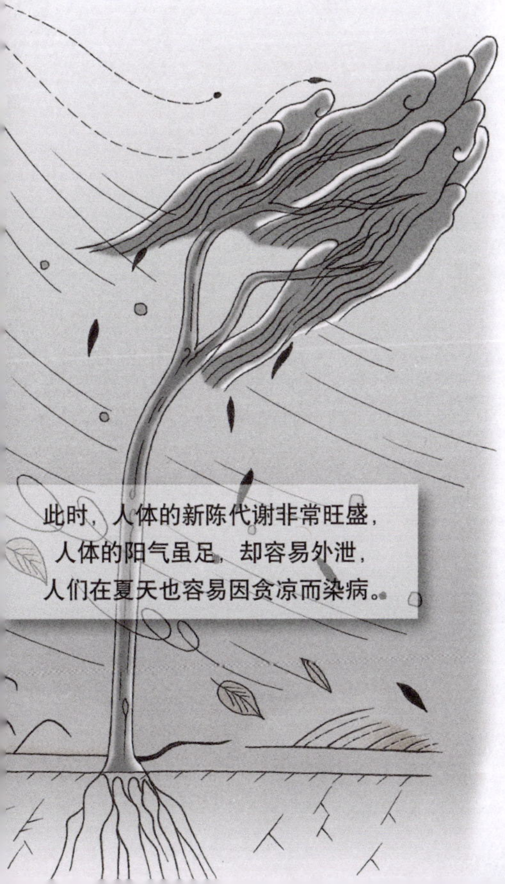

此时，人体的新陈代谢非常旺盛，
人体的阳气虽足，却容易外泄，
人们在夏天也容易因贪凉而染病。

养生要点

形养。夏季应调节情志，保持恬静愉快的心境，神清气和，切忌发怒。夏季的生活起居，应晚睡早起，适当午睡，以保存精力。

食养。夏季虽天气炎热，却不宜吃冰冷食物和生瓜蔬菜，以免受寒。宜进食温暖食物，但不宜太饱，忌食肥厚油腻难以消化和腐败变质之物，以免发生疾病。夏季常用的食养原料有甘蔗汁、西瓜汁、马蹄、绿豆、乌梅、瘦猪肉、冬瓜、鸭肉、海参、莲子等。

药养。暑天可选用一些性微凉，有清暑生津作用的药品，如菊花、沙参、西洋参、石竹等以达补气养阴、清热去暑的目地。身体虚弱者，可根据情况选用党参、黄芪、山药等，但不宜选用过于温热、厚腻的补品。

中医四季养生秘诀之秋季养生

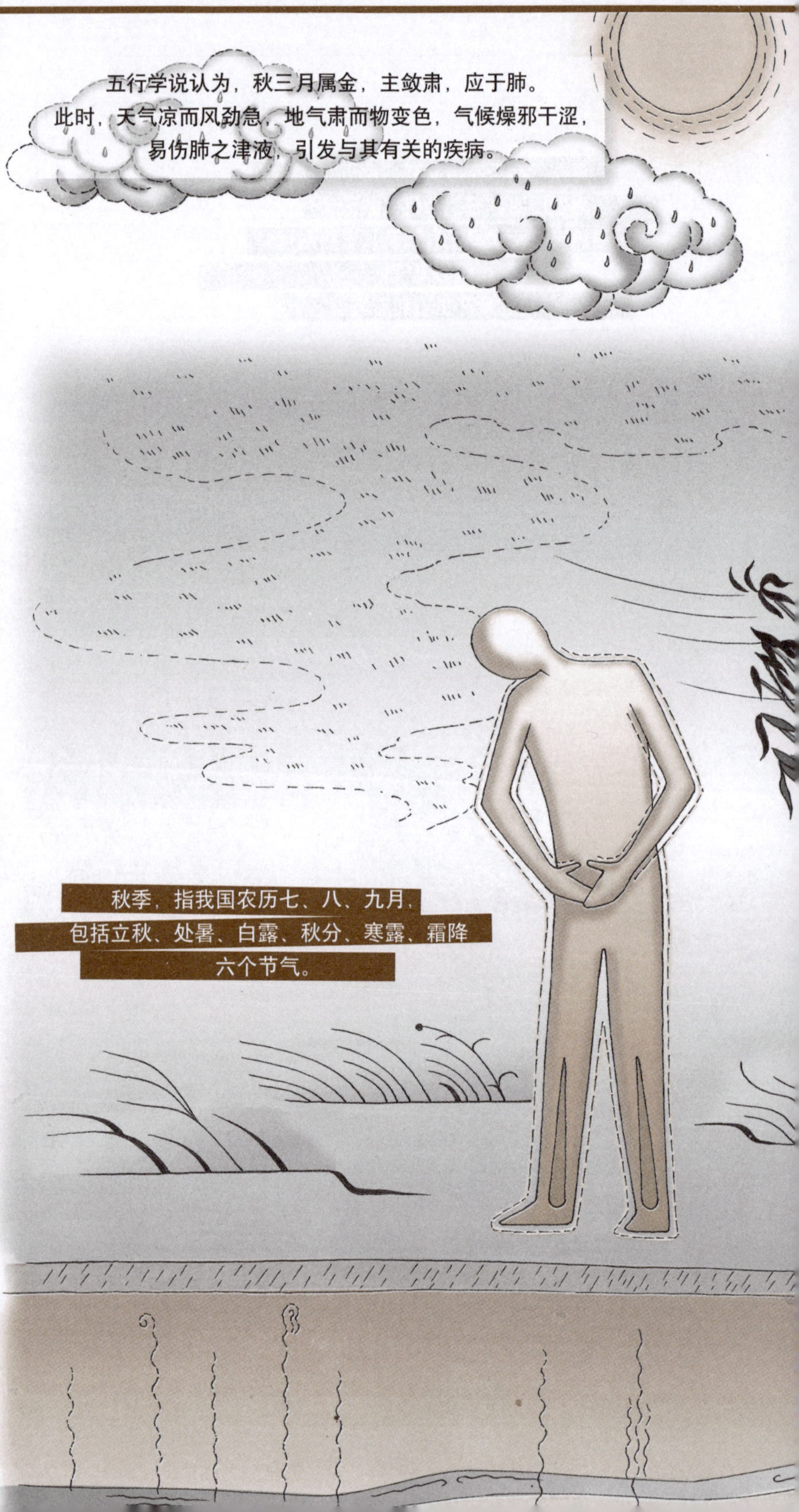

五行学说认为，秋三月属金，主敛肃，应于肺。此时，天气凉而风劲急，地气肃而物变色，气候燥邪干涩，易伤肺之津液，引发与其有关的疾病。

秋季，指我国农历七、八、九月，包括立秋、处暑、白露、秋分、寒露、霜降六个节气。

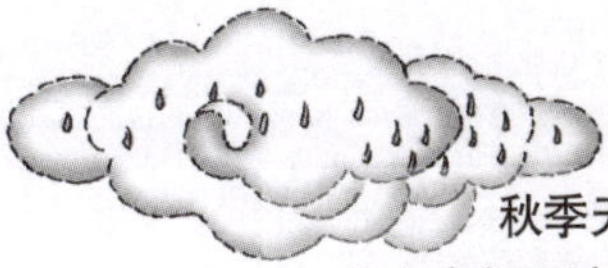

秋季天地阳气渐收，阴寒渐生，气候逐渐变凉，
北方寒气迅速南下，早晚温差较大，万物随寒气增长逐渐萧索。
此时，阳气渐收，阴气渐长，人体阳气随之内收。

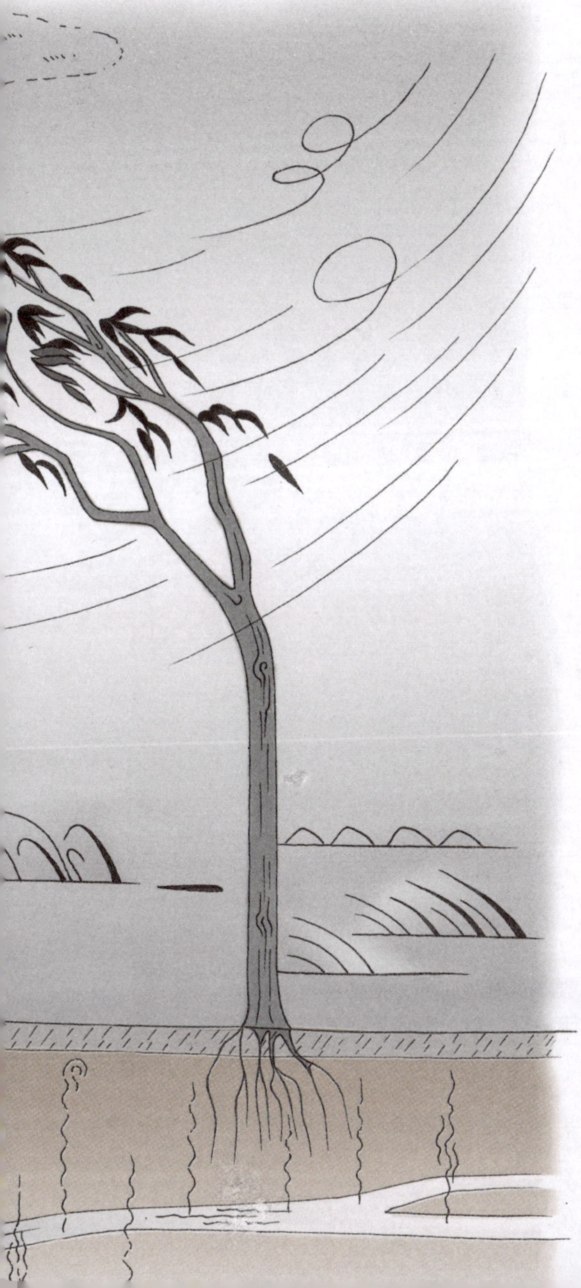

养生要点

形养。秋季要做到内心宁静，神志安宁，心情舒畅，不要悲伤忧思，以收神敛气。秋季起居，应早睡早起，须注意饮水和食用水果，以补充体内水分。

食养。秋季食养应注意“少辛增酸”，以养肝气。因此，在饮食上应少吃辣椒、葱、韭菜、蒜等辛燥之品，多进食芝麻、糯米、蜂蜜、甘蔗、菠菜、白木耳、梨、白鸭肉、乳品等柔润之物，老人还可多食米粥来益胃生津。

药养。滋补津液就是秋天药养常用的办法。秋季，平时可服用人参、沙参、麦冬、百合、冬虫夏草、核桃仁、杏仁、川贝、胖大海等益气滋阴药品。秋分至立冬易发燥病，可用百合、党参、麦冬、甘草等，以防秋燥。

中医四季养生秘诀之冬季养生

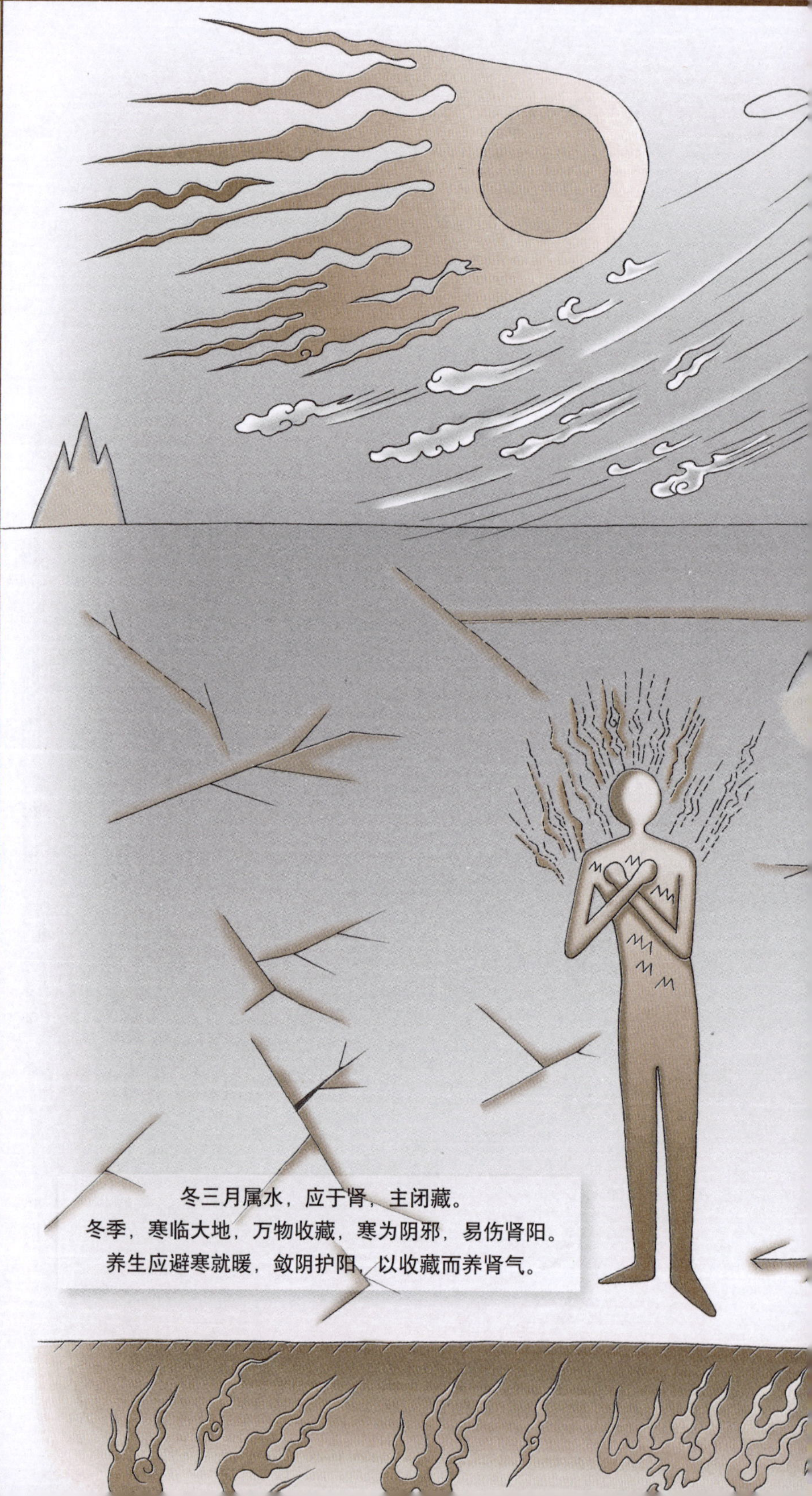

冬三月属水，应于肾，主闭藏。

冬季，寒临大地，万物收藏，寒为阴邪，易伤肾阳。

养生应避寒就暖，敛阴护阳，以收藏而养肾气。

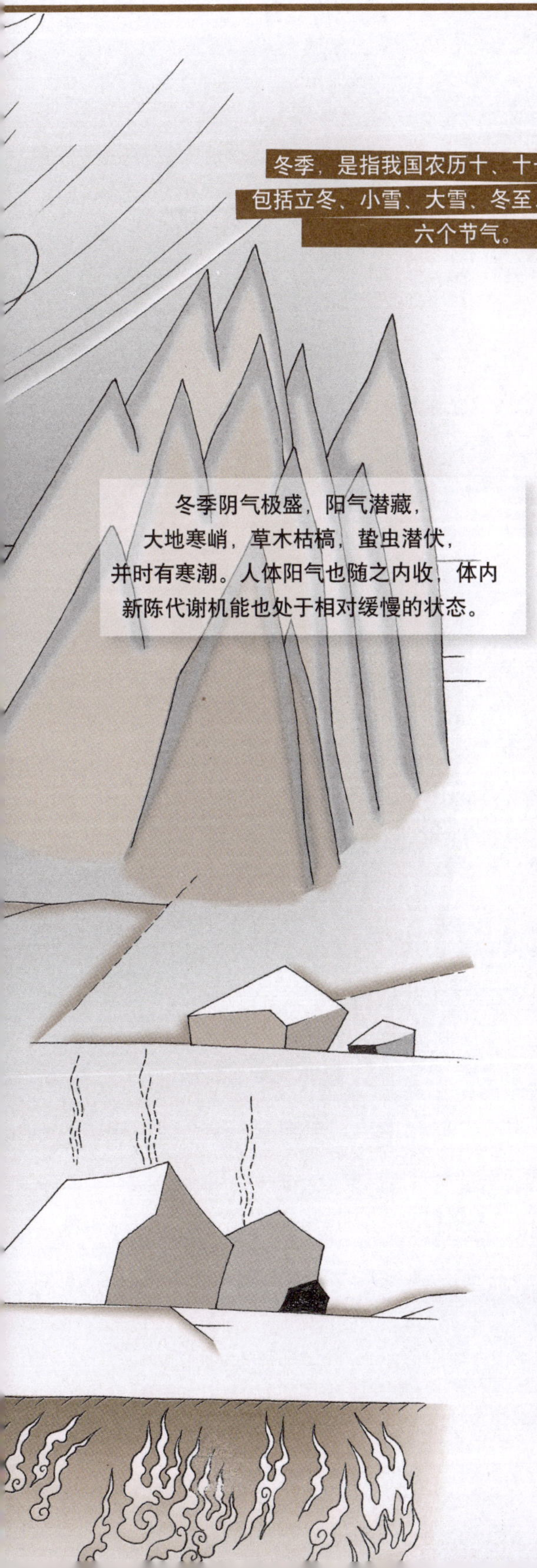

养生要点

形养。冬季应注意神情安静，不要使性志过急、过怒、过悲。冬季起居调养应早睡晚起。冬季应注意保持室内温度；衣着方面，应以温暖舒适、气血通畅为原则。

食养。冬季主张进热食，并给予温补阳气类膳食，可选用羊肉、狗肉、虾、韭菜、麻雀蛋、木耳、龟、藕等，不可食生冷食物。冬季还应注意多食用些菠菜、豆类等新鲜蔬菜。老年人饮食不宜过饱，食后可推腹，以助消化。

药养。冬季药养原则为温补元阳。通常，北方气候寒冷，宜用温补之品，如鹿茸、桂园、狗脊、首乌等；南方宜用温润之品，如人参、菟丝子、桑寄生、熟地等。

1 让我们走进中医世界

中医文化可谓博大精深，从《黄帝内经》到《难经》，从《伤寒杂病论》到《神农本草经》，这些巨著几乎代表了我国古代中医学的最高成就。

中医以其独特的诊断和防治方法，在中国医学乃至世界医学史上都占有重要地位。其中，阴阳五行学说、藏象学说、气血津液、经络学说等更是中医学的重要组成部分。

在这一章中，我们将逐步向读者介绍中医基础理论的有关知识，让读者在轻松阅读的同时，掌握中医学的大体框架。

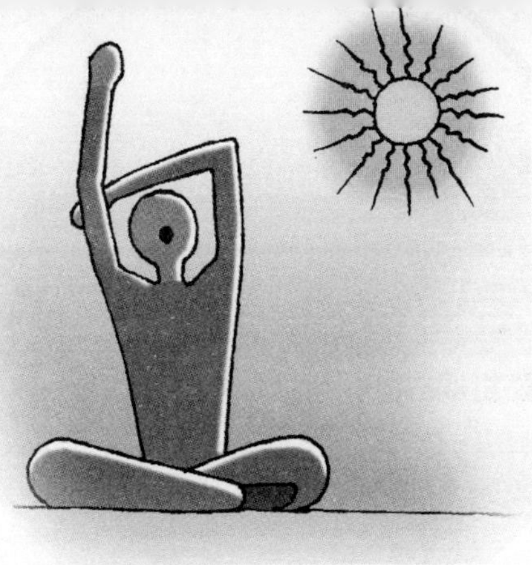

中医历史知多少？

中医学是中华民族灿烂文化的重要组成部分，几千年来为中华民族的繁荣昌盛做出了卓越的贡献，并以显著的疗效、浓郁的民族特色、独特的诊疗方法、系统的理论体系、浩瀚的文献史料，屹立于世界医学之林，成为人类医学宝库的共同财富。

上古时期

【中医兴起】

远古时代，我们的祖先在与大自然的斗争中创造了原始医学。人们在寻找食物的过程中，发现某些食物能减轻或消除某些病症，这就是发现和应用中药的起源。

【中药始祖——神农氏】

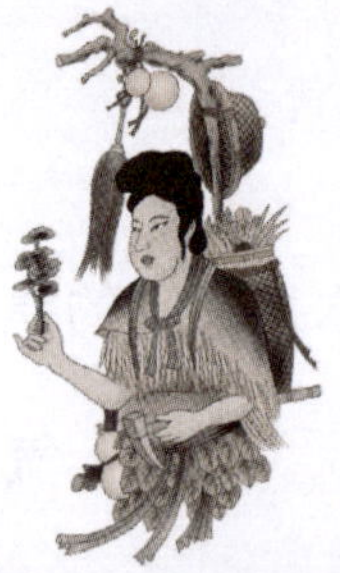

他是传说中的农业和医药的发明者。远古人民过着采集和渔猎的生活，他发明制作木耒、木耜，教会人民农业生产。又传说他遍尝百草，发现药材，教会人民医治疾病，是中药的始祖。

春秋战国

【巫医分离】

春秋战国时期，是中国整个学术界百家争鸣、百花齐放的时期，巫医分离，医学具有更明显的科学性、实用性和理论性，占据了医疗卫生事业的主导地位。临床医学的分科趋于专业化。

隋唐时期

【第二次高峰】

隋唐时期，由于政治统一，经济文化繁荣，内外交通发达，用药的经验不断丰富，对药物学成就进一步总结已成为当时的客观需要。公元 657 年，唐朝廷组织苏敬等二十余人集体编修本草，于公元 659 年完稿，名为《新修本草》（又名《唐本草》）。这是中国古代由官方颁行的第一部药典，也是世界上最早的国家药典。

两宋时期

【重视中医教育】

宋代对中医教育比较重视。宋政府设立“太医局”，作为培养中医人才的最高机构。公元 1057 年，宋政府专设“校正医书局”，有计划地对历代重要医籍进行了搜集、整理、考证和校勘，历时十余年。目前我们所能读到的《素问》《伤寒论》《金匮要略》《针灸甲乙经》都是经过此次校订、刊行后流传下来的。

【法医之祖——宋慈】

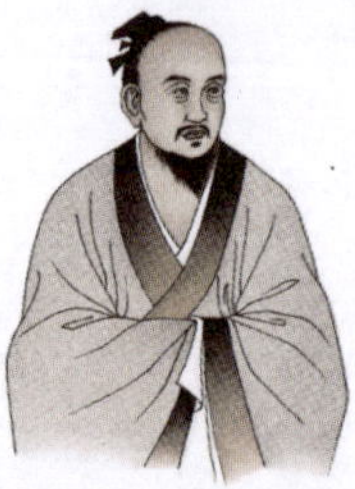

（公元 1186 ~ 1249）

宋朝福建人。公元 1247 年总结宋代前法医方面的经验及他本人四任法官的心得，写成《洗冤集录》，是世界上最早的法医文著。

辽夏金元时期

【医学大融合】

辽、夏、金、元各朝，不但在政治制度上逐渐接受了汉族统治经验，汉化的趋向，在文化上也深受汉族的广泛影响。医学作为文化的一个组成部分，或直接引用汉族医学，或在自己民族固有医学的基础上，借鉴、融汇汉族医学有所创新，成为这一时期医学发展的特点。

四大医学流派

【寒凉派——刘完素】

【攻下派——张从正】

【补土派——李东垣】

【养阴派——朱震亨】

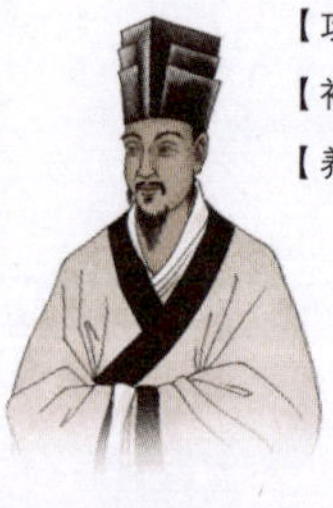

（约公元 1110 ~ 1200）

明代

【中医理论的成熟】

明代科学技术在经济发展的推动下，有了显著提高，医学也不例外。明代医学受传统文化和思维方式的强烈影响，通过对经典中医学理论思维结构的深化和对临床经验新的概括，不断创新，最终形成了具有独特理论体系的医学。

中国古代医学发展的历史与王朝更替、封建征战不无关系，各自带着时代的特点。但是医学本身是一门独立性科学，它总是随着社会进步、经济繁荣和文化提高，向着自身的更高层次开拓和完善。

【神医——扁鹊】

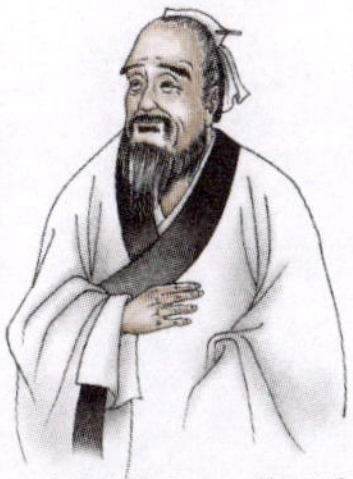

（公元前 407 ~前 310）

战国时医学家。姓秦，名越人，齐国渤海莫人。精于内、外、妇、儿、五官等科，应用砭刺、针灸、按摩、汤液、热熨等方法治疗疾病，被尊为医祖，对中医药学的发展有着特殊的贡献。

秦汉时期

【第一次高峰】

秦汉以来，内外交通日渐发达，少数民族地区的药材渐为内地医家所采用。东南亚等地的药材也不断进入中国，从而丰富了人们的药材知识。以伤寒、杂病和外科为最突出的临床医学达到了前所未有的水平，是中国医学史上的第一次高峰。

【方书之祖——张仲景】

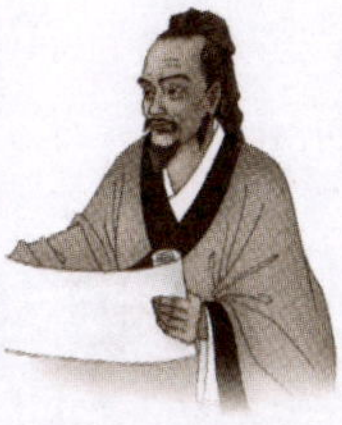

（约公元 154 ~ 215）

名机，汉末向阳郡人。他的著作《伤寒杂病论》以六经辨伤寒，以脏腑辨杂病，确立了中医学辨证施治的理论体系与治疗原则，为临床医学的发展奠定了基础。

三国两晋南北朝

【全面发展】

三国两晋南北朝时期，由于民族大融合，北方经济的恢复和发展，我国在不少领域取得领先世界的成就。医药学在脉学、针灸学、药物方剂、伤科、养生保健等各方面取得了可喜的成绩，为中医学的全面发展积累了经验。

【预防医学的介导者——葛洪】

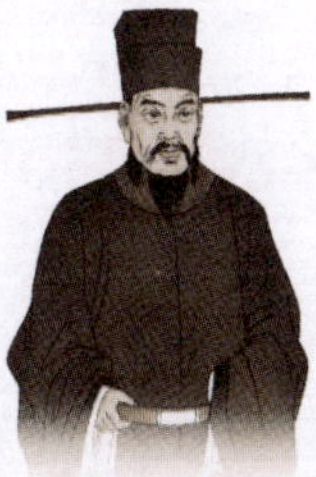

（公元 284 ~ 364）

字稚川，自号抱朴子，晋朝丹阳句容人。著有《肘后方》，书中最早记载一些传染病如天花、恙虫病的症候及诊治。天行发斑疮是全世界最早有关天花的记载。

【药王——孙思邈】

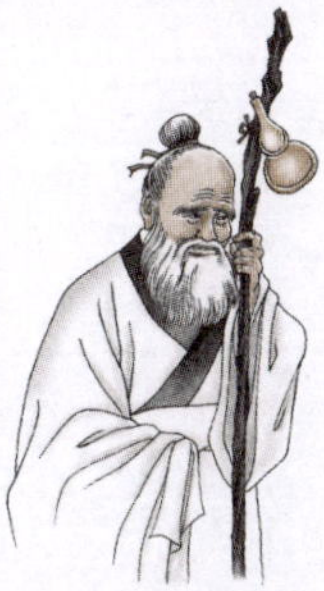

（公元 541 或 581 ~ 682）

唐朝京兆华原人，集毕生之精力，著成《备急千金要方》《千金翼方》。其中，《备急千金要方》分为 30 卷，合方论 5300 首，《千金翼方》亦 30 卷，载方 2571 首，在营养缺乏性疾病防治方面，成就突出。

【药圣——李时珍】

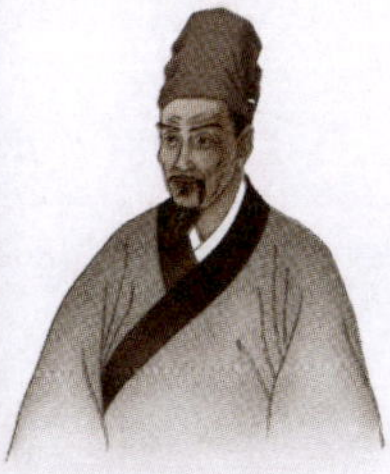

（公元 1518 ~ 1593）

字东壁，号濒湖山人，明朝蕲州（今湖北蕲春）人。长期上山采药，深入民间，参考历代医书 800 余种，经 27 年的艰苦，著成《本草纲目》，所载药物共 1758 种，对中国和世界药物学的发展做出了杰出的贡献。

清代

【承前启后】

清代医学的最大特点，就是它充分发挥了承前启后的作用。清代医学的承前，不是简单地继承前代成果，而是对过去文献加以整理、校订、研究和归纳。所谓启后，是指在治疗实践的基础上，发展祖国医学，赋予它以生机和活力。

【《医林改错》——王清任】

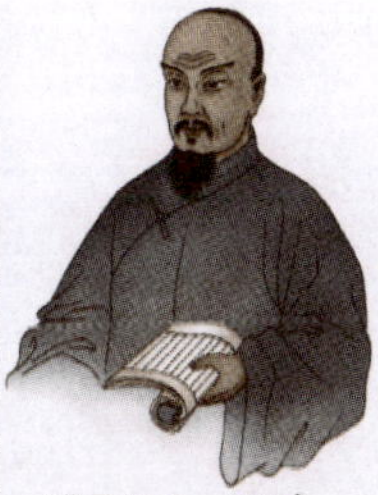

（公元 1768 ~ 1831）

又名全任，字勋臣。清代直隶省玉田县人。富有革新精神的解剖学家与医学家。纠正了古代医书在人体解剖方面的一些错误，强调了解剖知识对医生的重要性，并发展了瘀血致病理论与治疗方法。

阴阳主宰生命

中医学根据阴阳对立统一的观点，认为人体是一个有机整体，人体内部充满着阴阳对立统一的关系。

阴阳组成身体

就人体的大体部位与结构来说，上部为阳，下部为阴；体表属阳，体内属阴；背属阳，腹属阴。以脏腑来分，五脏属里，藏精气而不泻，故为阴；六腑属表，传化物而不藏，故为阳。五脏之中，又各有阴阳所属，如心、肺居于上焦胸腔，属阳；肝、脾、肾位于中下焦腹腔，属阴。而心肺相对而言，心属火，主温通，为阳中之阳；肺属金，主肃降，为阳中之阴。肝与脾、肾相较，肝属木，主升发，为阴中之阳；肾属水，主闭藏，为阴中之阴；脾属土，居中焦，为阴中之至阴。

阴阳维持生命

中医阴阳学说认为人体的正常生命活动，是阴精与阳气两个方面保持对立统一协调关系的结果。以人体整体而言，由于阴阳二气的相互作用，推动着人体内物质与物质之间、物质与能量之间的相互转化，推动和调控着人体的生命进程。

阴阳失调造成疾病

中医阴阳学说认为疾病的本质是阴阳失去相对平衡，出现偏盛或偏衰即“阴阳失调”的结果。疾病是由于病邪作用于人体，引起邪正相争，导致机体阴阳失调、脏腑组织损伤和生理功能失常的结果。

疾病的发生发展过程就是邪气与正气相互斗争的过程，在这一过程中，机体的阴阳双方往往失去相对平衡，出现偏盛或偏衰的状况，因此中医学可以用阴阳盛衰理论来说明解释人体的病理变化。

阴阳学说与疾病治疗

由于疾病发生发展的根本原因是阴阳失调，因此调整阴阳，补偏救弊，恢复阴阳的相对平衡，就是治疗的基本原则。阳盛者泻热，阴盛者祛寒；阳虚者扶阳，阴虚者补阴，以使阴阳偏盛偏衰的异常现象，复归于平衡协调的正常状态。

阴阳之气是生命的根本

万物负阴而抱阳，阴阳是自然界的根本法则，人也不例外。人体中九窍、五脏六腑，都与天地之气相互贯通。人类养生要以调和阴阳为目标。

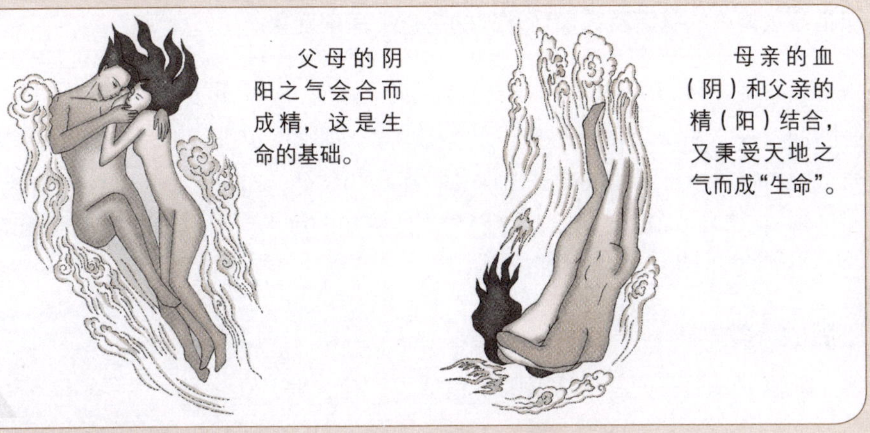
父母的阴阳之气会合而成精，这是生命的基础。
母亲的血（阴）和父亲的精（阳）结合，又秉受天地之气而成“生命”。

阴阳与疾病

在人的身体中，阳主外，开发肌肤腠理；阴主内，游走于六腑，归藏于五脏，帮助身体吸收营养，排出糟粕。

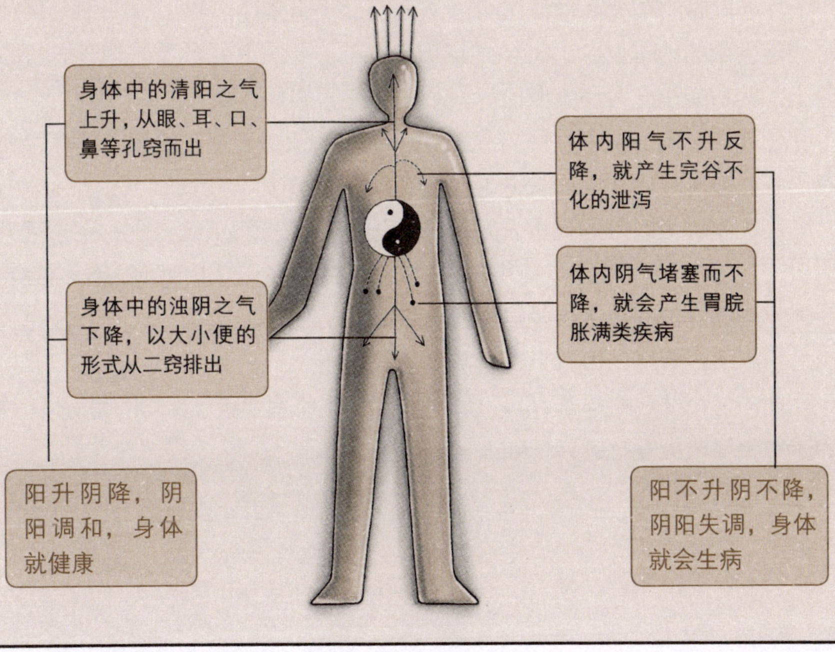

身体是内脏的镜子——中医藏象学说

藏，指藏于体内的内脏；象，指表现于外的生理、病理现象。所谓藏象，即指藏于体内的脏腑及其表现于外的生理、病理现象。

藏象学说认为，人体各脏腑虽然深藏于体内，难以进行直观观察，但这些脏腑通过经络系统与体表的某些组织器官相互联系。内脏有病，与之相应的体表组织器官可出现异常反应，出现各种症状和体征，如舌象、脉象等。临床上，通过观察这些病理现象，根据它们与人体脏腑的联系，可以推断内部脏腑的病变，为治疗用药提供理论上的依据。

脏腑的分类

脏腑可分为三类。一是五脏：包括心、肺、脾、肝、肾，主要功能是贮藏精气；二是六腑：包括胆、胃、小肠、大肠、膀胱、三焦，与食物的贮藏消化有关；三是奇恒之腑：包括脑、髓、骨、脉、胆、女子胞，是五脏六腑之外的特殊器官。

五脏功能在体表的反应

人体内脏腑的功能活动情况可以从体表反映出来。

心是生命的根本，主宰着精神意识。心与脉相应，它的荣华表现在面部的颜色上，其功能是充实和温煦血脉。心气旺盛，则面色荣润。

肺是人身之气的根本，肺与皮肤相应，它的荣华表现在毫毛上，其功能是充养皮肤。肺气旺盛，则皮肤毫毛健康润泽。

肝是人体耐受疲劳的根本，是藏魂的地方。肝与筋相应，它的荣华表现在爪甲上，其功能是充养筋膜，能生养血气。肝血充足，则爪甲坚润，筋柔韧有力。

脾为人体饮食的根本，是产生营气的地方。脾与肌肉相应，其功能是充养肌肉，它的荣华表现在口唇上，其味甘，其色黄。

肾是密封和潜藏的根本，是藏精的地方。肾与骨骼相应，其功能是充养骨骼。它的荣华表现在头发上，肾气旺盛，则头发光泽。

人体藏象与体表的对应

人体内脏腑的功能活动情况可以从体表反映出来。

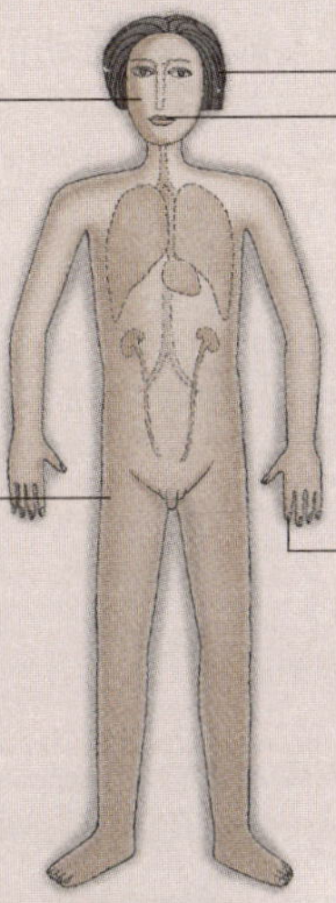

面色

心的荣华反映在面部，其功能是充实和温煦血脉。心气旺盛，则面色荣润。

皮肤

肺的荣华反映在毫毛上，其功能是充养皮肤。肺气旺盛，则皮肤毫毛健康润泽。

头发

肾的荣华反映在头发上，其功能是充养骨骼。肾气旺盛，则头发光泽、骨骼坚韧。

口唇

脾的荣华反映在口唇四周，其功能是充养肌肉，其味甘，其色黄。

指甲

肝的荣华反映在爪甲上，其功能是充养筋膜，能生养血气。肝血充足，则爪甲坚润，筋柔韧有力。

五脏荣枯在面色上的表现

一个人五脏的荣枯会在面色上有所表现。而五色又对应身体的五脏，所以，观察面部颜色的变化就可以推测这个人五脏的健康状况。

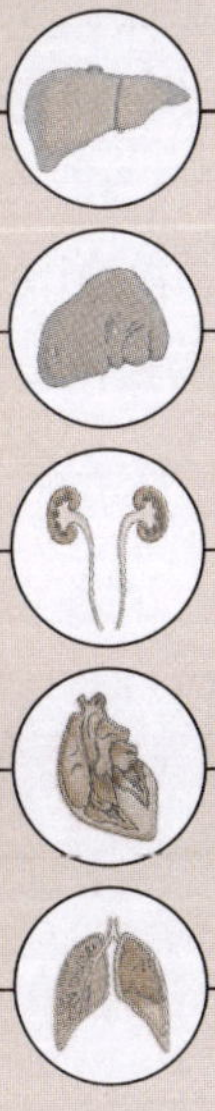

五脏气败之象		五脏气盛之象
像死草	肝对应青色	像翠鸟的羽毛，青绿有光泽
像枳实	脾对应黄色	像螃蟹的腹壳，黄而明润
像煤烟	肾对应黑色	像乌鸦的羽毛，黑而透亮
像凝血	心对应红色	像鸡冠，红而润泽
像枯骨	肺对应白色	像猪油，白而有光泽

气、血、津液组成人体

气、血、津液是构成人体和维持人体生命活动的基本物质，是脏腑、经络等组织器官活动的物质基础。

关于“气”

气是构成人体的最基本物质。气，是指人体内存在的极其微小但活力很强的细微物质。它的生成，禀受于先天之精气、后天水谷之精气以及自然界之清阳之气。

气的生理功能主要有四点：

1. 推动作用　人体生长发育，各脏腑组织器官的功能活动，血液在脉管内的循行，津液的生成、输布和排泄等，均依靠气的激发和推动作用。

2. 温煦作用　气的运动是人体热量的来源。人体正常体温的维持，主要依靠气的温煦作用的调节。

3. 防御作用　一旦邪气侵害机体，气能够驱邪外出，使人体恢复健康。

4. 固摄作用　主要是指气对于精、血、津液等液态物质具有控制作用。

关于“血”

血，即血液，是脉管中流动的红色液体，是构成人体和维持人体生命活动的基本物质之一。血液主要由营气和津液所组成，而营气和津液都是由水谷精微所化生，营气和津液再经气化方变为血。

血液的主要功能是对全身起营养和滋润作用。血液在脉中运行，内至脏腑，外达皮肉筋骨。运行不息，灌溉周身，对全身各脏腑组织器官起着充分的营养和滋润作用。

关于“津液”

津液，是体内各种正常水液的总称，包括各脏腑组织器官的内在体液及正常的分泌液，如胃液、唾液、肠液、关节腔液等。一般来说，津的质地较清稀，流动性较大，多分布于体表皮肤、肌肉和孔窍，并能渗注于血脉，主要发挥滋润作用；液的质地较稠厚，流动性较小，多灌注于骨节、脏腑、脑、髓等组织，具有濡养和润滑作用。

气、血、津液的关系与病症

气、血、津液的性状及其功能，虽各有特点，但三者均是构成人体和维持人体生命活动的基本物质，彼此间又存在着相互依存、相互制约和相互为用的密切关系。

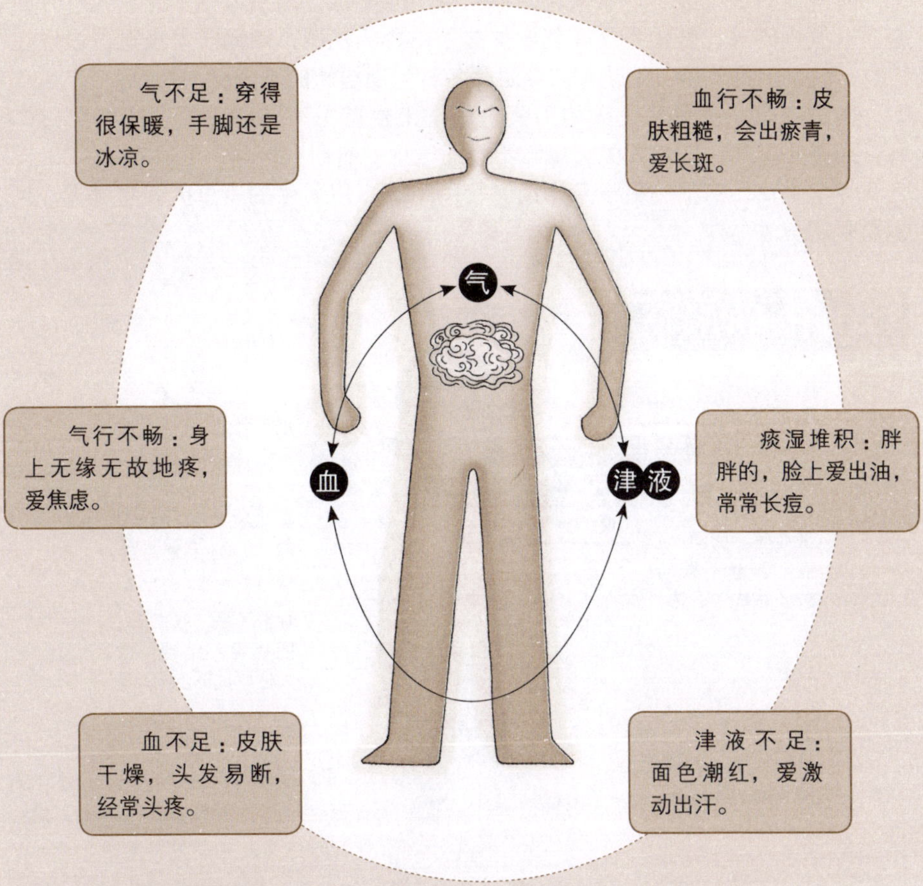

气、血、津液主导体质

气不足=气虚型体质
血不足=血虚型体质
阴液不足=阴虚型体质
气行不畅=气滞型体质
血行不畅=瘀血型体质
痰湿堆积=痰湿型体质

健康的身体由体质做主

气虚型体质

而所谓的“气虚”，便是人体中“气”的不足，即指人体本身“元气”的虚弱。气虚的人，身体各器官就像失去了动力的机器，活动能力衰退，表现在外的，就是包括免疫、消化、内分泌等各种生理机能的下降。

气虚中有一部分是先天的因素，即一出生就具有这种体质。比如父母体弱，或婴儿早产，就会因先天禀赋不足而气虚。有研究表明，女性在21~28 岁之间怀孕生育，产下的孩子身体最健壮，而30岁以后生的孩子更容易气虚，且体弱多病。

气虚体质的特征

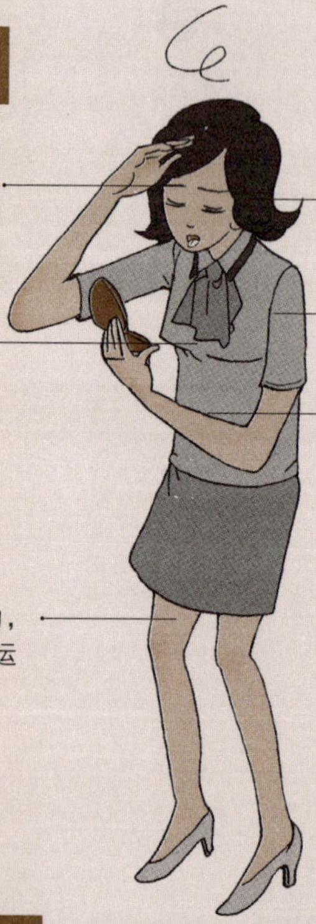
面色萎黄或淡白；头晕目眩，甚至出现晕厥。
精神委靡，反应迟钝；失眠、多梦、健忘。
身体稍胖且浮肿；畏寒、发冷，反复感冒，或低烧不愈。
低血压，胸闷、心慌；喜静不喜动，久坐后站立不稳。
食欲不振，肠胃弱；便秘但不结硬，或大便不成形。
肌肉松弛，四肢无力，易疲劳；常自出汗，运动时更甚。

性格内向，沉静，胆小，不喜欢冒险；

情绪不稳定，容易出现精神抑郁等症状。

气虚体质易患疾病

胃下垂、慢性腹泻、心悸、感冒、月经过多、低血压、抑郁症、头皮瘙痒。

血虚型体质

当人生活规律、起居正常时，气和血也能发挥正常的作用，工作时精力充沛，休息时此二者也各自休养生息，为第二天的工作酝酿新的气血。当人过度劳累时，就是在过度地使用气和血，今天的气血已经用完了，需要休息一下再造，但人体却没有给它们重新生发的时间，所以第二天人体再用到气血时，已存的气血就会出现供不应求的情况。久而久之，气虚了，血也虚了。

此外，用脑过度也会带来血虚。有些人30多岁就长了白头发，或者年纪轻轻就脱发谢顶。究其原因，是工作压力大，休息太少，用脑过度。

血虚体质的特征

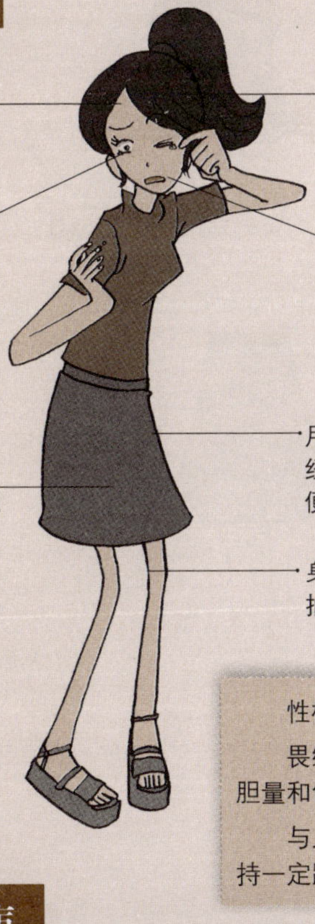
头晕乏力，耳鸣，目眩，直立时尤其严重，容易心悸失眠。
毛发稀疏，干枯，枯黄，无光泽；脱发掉发，少白头。
眼睛干燥少津，痒、痛或者眼皮跳，看东西模糊，容易疲劳。
脸色苍白无光泽，嘴唇淡白，眼睑淡白少血色，眼睛易疲劳。
月经量少、延期甚至经闭，大便燥结，小便不利。
皮肤干燥，肤色白或萎黄没有光泽，掉皮屑，经常感到瘙痒，过早出现皱纹。
身体偏瘦，手脚发抖，抽筋，指甲发白，易断。

性格较内向，不善言辞，不张扬；

畏缩胆小，不敢去尝试冒险，缺乏胆量和创新精神；

与人交往中，对陌生的环境和人保持一定距离，不擅长交际。

血虚体质易患疾病

近视眼、鼻炎、女性带下病、贫血、头昏嗜睡、干眼症、月经不调、不孕、儿童多动症。

阴虚型体质

津液作为“阴”的主要表现形式，其主要作用是营养和滋润人的五脏六腑。白天，阳气升腾，活跃于周身器官中，阴随着阳气的升腾来到人体脏腑组织，起着营养和滋润的作用，使口不干、咽不痛、大便保持通畅。

阴虚，是说人体内属“阴”的物质少了，“阴”的元素变得衰弱了。这就是说人体里的各种液体“水”减少了，身体开始“闹旱灾”，变成了一种缺水的状态。

阴虚体质的特征

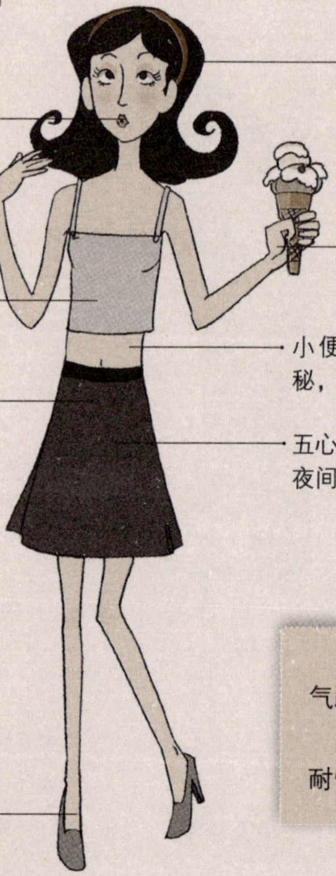
皮肤干燥，头发枯干，面颊偏红或潮红。
经常口干、喉咙干，容易上火，还会经常口腔溃疡。
体形消瘦，手脚心干热，午后身体发热。
饮食无味，喜冷食，易饥饿。
小便发黄，容易便秘，大便燥结。
女性月经不调，月经过少，甚至闭经。
五心烦热，常常失眠，夜间多梦。
手心、脚心容易发热冒汗，偶尔有盗汗的情况。

遇事情绪激动，容易心烦气躁；

爱发脾气，喜欢吵架，没耐性，夏天尤其如此。

阴虚体质易患疾病

慢性支气管炎、牙痛、咳嗽、习惯性失眠、便秘、痔疮、慢性咽炎、更年期综合征、遗精。

气滞型体质

气在人体内的运动称为“气机”。它的运动形式一共有四种——升、降、出、入。在脏腑中，气以不同的方式运行，在五脏（心、肝、脾、肺、肾）中，气主升利于藏精华；而在六腑（胆、胃、大肠、小肠、三焦、膀胱）中，则气主降而藏化物。气在脏腑中的正常运行，即升降出入顺畅有序，人的生命活动才得以维持正常。

气在体内的运行出现了问题，不再协调进行的时候，称为“气机不调”或“气机不畅”。其中，有一种不调的现象就叫做“气滞”。那么什么是气滞呢？顾名思义，就是气在身体里停滞、阻滞了。用中医理论来解释，就是当人体某一部分、某一脏腑或经络发生功能障碍，气的循行出现“交通堵塞”了，不能顺畅地通行，而变得缓慢或停滞不通、郁而不散，就形成了“气滞”。

气滞体质的特征

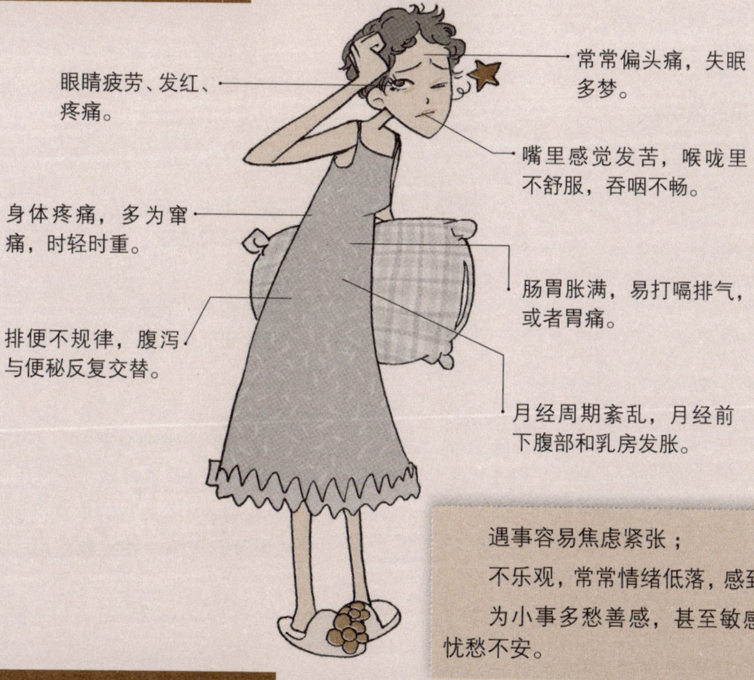
常常偏头痛，失眠多梦。
眼睛疲劳、发红、疼痛。
嘴里感觉发苦，喉咙里不舒服，吞咽不畅。
身体疼痛，多为窜痛，时轻时重。
肠胃胀满，易打嗝排气，或者胃痛。
排便不规律，腹泻与便秘反复交替。
月经周期紊乱，月经前下腹部和乳房发胀。

遇事容易焦虑紧张；

不乐观，常常情绪低落，感到沮丧；

为小事多愁善感，甚至敏感多疑，忧愁不安。

气滞体质易患疾病

胃肠气胀、偏头痛、积食、经前期综合征、月经延迟、乳腺增生、慢性胃炎、胃溃疡。

瘀血型体质

瘀血体质的形成原因可以是因热、因寒、因气、因血。最常见的气滞血瘀就是因气而瘀，“气为血帅”，“血离其气，则血瘀积而不流”，这就导致瘀血的发生。

为什么会出现流动不通畅的情况呢？中医认为，血液的运行，是在阳气温煦的推动下进行的。若寒邪入血致使寒凝血滞，或情志不遂导致气瘀血滞，或津血亏虚导致血结停滞，或久病体虚、阳气不足，也无力推动血液的正常运行，这些都会导致瘀血症，形成瘀血体质。这也是瘀血体质会引起身体疼痛的原因。

瘀血体质的特征

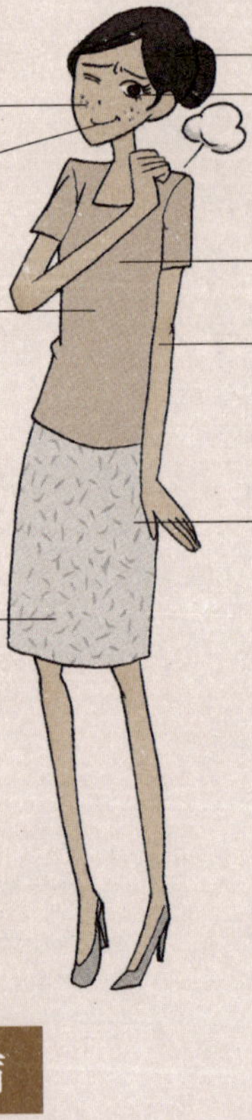
牙龈出血，脱发。
平常面色晦暗，雀斑色斑多。
有黑眼圈，眼睛里常有红血丝。
嘴唇颜色偏暗，边缘尤其明显。
心悸、心律不齐。
皮下毛细血管明显，下肢静脉曲张。
胃部感觉饱胀，按压时有不适感。
肤质粗糙，无光泽，干燥起皮屑。
慢性关节痛、肩膀发酸、头痛。

是公认的急性子，没有耐心，遇到事情容易烦躁焦虑；

有丢三落四的毛病，健忘，想着的事情一转眼就忘记。

瘀血体质易患疾病

瘀血性腰痛、中风、肩周炎、高血压、静脉曲张、颈椎病、前列腺增生、痛经。

痰湿型体质

如果吃了难以消化的东西，血液就不能把精微之气及时运走。这些东西聚集在脾胃，不能参与新陈代谢，长期滞留着就成了痰湿。

还有的人没规律、没节制地饮食，常常暴食暴饮，又多吃些油腻不易消化的食物。久而久之，消化不掉的肥厚油腻食物便在体内转化为不被人体所吸收的病态津液，即“痰”。痰越积越多，身体便会觉得很沉重。这样的人一方面表现出体形肥胖、身体壮硕，肚子一天比一天大，另一方面又因脏腑组织不能得到足够的水谷精微之气，而出现身体易于疲劳倦怠，经常饥饿又爱吃东西。于是，痰湿的人往往陷入“肥胖→疲劳→饥饿→过食”的恶性循环。

痰湿体质的特征

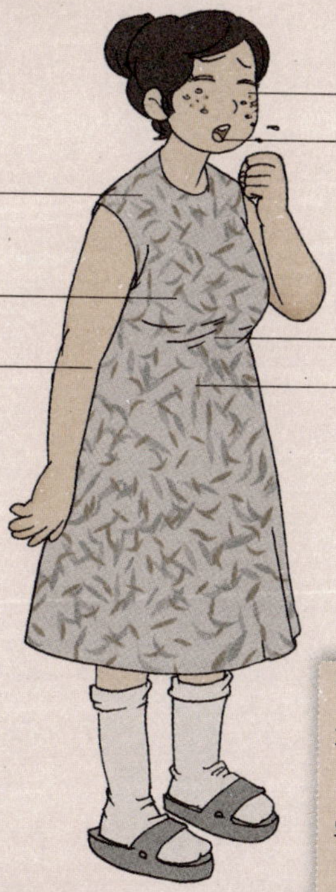
脸色暗黄，眼睛微肿，油性皮肤，会脱发。
身体偏胖，而且大部分是虚胖。
嗓子痒，常有痰，很少感到口渴，不想喝水。
喜欢喝热水，喝冷水时胃痛、腹痛或腹泻。
食欲减退、恶心，甚至反胃、呕吐。
容易出汗，汗液黏腻，出汗后皮肤多凉。
夜间尿频，尿量大、颜色淡，女性会有白带过多。

一般是好脾气的人，性格温和，从不乱发脾气；

平时待人谦恭，性情沉稳，遇事从容镇定；

做事有毅力，忍耐力强。

痰湿体质易患疾病

排尿不畅、口臭、尿频、反胃、咳痰、关节炎、浮肿、肥胖、久咳不愈、糖尿病、痛风。

什么是经脉?

人体的经络系统是由十二经脉、奇经八脉、十二经筋、十二经别、十二皮部、十五别络，以及浮络、孙络等组成。

经络的作用

联络脏腑：人体中的经络系统是一个纵横交错、沟通内外、联系上下的整体，它沟通了人体中脏器与脏器、脏与腑、脏腑与五官之间的联系，从而使人体成为一个有机的整体。除此之外，人体中五脏六腑、四肢百骸以及皮肉筋骨等组织，之所以能保持一种相对的平衡，完成正常的生理活动，也是依靠经络系统的联络沟通而完成的。

运行气血：经络还是人体气血运行的通道，气血只有通过经络系统才能被输送到周身。气血是人体生命活动的物质基础，其作用是濡润全身脏腑组织器官，使人体完成正常的生理功能。

抵御外邪：由于经络系统的作用是运行气血，那么它就可以使营卫之气密布周身，尤其是随着散布于全身的络脉，而密布于皮部。卫气是一种具有保卫机体功能的物质，它能够抵御外邪的入侵。外邪侵犯人体往往由表及里，先从皮毛开始，所以当外邪侵犯机体时，卫气就会首当其冲地发挥其抵御外邪、保卫机体的作用。

经络的应用

表明病理变化：因为经络系统是联络人体内外的通道，所以当人体患病时，经络又是一个病邪传入的途径。当人体在患有某些疾病的时候，常常会在其经络循行线上出现明显的压痛、结节或条索状的反应物，此时，这些部位的皮肤色泽、形态、温度等也都会起一定的变化。那么，通过对这些变化的观察，就可以推断疾病的病理变化。

指导辨证：因为经络都有固定的循行路线以及所络属的脏腑和组织器官，所以根据体表部位发生的病理变化，就可以推断疾病的经脉和病位所在。

指导治疗：因为经络内属脏腑，外络肢节，说明病理，所以在临床治疗时就常根据经脉循行线路而选用体表某些腧穴，以疏通经气，调节人体脏腑气血功能，从而达到治疗疾病的目的。

人体经络系统的组成

经络系统总体上由经脉和络脉组成，其中又可以细分为若干种，具体如下表：

- 经络系统
  - 经脉
    - 十二经脉
      - 手三阴经：手太阴肺经、手厥阴心包经、手少阴心经
      - 手三阳经：手阳明大肠经、手少阳三焦经、手太阳小肠经
      - 足三阳经：足阳明胃经、足少阳胆经、足太阳膀胱经
      - 足三阴经：足太阴脾经、足厥阴肝经、足少阴肾经
    - 奇经八脉
      - 督脉
      - 任脉
      - 冲脉
      - 带脉
      - 阴维脉
      - 阳维脉
      - 阴跷脉
      - 阳跷脉
    - 十二经别
  - 连属组织
    - 十二经筋
    - 十二皮部
  - 络脉
    - 十五别络
    - 孙络
    - 浮络

十四经脉全解析

十二经脉之间存在着固定的连接顺序，经脉中的气血也按照同样的顺序在全身运行。气血起始于手太阴肺经，接手阳明大肠经，再接足阳明胃经，然后依次是足太阴脾经、手少阴心经、手太阳小肠经、足太阳膀胱经、足少阴肾经、手厥阴心包经、手少阳三焦经、足少阳胆经，最后接到足厥阴肝经，整个十二经脉走完为一个循环。任脉和督脉相对来说比较特殊，它们不在十二经脉的循环体系中。任脉起于小腹内胞宫，下出会阴部，经阴阜，沿腹部正中线向上经过关元等穴，到达咽喉部的天突穴，再向上在唇部左右分开，环绕上行，分别通过鼻翼两旁，最后上行至眼眶下的承泣穴，交于足阳明胃经。督脉也起于小腹内胞宫，下出会阴部，向后行于腰背正中至尾骶部的长强穴，沿脊柱上行，经项后部至风府穴，进入脑内，沿头部正中线，上行至头顶百会穴，经前额沿鼻梁直线下行过人中，最后至齿正中的龈交穴。了解经脉的运行交接顺序，有助于经络养生，可以帮助我们更好地掌握疏通经络的方法。

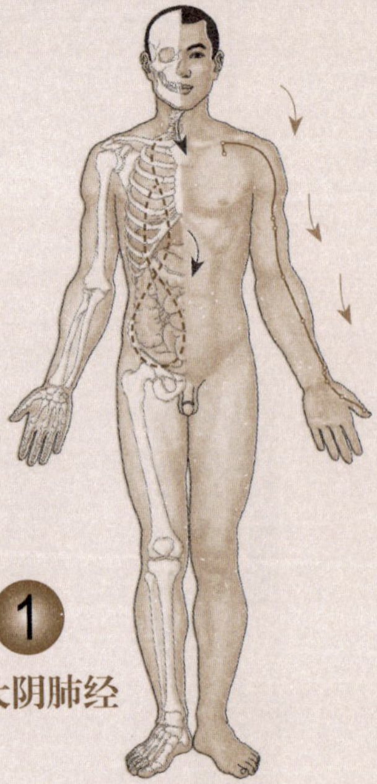

1
手太阴肺经

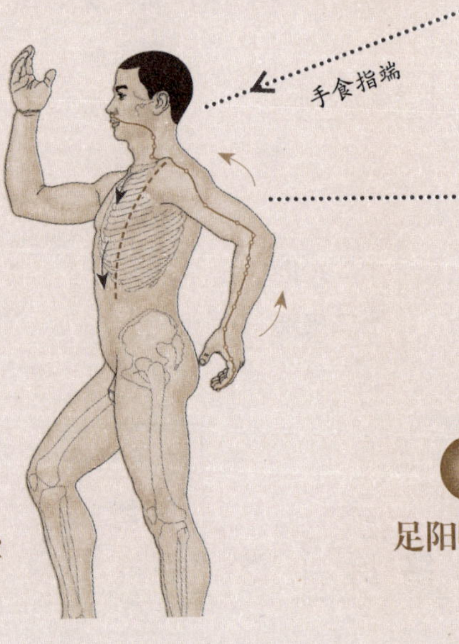

2
手阳明大肠经

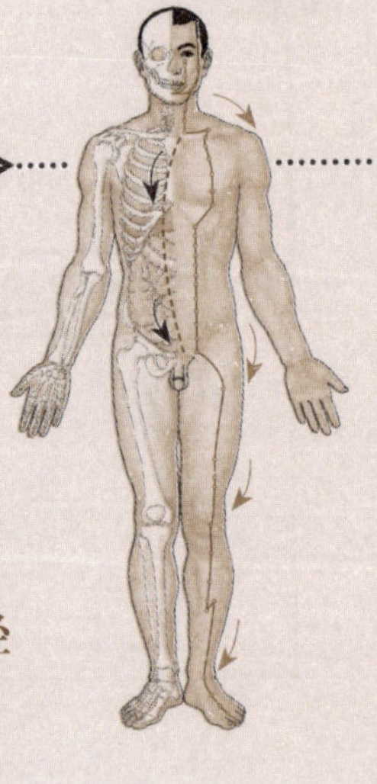

3
足阳明胃经

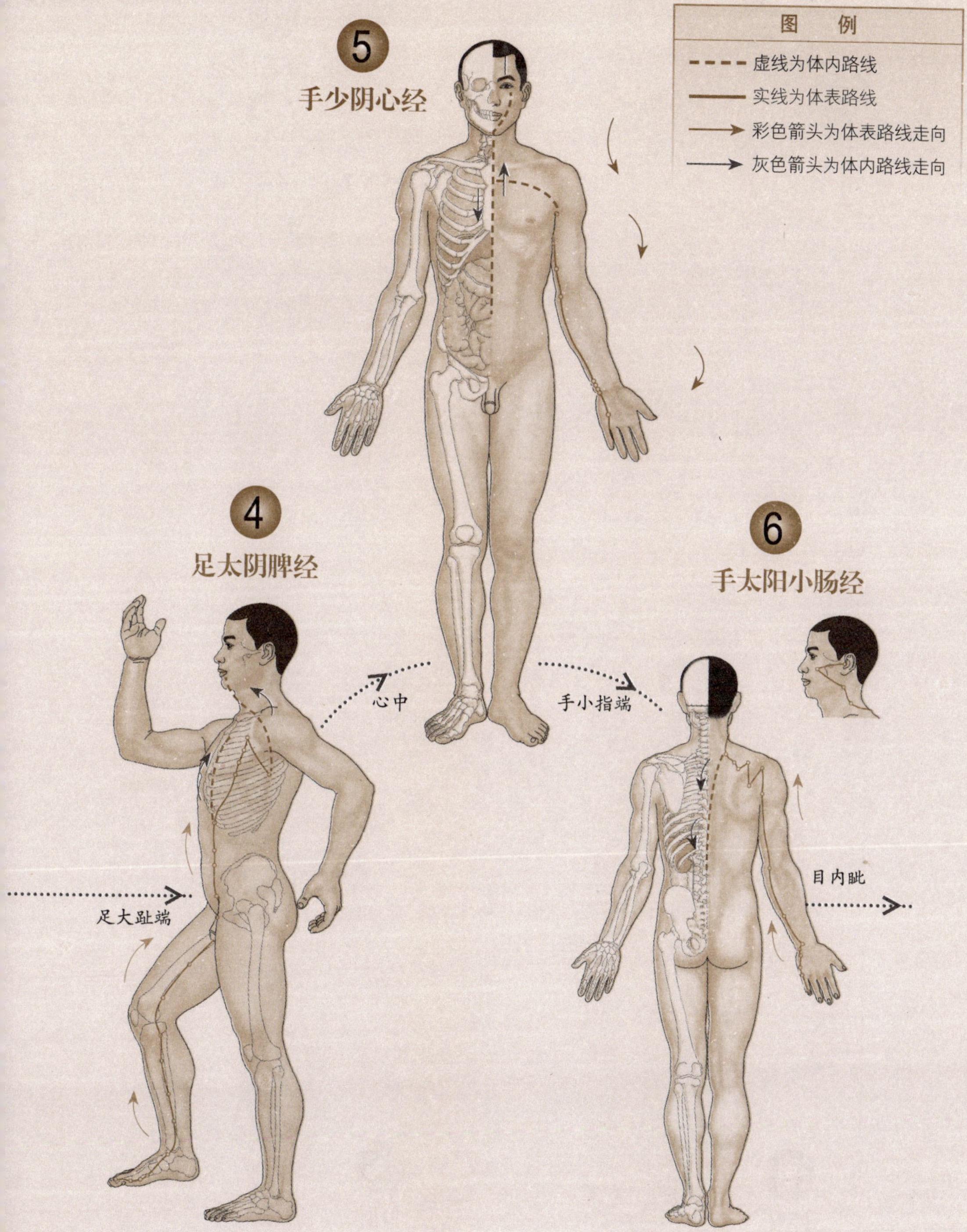
图 例
虚线为体内路线
实线为体表路线
彩色箭头为体表路线走向
灰色箭头为体内路线走向
5
手少阴心经
4
足太阴脾经
6
手太阳小肠经
心中
手小指端
足大趾端
目内眦

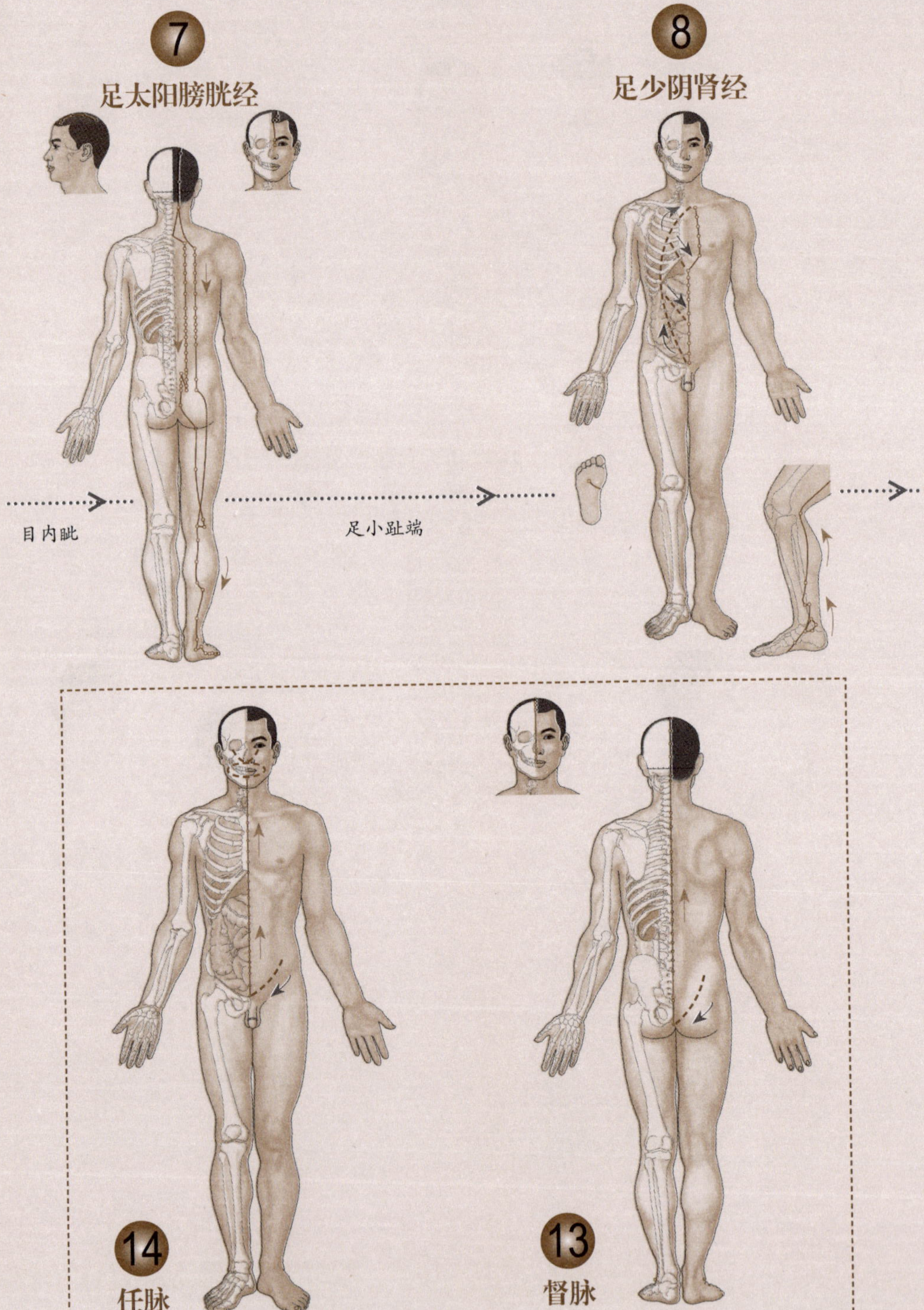
7
足太阳膀胱经
8
足少阴肾经
目内眦
足小趾端
14
任脉
13
督脉

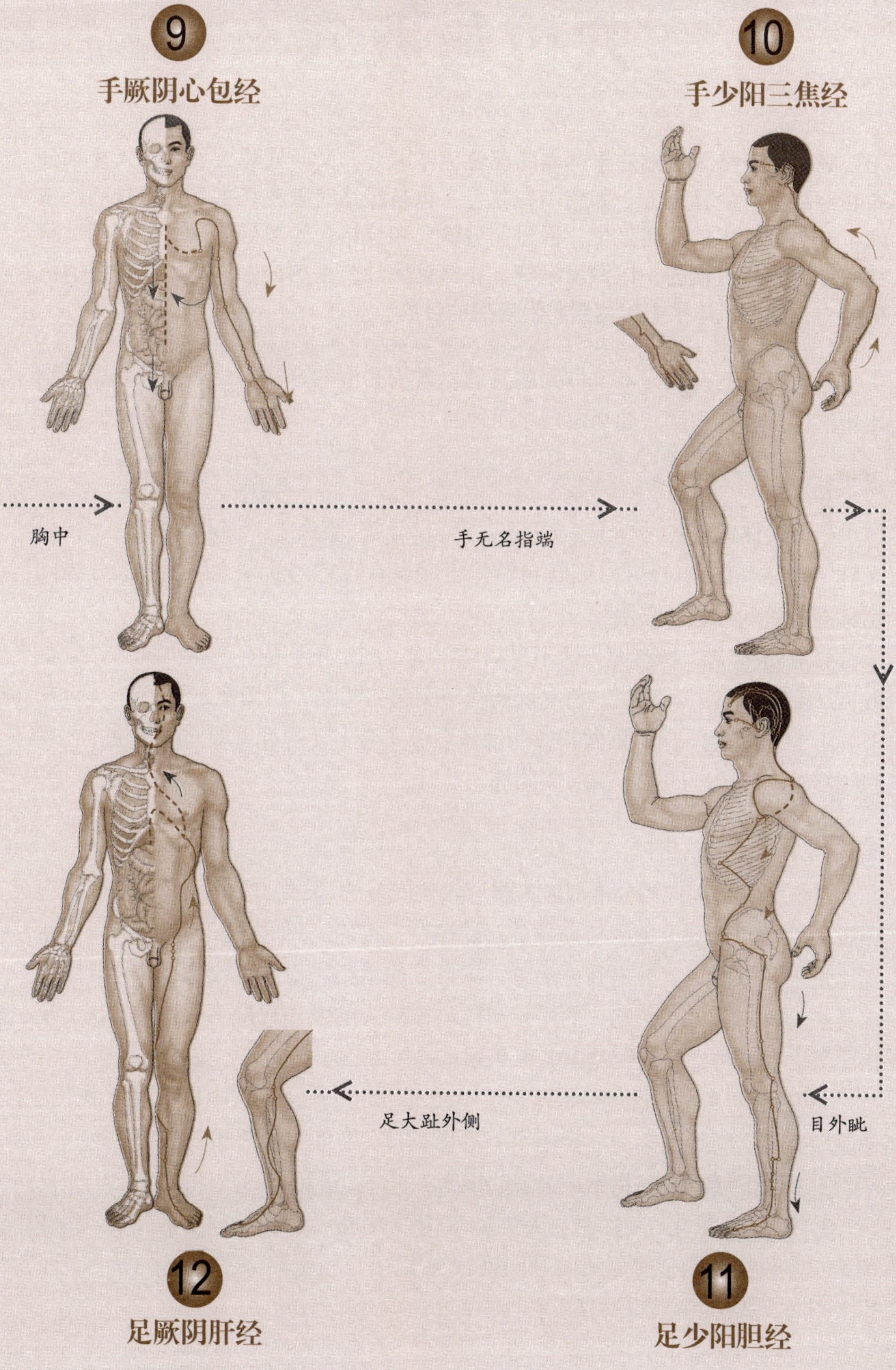
9
手厥阴心包经
10
手少阳三焦经
胸中
手无名指端
足大趾外侧
目外眦
12
足厥阴肝经
11
足少阳胆经

穴位与取穴

脏腑、经络之气输注于体表的部位称作腧穴，又叫穴位、孔穴，大多都分布在经络循行的径路上，即使不在其上，也与经络有着密切关系，是针刺、按摩、艾灸等施术的常用部位。通过刺激腧穴和经络，沿着经络—内脏的相关路线，深透到患者体内，以激发经气，让气至病灶产生感应，调动人体内在的抗病能力，调节机体平衡以达到防治疾病的目的。

掌握正确的方法是准确取穴的基础。常用的取穴方法有骨度分寸法、手指比量法、体表标志法和简易取穴法四种。

体表标志法

根据人体体表各种标志（如凹陷、突起、缝隙、皱纹等）而取定穴位的方法，又称“自然标志定位法”。因其自然体表标志有固定与活动之别，故又分为固定标志与活动标志取穴法。

1. 固定标志　指参照人体不受活动影响、固定不移的标志取穴的方法，如五官、毛发、指甲、乳头、脐窝以及骨节突起和凹陷、肌肉隆起等部位。

2. 活动标志　指根据做相应的动作姿势才会出现的标志取穴的方法，如皮肤的褶皱、肌肉部凹陷、关节间隙等。

手指比量法

以患者的手指作为标准尺度来量取穴位的方法，又称“手指同身寸取穴法”。因各人手指的长度、宽度与自身各部位存在一定的比例关系，因此，可以用手指比量来测量取穴。在自我施治时，用自己的手指比量更符合折算的要求，取穴更加精确，避免了施治人的手指尺度与被治人的手指尺度不一样的情况。手指比量法有三种，其适用范围各不相同。

1. 中指同身寸　这是手指比量法中较常用的方法之一。中指弯屈时中节内侧两端横纹之间距离为 1 寸。适用于四肢部取穴的直寸和背部取穴的横寸。

2. 拇指同身寸　拇指第一关节的横度为 1 寸。适用于四肢部取穴曲的直寸。

3. 横指同身寸　又称“一夫法”。食指、中指、无名指和小指并拢，以中指第二节纹线处四横并紧后的共同横行长度为“一夫”，四指宽度为 3 寸。适用于下肢、腹部和背部取穴的直寸。

体表标志法与手指比量法

体表标志法是根据人体体表各种标志（如凹陷、突起、缝隙、皱纹等）而取定穴位的方法。手指比量法是以患者的手指作为标准尺度来量取穴位的方法。这两种方法是诸多取穴法中较简便易学的。

体表标志法

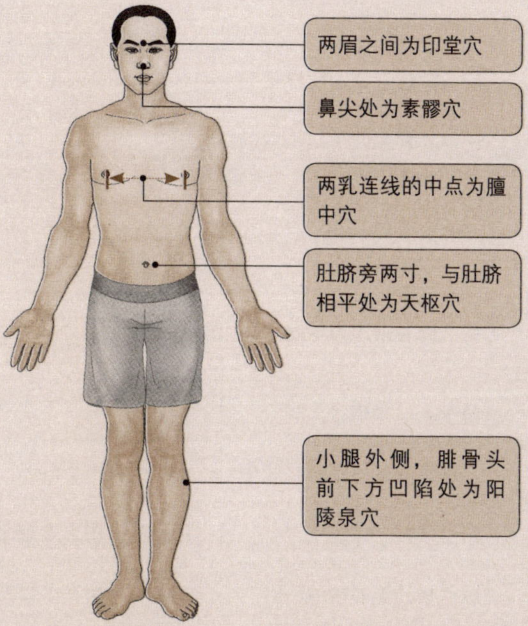

手指比量法

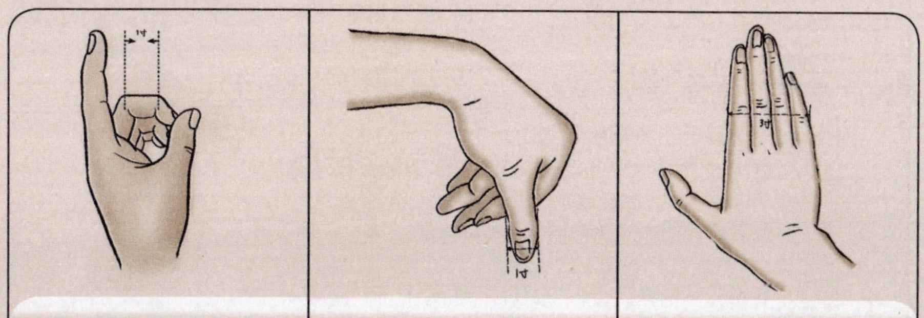

中指同身寸	拇指同身寸	横指同身寸

常用骨度分寸表

骨度分寸法：将人体各部位分成若干等份，每一等份为1寸作为量取穴位的标准。

<table>
<tr><th>部位</th><th>起止点</th><th>分寸</th><th colspan="2">说明</th></tr>
<tr><td rowspan="4">头颈部</td><td>前头发际至后头发际</td><td>12 寸</td><td colspan="2" rowspan="4">用在头部、前额部及后颈部的直寸。当头发稀少，前后发的边缘不清楚时，可从眉心至后颈最高的第七颈椎骨下缘作 18 寸，其中眉心至前发边为 3 寸，后发缘下也加了 3 寸</td></tr>
<tr><td>前头发际至眉心</td><td>3 寸</td></tr>
<tr><td>后头发际至第七颈椎棘突</td><td>3 寸</td></tr>
<tr><td>两前发角之间</td><td>9 寸</td></tr>
<tr><td rowspan="3">胸腹部</td><td>两乳头之间</td><td>8 寸</td><td>女子可取两锁骨中点之间的距离作 8 寸，用在胸腹部</td><td rowspan="3">胸部及胁肋部取穴直寸，一般根据肋骨计算。每肋骨折作 1 寸 6 分</td></tr>
<tr><td>胸剑联合中心点至脐中</td><td>8 寸</td><td>用在上腹部，剑突骨折作 0.5 寸</td></tr>
<tr><td>脐中至耻骨联合上缘</td><td>5 寸</td><td>用在下腹部</td></tr>
<tr><td rowspan="2">背腰部</td><td>肩胛骨内上缘至脊柱正中</td><td>3 寸</td><td>用于背部</td><td rowspan="2">背部直寸以脊柱间隙为取穴根据</td></tr>
<tr><td>第七颈椎至尾骶</td><td>1.5 寸</td><td>用于腰骶部</td></tr>
<tr><td rowspan="2">上肢</td><td>腋前横纹至肘横纹</td><td>9 寸</td><td colspan="2">用在上臂内外侧</td></tr>
<tr><td>肘横纹至腕横纹</td><td>12 寸</td><td colspan="2">用在前臂内外侧</td></tr>
<tr><td rowspan="6">下肢</td><td>股骨大转子至腘横纹</td><td>19 寸</td><td colspan="2">用于大腿</td></tr>
<tr><td>腘横纹至外踝尖</td><td>16 寸</td><td colspan="2">用于下肢前、外后侧</td></tr>
<tr><td>耻骨联合下方至股骨内上髁上缘</td><td>18 寸</td><td colspan="2">用于大腿</td></tr>
<tr><td>胫骨内侧髁上缘至内踝尖</td><td>13 寸</td><td colspan="2">用于下肢内侧</td></tr>
<tr><td>臀横纹至腘横纹</td><td>14 寸</td><td colspan="2">用于大腿</td></tr>
<tr><td>外踝尖至足底</td><td>3 寸</td><td colspan="2">用于下肢后侧</td></tr>
</table>

常用骨度分寸图

骨度分寸法又叫“分寸折量法”，这种方法是按照人体比例计算的，因此不论患者为成人、小孩或高矮胖瘦均可适用。

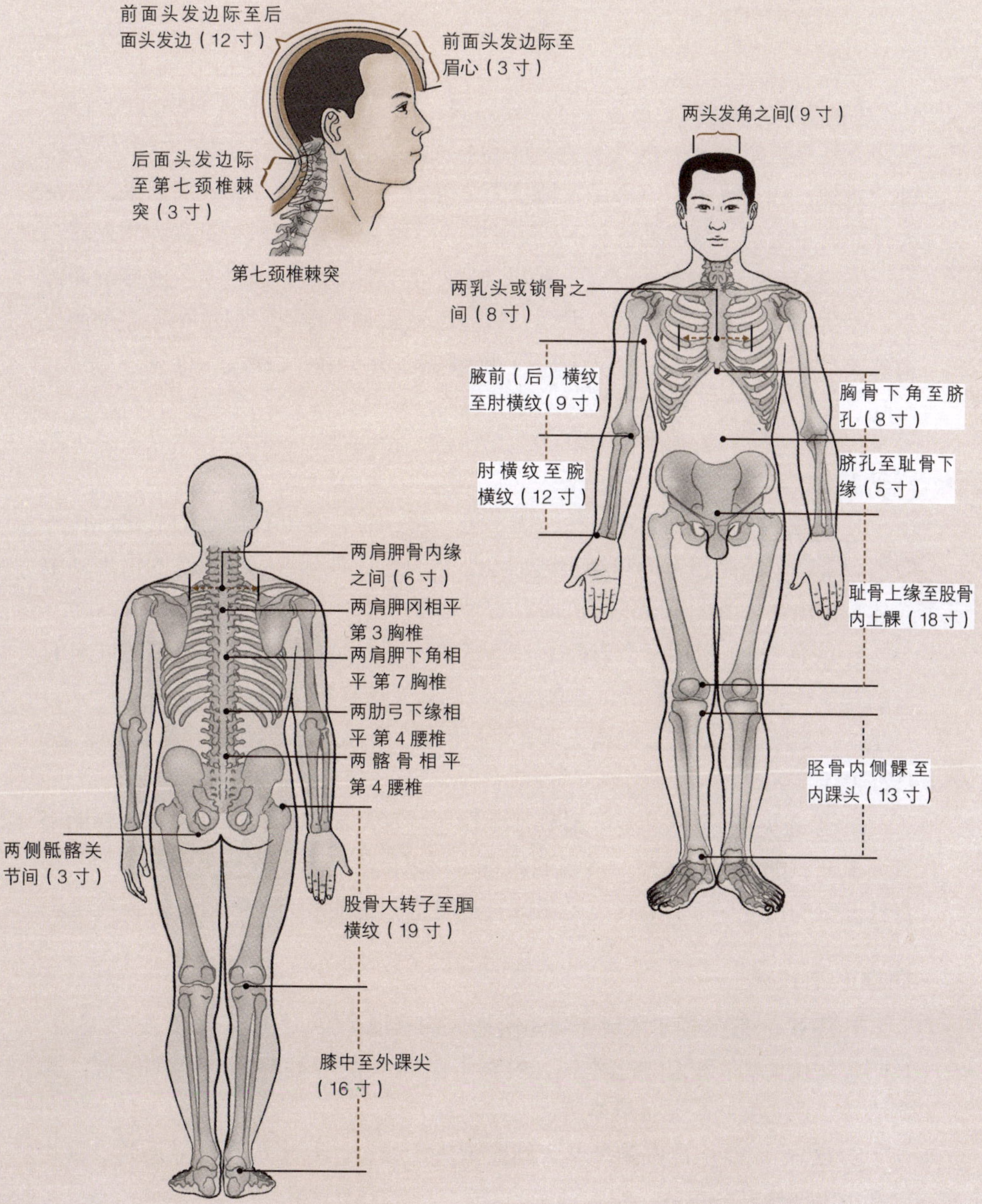

我们为什么会得病？

中医认为致病的因素主要有三方面：外感、内伤、病理产物。

外感致病

1. 外感六淫致病 六淫即风、寒、暑、湿、燥、火六种外感病邪的统称。当四季气候变化异常，六气发生太过或不及，或非其时而有其气，或气候变化过于急骤，加上人体正气不足，抵抗力下降时，六气才能成为致病因素，伤及人体而发生疾病。在这种情况下，反常的六气被称为“六淫”，又称为“六邪”。

2. 疫疠邪气致病 疫疠是一种极其微小的致病物质，通过空气或接触而传染。疫疠邪气致病，可以散在发生，也可以形成瘟疫流行。通过呼吸道和消化道感染疫疠而发的常见疫病有麻疹、蛤蟆瘟、大头瘟、白喉、百日咳、伤寒、霍乱、痢疾、疫黄、鼠疫等。

内伤致病

1. 七情内伤 七情指喜、怒、忧、思、悲、恐、惊七种情志的变化。在一般情况下，七情是正常的精神意志活动，当突然、强烈或长期持久的情志刺激人体，超出人体所能承受的范围时，可使脏腑气血功能紊乱，引起疾病。

2. 饮食失宜 包括三个方面：一是饮食不节，是指饮食的数量或时间没有节制和规律；二是饮食不洁，进食不洁或腐败变质食物，可引起多种胃肠疾病；三是饮食偏嗜，可致饮食结构失调，引起机体阴阳失调或某些营养物质的缺乏，从而发生疾病。

3. 劳逸失度 是指过度劳累和过度安逸。正常的劳动和体育锻炼，有助于气血流通，能够增强体质。适当的休息，可以消除疲劳，恢复体力和脑力，是身体健康的重要保证。若过度劳累或过度安逸，也能成为致病因素。

病理产物致病

1. 痰饮 一般是指水液代谢障碍所形成的病理产物。若肺失宣降，脾失健运，肾阳虚气化无力，三焦水道不畅，可聚生痰饮。常见病症有：见咳喘咳痰、胸闷心悸、恶心呕吐、肢体麻木等。

2. 瘀血 瘀血停滞脏腑经络，则血液失于畅行，甚至经脉淤阻不通，因此局部可出现疼痛、青紫、肿胀等症。

我们周围的致病原因

病因即是引起人体发生疾病的原因，主要有外感、内伤、病理产物三方面。

风邪 风为春季的主气，风邪引起的疾病多见于春季。但一年四季都有风，因此其他季节也会感染风邪。

寒邪 寒为冬季主气。在气温较低的冬季，或由于气温骤降，人体防寒保暖不够常易感受寒邪。此外，淋雨涉水，汗出受风，亦常为感受寒邪之重要原因。

暑邪 暑为夏季主气，暑邪致病多发生在夏季到立秋这段时间。

湿邪 长夏处夏秋之交，为一年之中湿气最盛的季节。外界湿邪伤人，主要由于气候潮湿，或淋雨涉水、居处潮湿等所致。

燥邪 燥为秋季主气。秋天空气中水分减少，故燥邪袭入，多发于秋季。燥邪多是由口鼻进入身体的。

火邪 火热邪气伤人，多见高热、恶热、烦渴、汗出、脉洪数等证。

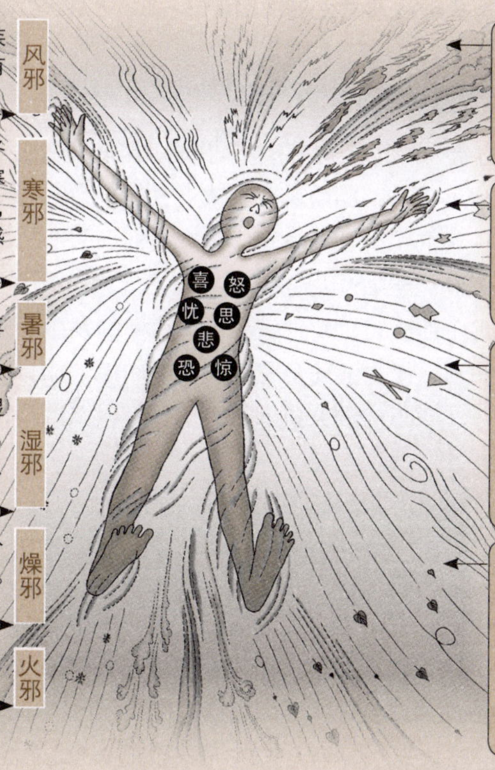

饮食失宜
饮食不节
饮食不洁
饮食偏嗜

劳逸失度
劳力过度
劳神过度
房劳过度

痰饮 黏稠者为痰，清稀者为饮。痰饮致病可分为：痰证和饮证

瘀血 包括积存体内的离经之血，以及阻滞于经脉脏腑内的运行不畅的血液

痰饮的形成

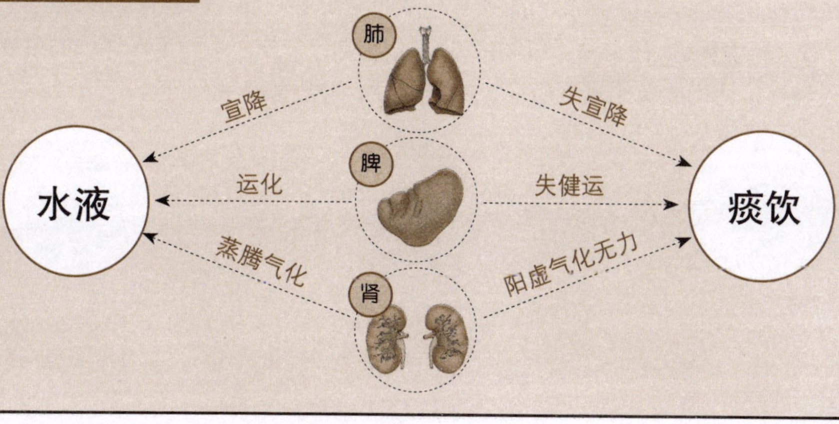

病是正气与邪气的斗争

疾病的发生，是人体在某种致病因素的作用下，人体阴阳气血失调，脏腑、经络等生理活动发生异常的结果。

发病的基本原理

正气不足是疾病发生的内在根据。脏腑功能正常，气血旺盛，卫外固密，病邪不易侵害人体，相反，在人体正气相对虚弱的情况下，机体脏腑组织机能活动及对疾病的防御、斗争和修复能力低下，邪气方能乘虚入侵机体，使脏腑组织阴阳气血功能失调发生疾病。

正邪斗争的胜负决定发病与否。疾病的发生是在一定的条件下正邪相争的结果，如病邪入侵，正气充足，则驱邪外出，机体不受邪气的侵害，即不发病。若病邪入侵，正气虚弱，抗邪无力，邪气得以入侵，造成阴阳气血失调，则引起疾病发生。

影响发病的因素

1. 体质因素 体质强盛者不易感邪发病，或感邪后表现为实证；体质虚弱者易感邪发病，发病后表现为虚证或虚实夹杂证。如阳虚或阴盛体质者，感邪后多反映为寒性病理变化，形成虚寒证或实寒证；阴虚或阳盛体质者，感邪后多反映为热性病理变化，形成虚热证或实热证。

2. 精神状态 精神状态好，情态舒畅，气机通畅，气血调和，脏腑功能旺盛，则正气强盛，邪气难以入侵，或虽受邪也易祛除。不良的精神状态，则致人体气机逆乱，气血失调，脏腑功能失常，从而易于受到邪气的侵害而发病。

3. 环境因素 通常由于气候的变化、地域的差异、生活工作环境的改变等使人与环境协调的关系遭到破坏，从而出现病理反应。

地理环境影响疾病发生

不同地区的人，由于其生活习惯不同，所处环境不同，引起的疾病也是不同的。

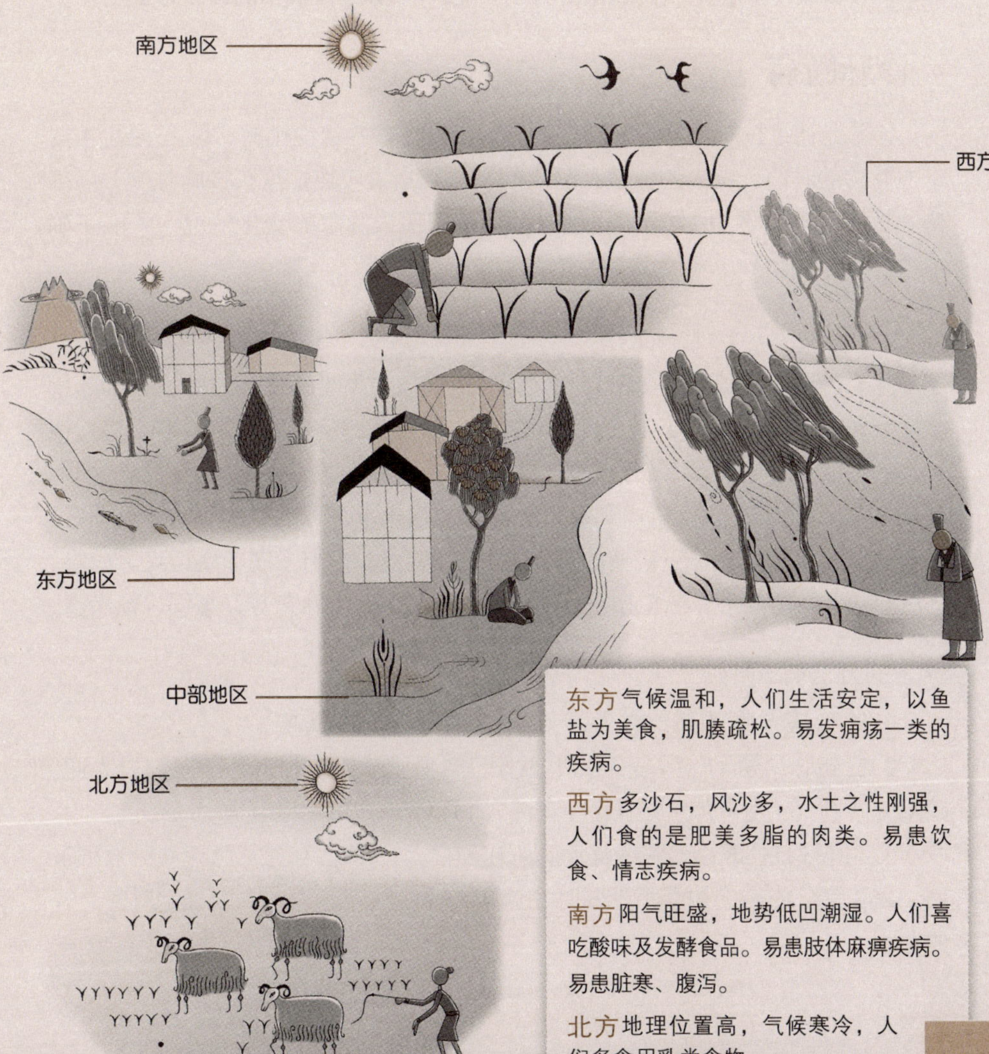

东方气候温和，人们生活安定，以鱼盐为美食，肌腠疏松。易发痈疡一类的疾病。

西方多沙石，风沙多，水土之性刚强，人们食的是肥美多脂的肉类。易患饮食、情志疾病。

南方阳气旺盛，地势低凹潮湿。人们喜吃酸味及发酵食品。易患肢体麻痹疾病。易患脏寒、腹泻。

北方地理位置高，气候寒冷，人们多食用乳类食物。

中部地区地势平坦湿润，物产丰富，生活比较安逸，多患四肢痿弱、厥逆、寒热一类疾病。

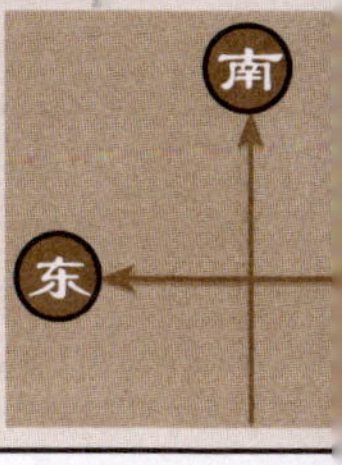

不用仪器也能诊病——中医的望诊之术

中医的望诊学实质就是科学的“相学”，方法是用视觉观察病人的神、色、形、态、舌象、排泄物、小儿指纹等的异常变化，以了解病情的诊断方法。

» 诊脉断病

诊脉是通过按触人体不同部位的脉搏，以体察脉象变化的切诊。医生主要掌握脉诊的时间、病人的体位，医生的指法和指力轻重，每次按脉时间，以每侧脉搏跳动不少于50次为限，同时要了解健康人脉象的变化情况，才能正确地进行脉诊。

诊脉方法

脉象的形成与脏腑气血密切相关，若脏腑气血发生病变，血脉运行诊脉就会受到影响，脉象就有变化。而脉象的变化与疾病的病位、性质和邪正盛衰相关，病位浅在表则脉浮，病位深在里则脉沉；疾病性质属寒则脉迟，属热则脉数；邪气盛则脉实，正气虚则脉虚。脉诊在临床上，可推断疾病的进退预后。如久病脉缓，是胃气渐复病情向愈之兆；久病脉洪，则多属邪盛正衰之危候。外感热病，热势渐退，脉象出现缓和，是将愈之候；若脉急数，烦躁，则病进。

脉诊的方法有三种：

1. 遍诊法 切脉的部位有头、手、足三部（见三部九候）。

2. 三部脉诊法 即察人迎、寸口、趺阳三部脉。其中以寸口候十二经，以人迎、趺阳分候胃气，也有加上足少阴（太溪穴）以候肾。

3. 寸口诊法 即诊察腕后桡动脉所在部位。遍诊法和三部脉诊法已很少采用，只在危急的病症和两手无脉时才诊察人迎、趺阳、太溪，以确定胃肾之气的存亡。

脉象

脉象就是医生用手指感觉出来的脉搏形象，它包括动脉搏显现部位的深浅、速率的快慢、强度的大小、节律的均匀与否等等。古代文献所记的常用脉象有二十多种，如浮、沉、迟、数、滑、涩、虚、实、濡、芤、缓、弱、结、代、促、紧、弦、洪、细、微等等。

五种基本脉象

切脉是中医诊断疾病的重要途径，医生就是靠感知脉搏的微小变化来诊断疾病的。根据脉搏动时的形态，可以将脉搏分为以下几种基本脉象：

钩脉

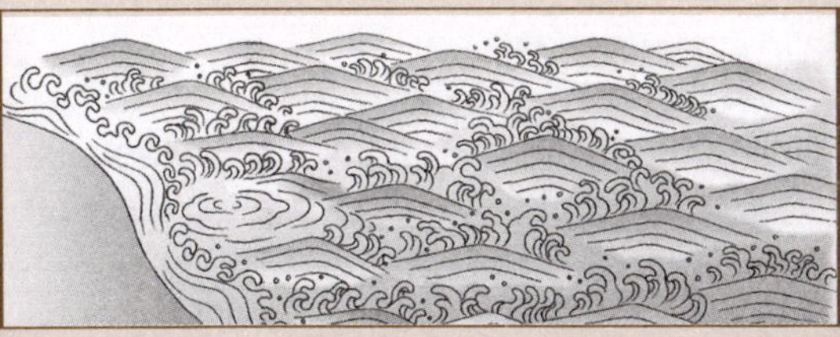

脉的搏动有力，就像海浪拍岸，来时力强而去时力衰。又叫洪脉。具有这种脉象的人阳气正盛。

毛脉

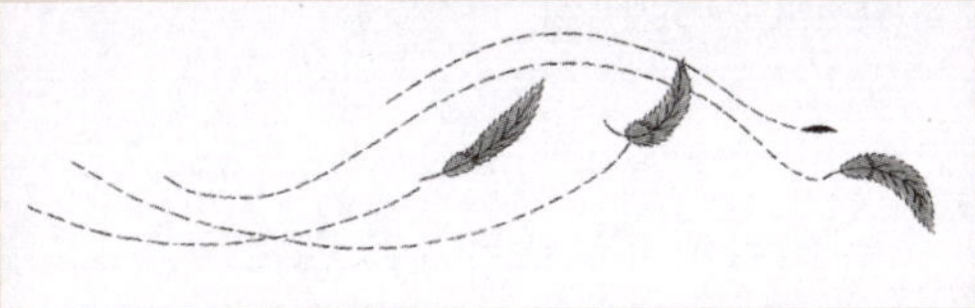

脉的搏动无力，轻虚而浮。这种脉象表明人体的少阴初生。

弦脉

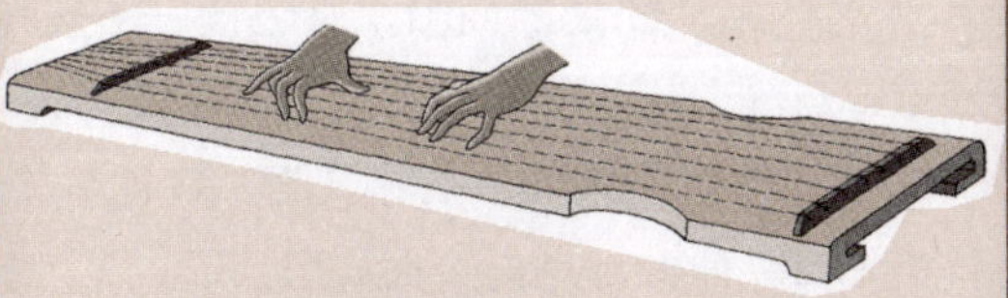

脉的搏动紧张，如同触按琴弦一般带有弹性。这种脉象表明人体的阳气初生。“端直以长，故曰弦。”

石脉

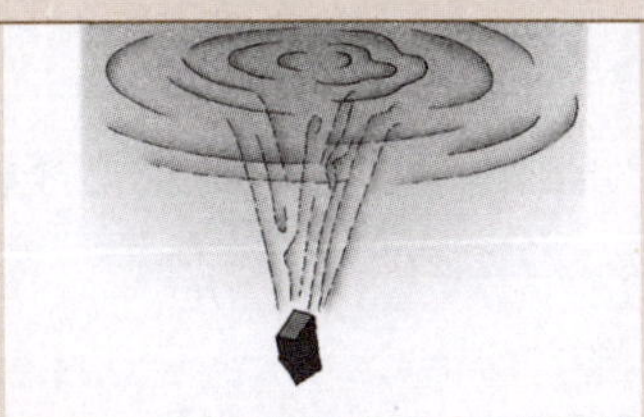

脉的搏动虽有力，但需重按，轻按则不足，如同石沉水底。这种脉象表明人体内的阳藏而阴盛。

溜脉

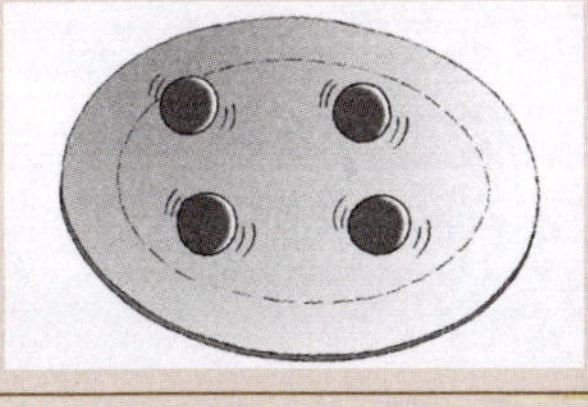

脉的搏动滑而和缓。就像光滑的盘中放置的滚珠前后往来，又叫滑脉。这种脉象表明人体内的阴阳平和。

» 面诊断病

面诊就是透过面部反射区观察脏腑疾病与健康状况的诊法，即医生运用望、闻、问、切的诊断方法来对面部整体及五官进行观察，从而判断人体全身与局部的病变情况。通过对面部形态、颜色、皮肤、瑕点分布等方面的观察，从而得知脏腑、经络、气血功能的状态，简而言之就是“看五官，观气色，辨脏腑之病”。

根据脏象学说的理论，内在的五脏，各自与外在的五官七窍相连，它是人体与外界相互联系的通道。所谓五官，是指眼、鼻、口、舌和耳，它们是五脏与之相连的感受器。七窍，是指头面部的七个孔窍，即两只眼睛、两只耳朵、两个鼻孔和口。五脏的精气通于七窍，头面部能直接地反映身体的状况。因此，每当人体有潜伏的病症时，头面部就会相应地出现一些变化。

面色与疾病

面色浮是色显于皮肤之间，主病在表；沉是色隐于皮肤之内，主病在里。初浮后沉是病自表入里，初沉后浮是病由里出表。

面色清是清而明，其色舒，主病在阳；浊是浊而暗，其色惨，主病在阴。自清而浊，是阳病转阴，其病加重；自浊而清，是阴病转阳，病在好转。

面色微是颜色浅淡，主正气虚；甚是颜色深浓，主邪气盛。微者不及，甚者太过。自微而甚，则先虚而后实；自甚而微，是先实而后虚。

面色散者疏离，其色开，主病近将解；抟者壅滞，其色闭，主病久渐聚。先散后抟，病虽近而渐聚；先抟后散，病虽久而将解。

面色润泽是气色润泽，主生；夭是气色枯槁，主死。将夭而渐泽者，是精神来复；先泽而渐夭者，是血气益衰。

五行人常患疾病

中医根据人的性格特征、身体形态、对疾病的耐受能力等，结合五行学说将人分为木形人、火形人、土形人、金形人、水形人五种类型。

木形人

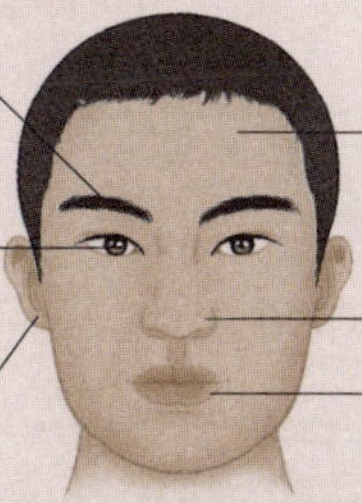

木形人比较容易患肝、胆、头、颈、四肢、关节、筋脉、眼、神经等方面的疾病。

火形人

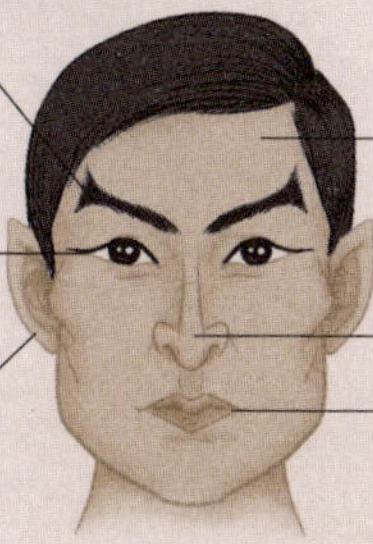
眉毛尖
头的上部或下部尖
眼睛尖
鼻子尖
耳朵尖
嘴巴尖

火形人容易患小肠、心脏、肩、血液、经血、脸部、牙齿、腹部、舌部等方面的疾病。

土形人

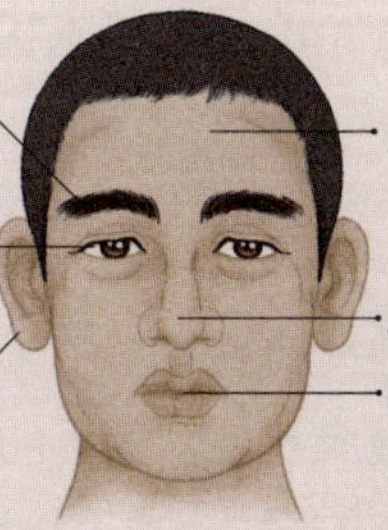

土形人比较容易患脾、胃、肋、背、胸、肺、肠等方面的疾病。

金形人

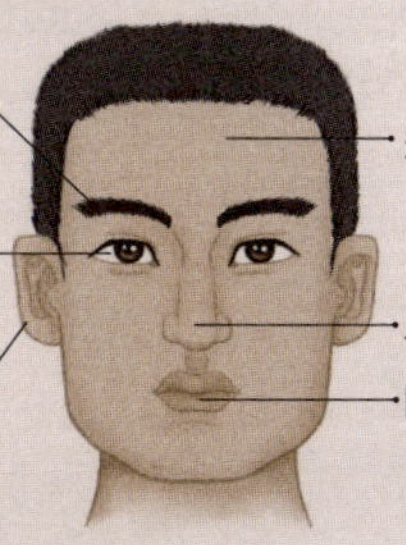

金形人比较容易患大肠、肺、脐、肝、皮肤、痔疮、鼻、气管等方面的疾病。

水形人

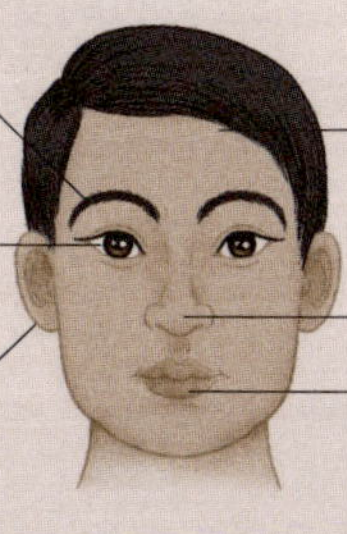

水形人比较容易患肾、膀胱、足、头、肝、泌尿、阴部、腰部、耳、子宫等方面的疾病。

» 手诊断病

手与人体内脏、经络和神经都有着密切联系，而各种疾病或多或少跟内脏器官也有联系，所以，如果体内潜在有病理变化时，不论是早期的、发展中的，还是晚期的，都会或隐或现地在手上反映出来，留下不同的印记，从而给我们观察时提供诊断依据。具体到掌纹来说，它的形状由遗传决定，一般比较稳定，但当其受到环境因素的影响时，就会发生改变，从而提醒我们身体正在悄悄地发生变化。

掌纹与诊病

掌纹的形成和变化与手部的神经系统和血液循环有着密切的关系。手掌是末梢神经的集中区，感觉灵敏，手的活动直接调动着大脑的思维反应，丰富的末梢神经活动对掌纹的变化有着不可忽视的影响。手部的微循环丰富而密集，大量人体生物电信息和非生物电信息都聚集在手部。手部的微循环是否通畅，直接影响到掌纹的变化。除此之外，掌纹还受到经络穴位的影响。虽然掌纹不是按照经络穴位来分布的，但手部是经络循行的集中区，所以掌纹不可避免地会受其影响。而经络又反映着人体各个部位的健康状况，所以掌纹的变化预示着人体健康的发展变化。

指甲与诊病

人类脏腑器官的变化，会相应地反映到指甲上来。只要时常注意观察指甲上的微妙变化，就可以预测身体的健康状况。双手的十指指甲反映的疾病既有相同点，也有不同点，并且存在一定的规律性。一般来说，拇指指甲多反映头部、颈部病变；食指指甲反映头部以下膈肌以上区间的病变；中指指甲反映膈以下至脐以上指尖的病变；无名指指甲反映脐以下至二阴之上区间的病变；小指指甲反映二阴以下以及下肢的病变。

手部脏腑对应图

手与人体内脏有着密切联系，体内潜在有病理变化时，不论是早期的、发展中的，还是晚期的，都会或隐或现地在手上反映出来，留下不同的印记。

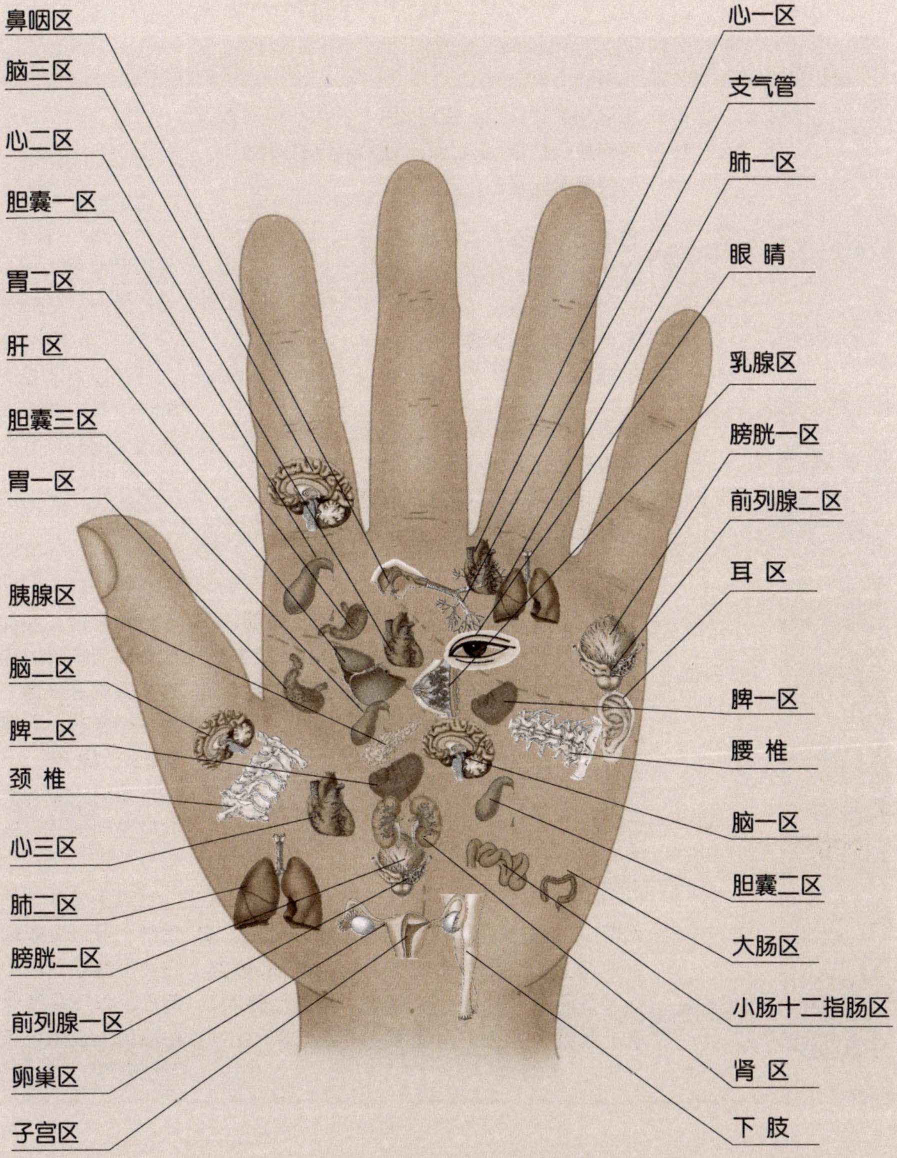

坐、立、卧有分寸——中医治疗的常用体位

医生在进行中医治疗时（如：艾灸、按摩、拔罐、刮痧），都要根据需要选择一定的体位，进行施治。常用的有以下几种：

体位		具体要求	适用部位	说明
坐位	仰靠坐位	患者坐在软椅上，在后颈部放一软垫，头后仰，以便暴露施治部位。	用于前头和面部以及项前部位的穴位。	①将上肢放于适宜高度的桌上仰掌，适用于手臂内侧的穴位施治。②将上肢放在桌上，可以曲肘或立掌，适用于手臂上缘及外侧穴位施治。
	侧伏坐位	患者侧身坐在桌前，桌上放一软枕，患者侧俯在软枕上，以便手臂和头侧舒适，同时暴露施治部位。	用于头部两侧的穴位。	
	俯伏坐位	患者坐在桌前，桌上放一软枕，患者俯在软垫上或用双手托住前额，同时暴露施治部位。	用于头项部、后颈部的穴位，有时也用于前臂穴位。	
卧位	仰卧位	平躺，上肢平放，下肢放直，或微屈，全身放松，同时暴露要施治的部位。	用于面部、颈部、胸部、腹部、上肢掌侧、下肢前侧和手足背等穴位。	①当仰卧时，腹部穴位需要施治，应当曲膝或在腋窝下放一个厚垫，以便腹部肌肉放松。②当要对手臂内侧穴位施治时，可以仰起手掌。③当对手臂外侧施治时，可以立掌或将两上肢屈曲放于胸前，以便暴露曲肘后的上肢掌侧和背侧穴位。
	侧卧位	非施治部位在下，侧卧，上肢放在胸前，下肢伸直，同时充分暴露施治部位。	用于头面两侧或胸腹两侧部位的穴位。	
	俯卧位	俯卧，在胸前放一软枕，曲收两上肢，以便背部肌肉舒展、平坦，同时充分暴露施治部位。	用于后头、后颈、肩部、背部、腰部、骶部、臀部、下肢后侧和足底部等经穴。	

中医治疗常用体位

体位正确与否，是准确取穴，便于操作，提高疗效的保证。常用的体位有：仰靠坐位、侧伏坐位、俯伏坐位、仰卧位、侧卧位、俯卧位六种。

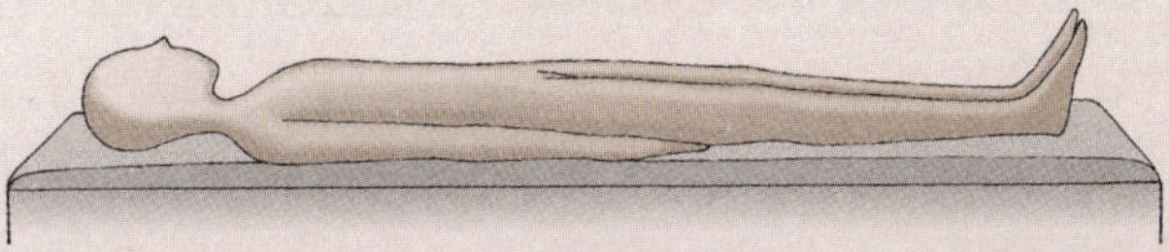

仰卧位　适宜于全身正面取穴

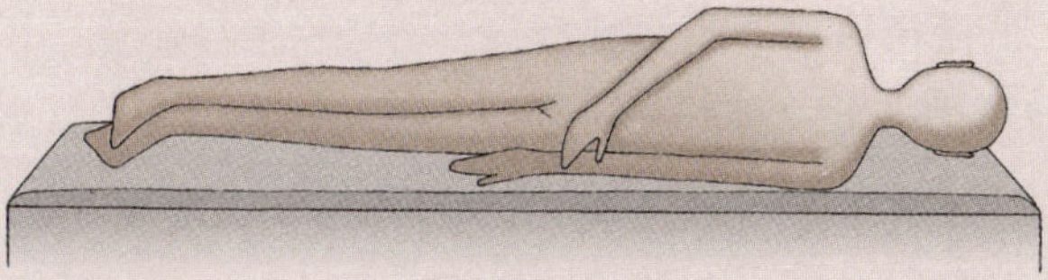

侧卧位　适宜于全身侧面取穴

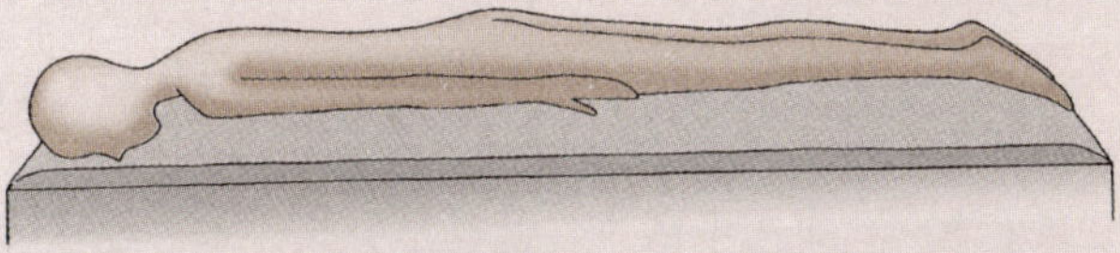

俯卧位　适宜于全身背面取穴

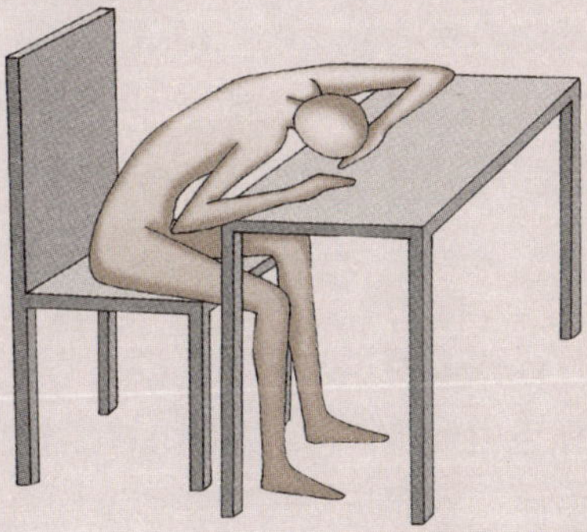

侧伏坐位　适宜于头侧、面颊及耳部取穴

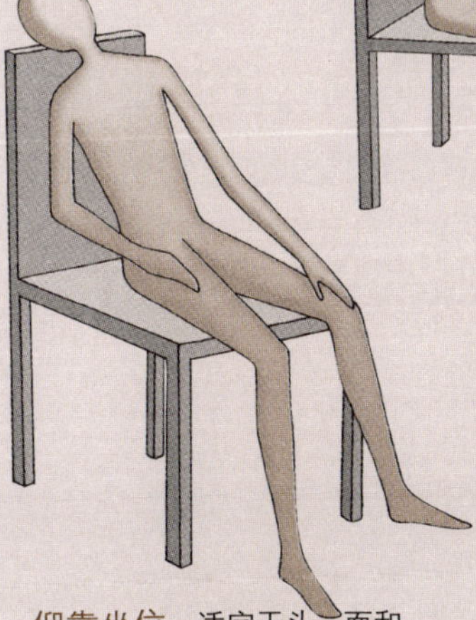

仰靠坐位　适宜于头、面和颈部的前面取穴

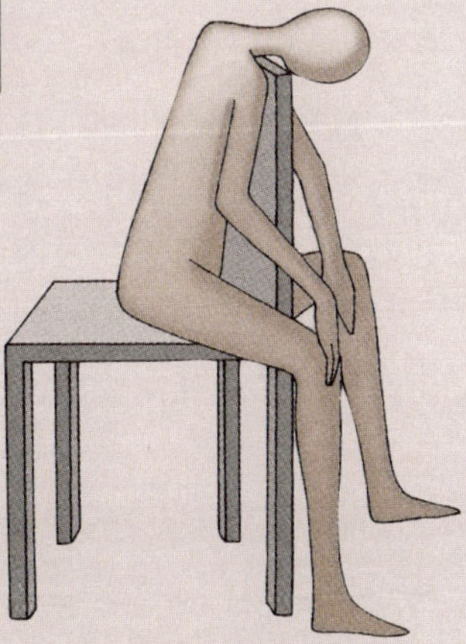

俯伏坐位　适宜于头、项的背面和背部取穴

中医防病有窍门

中医学历来重视预防，在没有生病时采取一定的养生方法提高机体免疫力，是中医的精髓。人体抗邪能力与正气的强弱密切相关，调养正气是提高抗邪能力的关键。增强体质要注意调摄精神、锻炼身体、饮食起居有常和适当药物预防等方面。

没有生病要注意预防

1. 调摄精神 突然强烈或反复、持续的精神刺激，可使人体气机逆乱，气血阴阳失调而发病。在疾病过程中，情绪波动又能使疾病恶化。而心情舒畅、精神愉快，则气机调畅，气血和平，有利于恢复健康。

2. 调养形体 要保持身体健康，益寿延年，就应顺应自然变化规律，对于饮食起居和劳逸进行适当的节制与安排，即生活规律要正常，饮食要有节制，劳而不妄，则可维持正气之充盛，从而减少疾病的发生。反之，若生活起居没有规律，饮食劳逸没有节制，就必然会影响身体健康，削弱机体的抗病能力，导致疾病的发生。生命在于运动，健康在于锻炼。运动是健康之本，经常锻炼身体，是增强体质、减少或防止疾病发生的一项重要措施。

3. 药物预防 家中常备一些中药可以预防疾病。如用贯众、板蓝根或大青叶预防流感，用茵陈、桅子预防肝炎，用马齿叶预防痢疾等。

生病后要防止加重

疾病的发展和演变往往是由表及里，由浅入深，直至完全侵犯内脏，使病情愈来愈复杂、深重，治疗也就愈加困难。因此，在防治疾病的过程中，一定要做到早期诊断，有效地治疗，才能防止其发展。

不同的疾病有不同的发展规律和传变途径，在防治疾病过程中，如果掌握了这些规律及其传变途径，就可防止疾病的转变。

古人的养生防病

在中国传统文化中，将人分为五类，即普通人、贤人、圣人、至人、真人。这类人养生方法不同，因此，寿命也有差异。

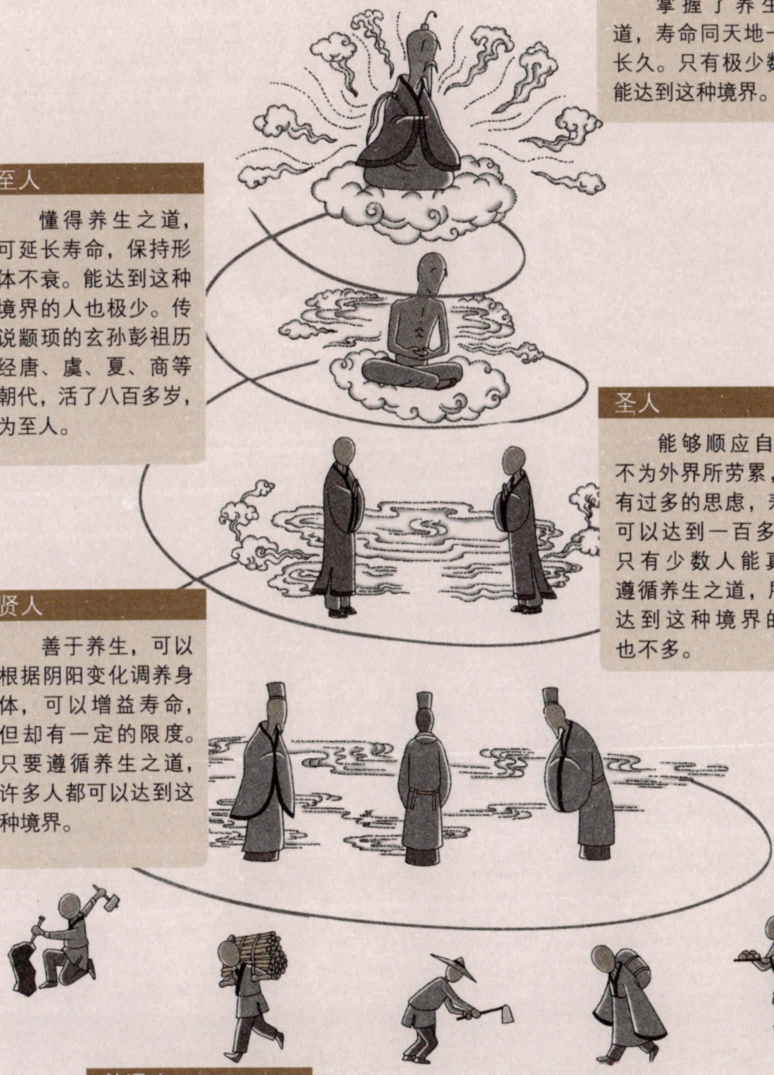

真人

掌握了养生之道，寿命同天地一样长久。只有极少数人能达到这种境界。

至人

懂得养生之道，可延长寿命，保持形体不衰。能达到这种境界的人也极少。传说颛顼的玄孙彭祖历经唐、虞、夏、商等朝代，活了八百多岁，为至人。

圣人

能够顺应自然，不为外界所劳累，没有过多的思虑，寿命可以达到一百多岁。只有少数人能真正遵循养生之道，所以达到这种境界的人也不多。

贤人

善于养生，可以根据阴阳变化调养身体，可以增益寿命，但却有一定的限度。只要遵循养生之道，许多人都可以达到这种境界。

普通人

整日忙碌而不注重养生的人，他们的寿命一般都很短。

中药常识 2 知多少

中药，顾名思义即中医用药，是我国传统中医的特用药物。中药是我国劳动人民千百年来与疾病作斗争，不断实践、不断认识的结果。

因此，中药在中医学中也占有举足轻重的地位。它所包含的内容非常庞杂，植物药、动物药、矿物药、珍珠、磁石等等都包含在内。

经实践证明，这些药物在治疗疾病方面具有非常显著的疗效，所以中药作为一门重要学科被我国人民传承至今，现在依然发挥着重要作用。

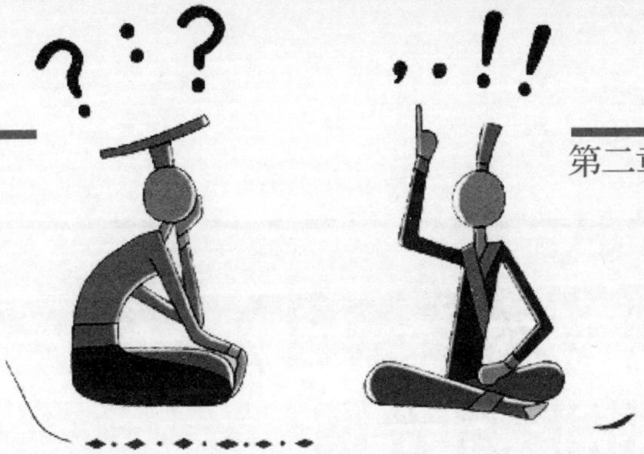

从神农尝百草到《本草纲目》——中药的起源与发展

中药的发现和应用以及中药学的产生、发展和中医学一样，都经历了极其漫长的实践过程。

原始时期，我们的祖先不可避免地会因误食而中毒；同时也可能因偶然吃了某些植物，使原有症状得以缓解甚至消除。经过无数次的反复试验，逐步积累了辨别食物和药物的经验，这就是早期植物药的发现。

我国药学发展很早，正式的文字记载可追溯到公元前一千多年的西周时代春秋战国时期，《黄帝内经》的问世，奠定了我国医学发展的理论基础，对中药学的发展产生了巨大的影响。

秦汉时期，西域的药材输入内地，丰富了本草学的内容。现存最早的本草专著当推《神农本草经》，全书载药 365 种，其中植物药 252 种、动物药 67 种、矿物药 46 种，按药物功效的不同分为上、中、下三品。

陶弘景在《神农本草经》的基础上，又增加汉魏以来名医的用药经验，撰成《本草经集注》一书，对魏晋以来 300 余年间中药学的发展做了全面总结。南朝刘宋时代雷敩的《雷公炮炙论》是我国第一部炮制专著，该书系统地介绍了 300 种中药的炮制方法。

进入唐代，朝廷组织编写了《新修本草》。此书图文并茂，开创了世界药学著作的先例。它也是世界上最早公开颁布的药典。此后，搜集《新修本草》所遗漏的药物，又编写成《本草拾遗》。至五代（935 年 -960 年），韩保昇也以《新修本草》为蓝本编成《蜀本草》。

宋金元时期对药品功效认识深化，炮制技术有所改进，成药应用得到推广，药学发展呈现了蓬勃的局面。这一时期的代表作有《开宝重定本草》《饮膳正要》等。

明代最值得一提的就是李时珍撰写的《本草纲目》，该书全面总结了明以前药性理论内容，保存了大量医药文献。其百病主治药，既是临床用药经验介绍，又是药物按功效主治病症分类的楷模。

在《本草纲目》的影响下，清代研究本草之风盛行。医学家进一步补充修订了《本草纲目》的不足。清代专题类本草门类齐全，其中也不乏佳作。

历代的中药典籍

我国研究中药的历史源远流长，最早可以追溯到夏商周三代时期。中药研究成果主要靠书籍记录，因此我国有大量的药典流传于世。

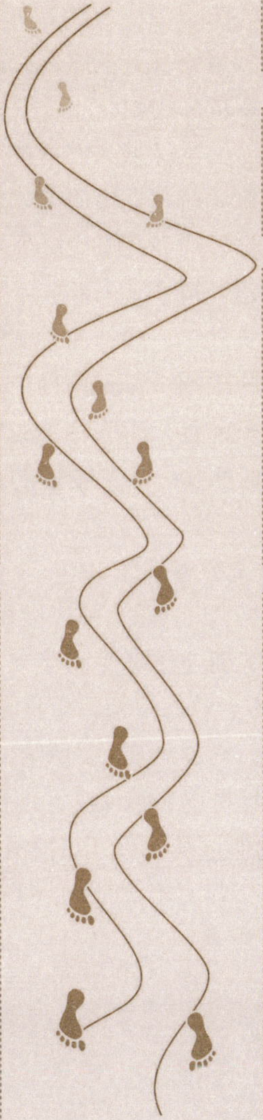

春秋战国时期

《黄帝内经》《五十二病方》

秦汉时期（公元前 221 ~ 公元 220 年）

《神农本草经》

两晋南北朝时期（公元 265 ~ 581 年）

陶弘景→《本草经集注》

雷敩的→《雷公炮炙论》

隋唐时期（公元 581 ~ 907 年）

陈藏器→《本草拾遗》

韩保昇→《蜀本草》

宋金元时期（公元 960 ~ 1368 年）

刘翰、马志等→《开宝新详定本草》

《嘉祐补注神农本草》

《图经本草》

《重广补注神农本草图经》

唐慎微→《经史证类备急本草》

忽思慧→《饮膳正要》

明代（公元 1368 ~ 1644 年）

李时珍→《本草纲目》

缪希雍→《炮炙大法》

《白猿经》

朱橚→《救荒本草》

李中立→《本草原始》

兰茂→《滇南本草》

清代（公元 1644 ~ 1911 年）

赵学敏→《本草纲目拾遗》

汪昂→《本草备要》

吴仪洛→《本草从新》

杨时泰→《本草述钩元》

严西亭→《得配本草》

王子接→《得宜本草》

黄元御→《玉楸药解》

缪希雍→《神农本草经疏》

邹澍→《本经疏证》《本经续要》

张仲岩→《修事指南》

吴其浚→《植物名实图考》

民国时期（公元 1911 ~ 1949 年）

陈存仁→《中国药学大辞典》

张山雷→《本草正义》

秦伯未→《药物学》

何廉臣→《实验药物学》

张锡纯→《药物讲义》

不同中药不同采收

中药的采收时节和方法对确保药物的质量有着密切的关联。无论植物药、动物药及矿物药，采收方法各不相同。

全草：大多数在植物枝叶茂盛、花朵初开时采集，从根以上割取地上部分，如需连根入药的则可拔起全株。

叶类：通常在花蕾将放或正盛开的时候，此时叶片茂盛、性味完壮、药力雄厚，最适于采收。有些特定药物如桑叶，需在深秋经霜后采集。

花、花粉：花类药材，一般采收未开放的花蕾或刚开放的花朵，以免香味散失、花瓣散落而影响质量。对花期短的植物或花朵次第开放者，应分次及时摘取。至于蒲黄之类以花粉入药者，则须在花朵盛开时采取。

果实、种子：果实类药物除青皮、枳实、覆盆子、乌梅等少数药材要在果实未成熟时采收果皮或果实外，一般都在果实成熟时采收。以种子入药的，通常在完全成熟后采集。有些既用全草又用种子入药的，可在种子成熟后割取全草，将种子打下后分别晒干贮存。有些种子成熟时易脱落，或果壳易裂开，种子散失者，则应在刚成熟时采集。容易变质的浆果最好在略熟时于清晨或傍晚时分采收。

根、根茎：一般以秋末或春初即 2 月、8 月采收为佳，早春及深秋时植物的根茎中有效成分含量较高，此时采集则产量和质量都较高。但也有少数例外，如半夏、太子参、延胡索等则要在夏天采收。

树皮、根皮：通常在春、夏时节植物生长旺盛，植物体内浆液充沛时采集，则药性较强，疗效较高，并容易剥离，如黄柏、杜仲、厚朴等。另有些植物根皮则以秋后采收为宜，如牡丹皮、苦楝皮、地骨皮等。

动物昆虫类药材：为保证药效也必须根据生长活动季节采集。

矿物药材：全年皆可采收，不拘时间，择优采选即可。

常见植物药的采收

植物在其生长发育的不同时期其药用部分所含有效及有害成分各不相同，因此药物的疗效和毒副作用也往往有较大差异，故药材的采收必须选择适当的时节采集。

类别	全草展示	采收方法
全草	益母草、荆芥、紫苏	根以上割取地上部分
	柴胡、小蓟、车前草、地丁	需连根入药的则可拔起全株
	夏枯草、薄荷	须用带叶花梢，需适时采收
叶类	枇杷叶、荷叶、大青叶、艾叶	在花蕾将放或正盛开的时候采收
	桑叶	需在深秋经霜后采集
花、花粉	野菊花、金银花、月季花、旋覆花	采收未开放的花蕾或刚开放的花朵
	蒲黄	须在花朵盛开时采取
果实、种子	青皮、枳实、覆盆子、乌梅	在果实未成熟时采收果皮或果实
	瓜蒌、马兜铃	在果实成熟时采收
	莲子、银杏、沙苑子、菟丝子	在完全成熟后采集
	车前子、苏子	在种子成熟后割取全草，将种子打下后分别晒干贮存
	茴香、牵牛子、豆蔻、凤仙子	在刚成熟时采集
	枸杞子、女贞子	在略熟时于清晨或傍晚时分采收
根、根茎	天麻、葛根、玉竹、大黄、桔梗、苍术	一般以秋末或春初即2月、8月采收为佳
	半夏、太子参、延胡索	在夏天采收
树皮、根皮	黄柏、杜仲、厚朴	在春、夏时节生长旺盛时采集
	牡丹皮、苦楝皮、地骨皮	秋后采收

炮制中药讲火候

为了充分发挥中药防治疾病的作用，并克服某些毒副反应，保证安全有效，中药材在使用前必须根据病情和实际需要，采用不同的方法进行炮制处理。

修治

1. 纯净药材 借助一定的工具，用手工或机械的方法，如挑、筛、簸、刷、刮、挖、撞等方法，去掉泥土杂质、非药用部分及药效作用不一致的部分，使药物清洁纯净，这是原药材加工的第一道工序。

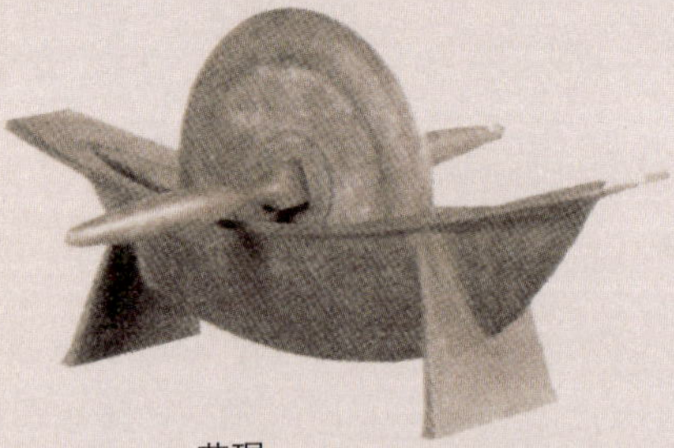

药碾

2. 粉碎药材 以捣、碾、研、磨、镑、锉等方法，使药材粉碎并达到一定粉碎度，以符合制剂和其他炮制的要求，便于有效成分的提取和利用。

3. 切制药材 用刀具采用切、铡的方法将药切成片、段、丝、块等，使药物有效成分易于溶出，并便于进行其他炮制，也利于干燥、贮藏和调剂时称量。

水制

1. 漂洗 将药物置于宽水或长流水中，反复地换水，以除去杂质、盐味及腥味。

2. 浸泡 将质地松软或经水泡易损失有效成分的药物，置于水中浸湿立即取出，称为“浸”；而将药物置于清水或辅料药液中，使水分渗入，药材软化，便于切制，或用以除去药物的毒质及非药用部分，称为“泡”。

3. 闷润 用淋润、洗润、泡润、浸润、晾润、盖润、伏润、露润、复润、双润等多种方法，使清水或其他液体辅料徐徐渗入药物组织内部，至内外的湿度均匀，便于切制饮片。

4. 喷洒 对一些不宜用水浸泡，但又需潮湿者，可采用喷洒湿润的方法。而在炒制药物时，按不同要求，可喷洒清水、酒、醋、蜜水、姜汁等辅料药液。

5. 水飞 将不溶于水的药材粉碎后置乳钵、碾槽、球磨机等容器内，加水共研，然后再加入多量的水搅拌，粗粉即下沉，细粉混悬于水中，随水倾出，剩余之粗粉再研再飞。倾出的混悬液沉淀后，将水除净，干燥后即成极细粉末。

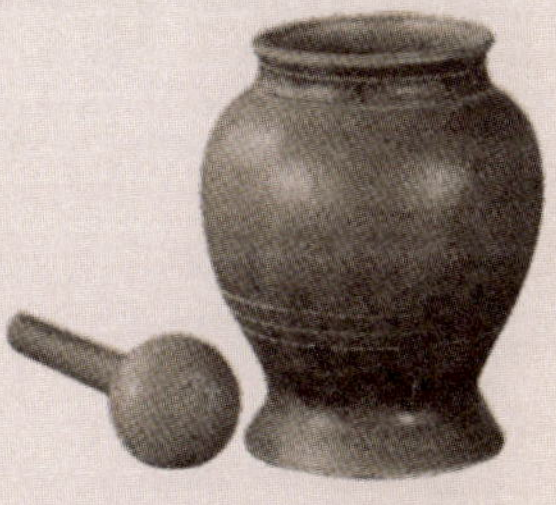
药杵

火制

是将药物经火加热处理的方法。根据加热的温度、时间和方法的不同，可分为炒、炙、烫、锻、煨等。

1. 炒　将药物置锅中加热不断翻动，炒至一定程度取出。

2. 炙　将药物与液体辅料共置锅中加热拌炒，使辅料渗入药物组织内部或附着于药物表面，以改变药性，增强疗效或降低毒副作用。

3. 烫　先在锅内加热中间物体（如砂石、滑石、蛤粉等），温度可达150℃～300℃，用以烫炙药物，使其受热均匀，膨胀松脆，不能焦枯。烫毕，筛去中间物体，至冷即得。

4. 煅　将药物用猛火直接或间接煅烧，使质地松脆，易于粉碎，便于有效成分的煎出，以充分发挥疗效。

5. 煨　将药物用湿面或湿纸包裹，置于热火灰中或用吸油纸与药物隔层分开进行加热的方法。

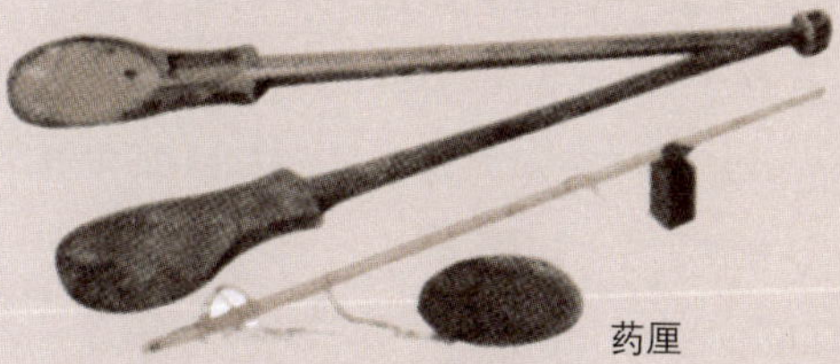
药厘

水火共制

1. 煮法　是将药物与水或辅料置锅中同煮的方法。它可减低药物的毒性、烈性或附加成分，增强药物的疗效。

2. 蒸法　是以水蒸气或附加成分将药物蒸熟的加工方法。

3. 炖法　将药物置于钢罐中或搪瓷器皿中，同时加入一定的液体辅料，盖严后，放入水锅中炖一定时间。其优点是不致使药效走失、辅料挥发掉，如炖制熟地黄及黄精等。

4. 淖法　是将药物快速放入沸水中短暂氽过，立即取出的方法。常用于种子类药物的去皮及肉质多汁类药物的干燥处理。

中药的官职——君、臣、佐、使

《素问·至真要大论》："主病之谓君，佐君之谓臣，应臣之谓使。"药方中通过用古代国家体制中君、臣、佐、使的等级设置，以说明药物在方剂中的主次地位与相互关系。

君药

是针对主病或主症的主要方面起主要治疗作用的药物。君药是为解决疾病主要矛盾或矛盾的主要方面，即针对病症的主要病因、主导病机或主症而设，是方剂组成中核心部分，不可缺少。君药通常具有药力较强、药味较少以及用量较大的特点。

臣药

是辅助君药加强其治疗作用的药物。一般而言，其药味较君药多，其药力与药量较君药小，与君药多具有特定的增效配伍关系。在一些复杂症候的治疗方剂中，臣药还对兼病或兼症起治疗作用。

佐药

其含义有三：一是佐助药，指配合君、臣药以加强治疗作用，或用以治疗次要病症的药物;二是佐制药，指消除或缓解君、臣药毒性、烈性与偏性的药物;三是反佐药，指病重邪甚而且拒药不受的情况下，配用与君药性能相反而在治疗中起到相成作用的药物。佐药一般用药味数稍多，用量较小。药味在方剂中是佐助、佐制还是反佐，则应视病情治疗的需要和君、臣药物的性能而定。

使药

其含义有二：一是引经药，能引导方中药物的药力直达病所。二是调和药，具有调和方中诸药的性能，协调诸药的相互作用或起到矫味作用。使药通常味数少，用量较小。

上述方剂结构中君、臣、佐、使的设定是以所治病情和被选药物的性能特点为依据的。君药是方剂中的核心部分，臣、佐、使药则是围绕君药，在增效、制毒以及全面兼顾病情等不同层次上的配伍部分。

方剂的组成与配伍

药中有上中下三品，分别对应君、臣、佐、使。药物的功用各有所长，也各有所偏，通过合理的配伍，增强或改变其原有的功用，调其偏性，制其毒性，消除或减缓其对人体的不利因素，三品彼此相互配合、制约，以使药品发挥最大功效。

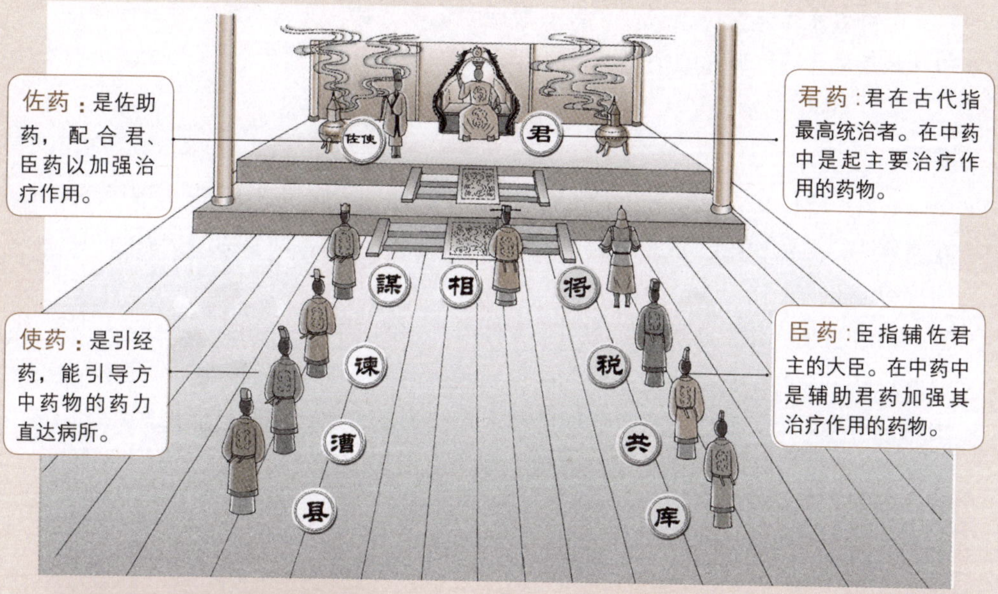

中药配伍“七情”

中药配伍中的“七情”其变化关系可以概括为三项：相须、相使同用的，是用药的帝道；相畏、相杀同用的，是用药的王道；相恶、相反同用的，是用药的霸道。

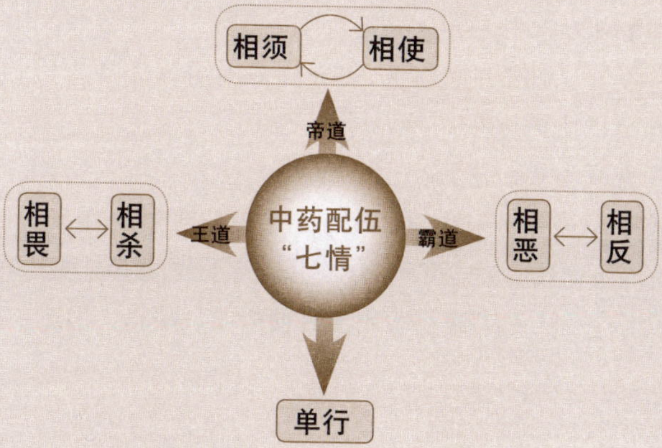

酸甜苦辣咸中药有五味
——中药的四气五味

《神农本草经》序录云："药有酸咸甘苦辛五味，又有寒热温凉四气。"每味药物都有四气五味的不同，因而也就具有不同的治疗作用。

四气

四气，就是寒热温凉四种不同的药性，又称四性。四气之中寓有阴阳含义，寒凉属阴，温热属阳，寒凉与温热是相对立的两种药性，而寒与凉、温与热之间仅程度上的不同，即"凉次于寒"、"温次于热"。

药性的寒热温凉是由药物作用于人体所产生的不同反应和所获得的不同疗效而总结出来的，它与所治疗疾病的性质是相对而言的。一般来讲，寒凉药分别具有清热泻火、凉血解毒、滋阴除蒸、泻热通便、清热利尿、清化痰热、清心开窍、凉肝息风等作用；而温热药则分别具有温里散寒、暖肝散结、补火助阳、温阳利水、温经通络、引火归原、回阳救逆等作用。

五味

所谓五味，是指药物有酸、甘、苦、辛、咸五种不同的味道，因而具有不同的治疗作用。

辛：具有发散、行气行血的作用。解表药、行气药、活血药多具有辛味。

甘：具有补益、和中、调和药性和缓急止痛的作用。甘味药多用治正气虚弱、身体诸痛及调和药性、中毒解救等几个方面。

酸：具有收敛、固涩的作用。酸味药多用治体虚多汗、肺虚久咳、久泻肠滑、遗精滑精、遗尿尿频、崩带不止等症。

苦：具有清泄火热、泄降气逆、通泄大便、燥湿、坚阴（泻火存阴）等作用。苦味药多用治热证、火证、喘咳、呕吐、便秘、湿证、阴虚火旺等证。

咸：具有泻下通便、软坚散结的作用。泻下或润下通便及软化坚硬、消散结块的药物多具有咸味，咸味药多用治大便燥结、痰核、瘿瘤、癥瘕痞块等证。

中药五味宜忌

五味五行对应图

五行相生相克，生生不息，五行又生五味，五味对五脏各有其有利的作用。木气生酸味，火气生苦味，土气生甘味，金气生辛味，水气生咸味。气味相合而服用，能补精益气。这就是五味对五脏各有其利的作用，要根据四季、五脏的不同，五味随病症相配合，才适宜。

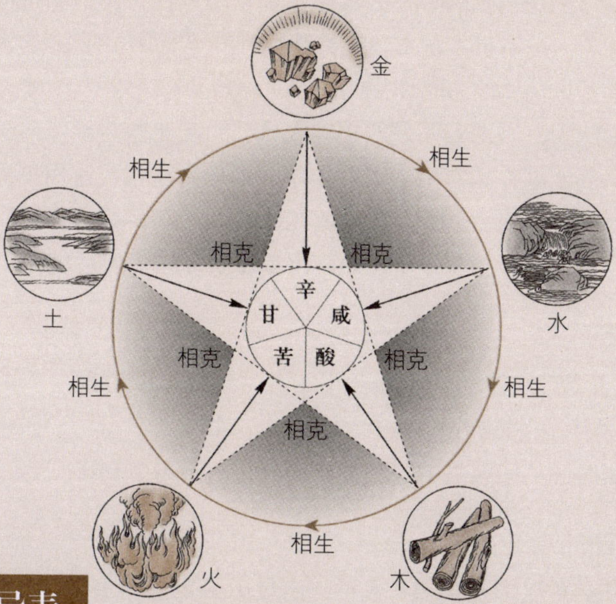

五味宜忌表

五味宜忌	具体表现
五欲	肝欲酸，心欲苦，脾欲甘，肺欲辛，肾欲咸，这是五味合于五脏之气。
五宜	青色宜酸，赤色宜苦，黄色宜甘，白色宜辛，黑色宜咸。
五禁	肝病禁辛，心病禁咸，脾病禁酸，肺病禁苦，肾病禁甘。
五走	酸走筋，苦走骨，甘走肉，咸走血，辛走气。
五伤	酸伤筋，辛胜酸。苦伤气，咸胜苦。甘伤肉，酸胜甘。辛伤皮毛，苦胜辛。咸伤血，甘胜咸。
五过	味过于酸，肉坚厚、皱缩且唇裂。味过于苦，皮肤枯槁而毛发脱落。味过于甘，脸色黑，肾气不平，胃痛。味过于辛，筋脉阻绝，筋急而手足干枯。味过于咸，肌肉瘦削萎缩，心气抑郁不舒。

是药三分毒——中药的毒性

所谓毒性一般系指药物对机体所产生的不良影响及损害性。包括有急性毒性、亚急性毒性、亚慢性毒性、慢性毒性和特殊毒性。

古今对毒性于毒药的认识

古代认为毒药是药物的总称，毒性是药物的偏性，又认为毒性是药物毒副作用大小的标志。而后世本草书籍在其药物性味下标明“有毒”、“大毒”、“小毒”等记载，则大都指药物的毒副作用的大小。

现代医学认为，所谓毒药是能损害人体，引起某些功能障碍、疾病甚至死亡的物质。中药的副作用有别于毒性作用。副作用是指在常用剂量时出现与治疗需要无关的不适反应，一般比较轻微，对机体危害不大，停药后可自行消失。如某些中药可引起恶心、呕吐、胃痛腹泻或皮肤瘙痒等不适反应。

中药毒性分级

《素问·五常政大论》把药物毒性分为“大毒”、“常毒”、“小毒”、“无毒”四类；《本草纲目》将毒性分为“大毒”、“有毒”、“小毒”、“微毒”四类。现代中医根据长时间的研究将中药药性分为大毒、有毒、小毒三类。

正确对待中药的毒性

目前中药品种已多达 12800 多种，而见中毒报告的才 100 余种，其中许多的毒药还是临床很少使用的剧毒药。由于现在大多数中药品种是安全的，这是中药一大优势，尤其与西药化学合成药造成众多药源性疾病的危害相比，中药安全低毒的优势就更加突出了，这也是当今提倡回归自然，返璞归真，中药受到世界青睐的主要原因。

中药中毒的症状

中药中毒可见：口舌干燥、咽喉灼热、声音嘶哑、恶心呕吐、皮肤干燥潮红、瞳孔散大、视力模糊、对光反应迟钝或消失、心动过速、呼吸加深、狂躁、幻觉、谵语、运动失调、神志模糊等症状。

常见中药中毒症状

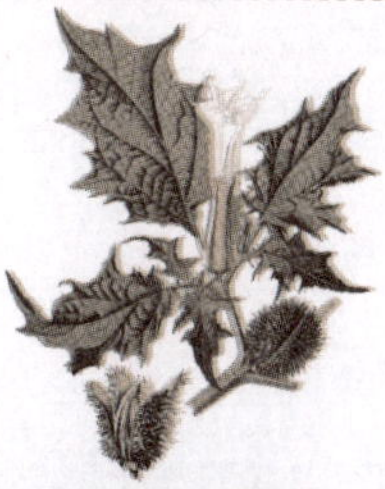

曼陀罗

中毒后可见口舌干燥、咽喉灼热、声音嘶哑、恶心呕吐、皮肤干燥潮红、瞳孔散大、视力模糊、对光反应迟钝或消失、心率过速、呼吸加深、狂躁、幻觉、谵语、运动失调、神志模糊等。严重者24小时后由烦躁进入昏睡，血压下降、休克、昏迷，最后因呼吸中枢麻痹，缺氧而死亡。

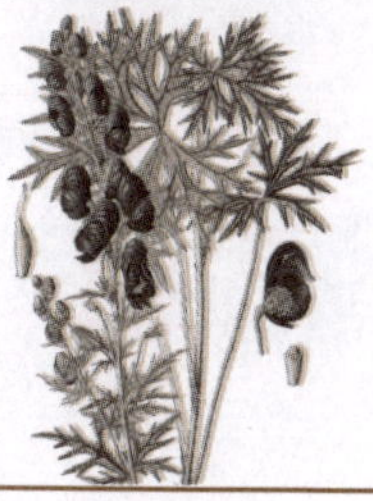

乌头

中毒时，首先感到唇舌辛辣灼热，继而发痒麻木，从指尖逐渐蔓延至四肢及全身，痛觉减弱或消失，头晕眼花，恶心呕吐，腹痛腹泻，耳鸣，瞳孔先缩小后放大，呼吸急促困难，心律失常，严重者呼吸因痉挛而窒息，继而衰竭致死。

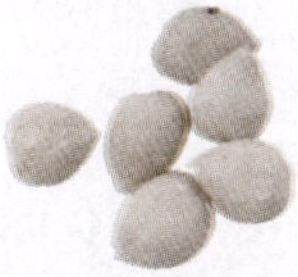

苦杏仁

中毒的症状除胃肠症状外，主要为组织缺氧的症状，如呼吸困难、紫绀、心悸、头昏、头痛、昏迷、抽搐等，严重者多因窒息及呼吸中枢麻痹而致死亡。如超过半小时而不死亡，说明不会有生命危险了。痊愈后也不会有后遗症。

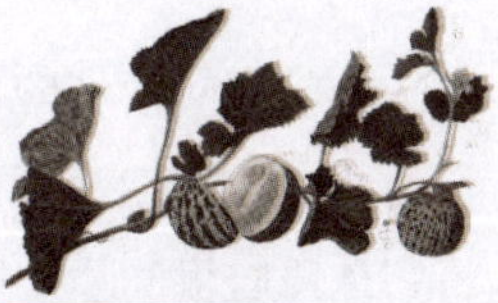

瓜蒂

中毒主要表现为胃肠道症状，如胃部灼痛、剧烈呕吐、腹泻、脉搏细弱、血压下降、昏迷，直至呼吸中枢麻痹而死亡。

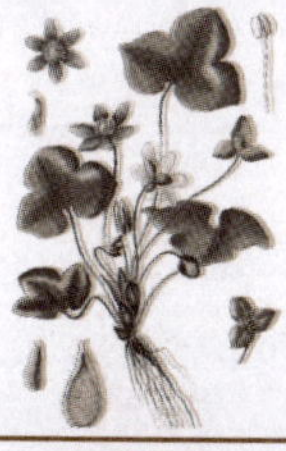

细辛

可见头痛、气急、呕吐、烦躁、颈项强直、体温及血压升高、肌肉震颤、全身紧张，可迅速转入痉挛状态，牙关紧闭、角弓反张、神志昏迷，最后死于呼吸麻痹。

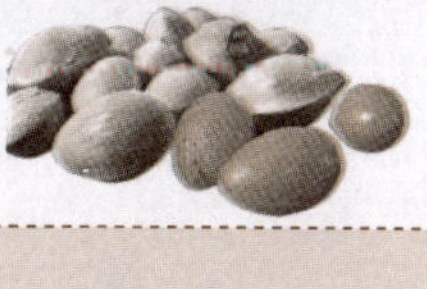

白果

中毒腹泻、呕吐、烦躁不安、惊厥、昏迷、对光反应迟钝或消失。

学会辨真假 买药莫被骗

药材的真假、质量的好坏，会直接影响临床应用的效果和患者的生命安全，所以对于中药材的鉴别有着十分重要的意义。

眼观

1. 看表面 不同种类的药材由于用药部位的不同，其外形特征会有所差异。如根类药材多为圆柱形或纺锤形，皮类药材则多为卷筒状。

2. 看颜色 我们可以通过对药材外表颜色的观察，分辨出药材的品种、产地和质量的好坏。比如，黄连色要黄、丹参色要红、玄参色偏黑等。

3. 看断面 很多药材的断面都具有明显的特征。比如黄芪的折断面纹理呈“菊花心”样，杜仲在折断时更有胶状的细丝相连等等。

手摸

1. 手摸法 用手感受药材的软硬，例如盐附子质软，而黑附子则质地坚硬。

2. 手捏法 用手感受药材的干湿、黏附。例如天仙子用手捏有黏性。

3. 手掂法 用手感受药材的轻重，疏松还是致密。如荆三棱坚实体重，而泡三棱则体轻。

鼻闻

1. 直接鼻嗅法 将草药靠近鼻子闻它的气味。例如薄荷的香、阿魏的臭等。

2. 蒸气鼻嗅法 将草药放入热水中浸泡，犀角有清香而不腥，水牛角略有腥气。

3. 揉搓鼻嗅法 因有些草药的气味微弱，我们可以将它揉搓后再闻味。例如鱼腥草的腥味、细辛的清香味等。

水试和火试

有些药材放在水中，或用火烧一下会产生特殊的现象。如熊胆的粉末放在水中，会先在水面上旋转，然后呈直线下沉而不会扩散。麝香被烧灼时，会产生浓郁的香气，燃尽后留下白色的灰末。

中药材的经验鉴别是非常实用的好方法，但要能正确鉴别药材的真伪优劣，还需要多年经验的不断积累，需要对中药知识的不断充实，才能准确认药。

中药的鉴别

姜黄的鉴别

根茎呈不规则卵圆形、圆柱形，常弯曲，长 2 ~ 7 厘米，直径 1 ~ 3 厘米，表面棕黄色，粗糙，有皱缩纹理和明显环节，并有须根，质坚实，断面棕黄色或金黄色。

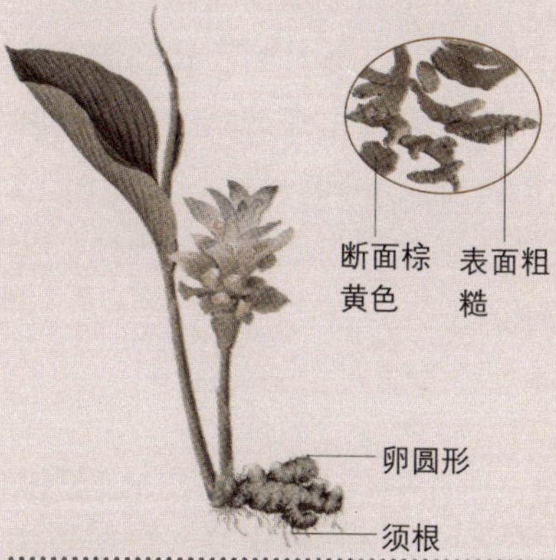

枸杞的鉴别

枸杞类似纺锤形，略扁，表面鲜红色或暗红色。果皮柔韧、皱缩，果肉厚，柔润而有黏性，种子多于 20 粒，味甜微酸。

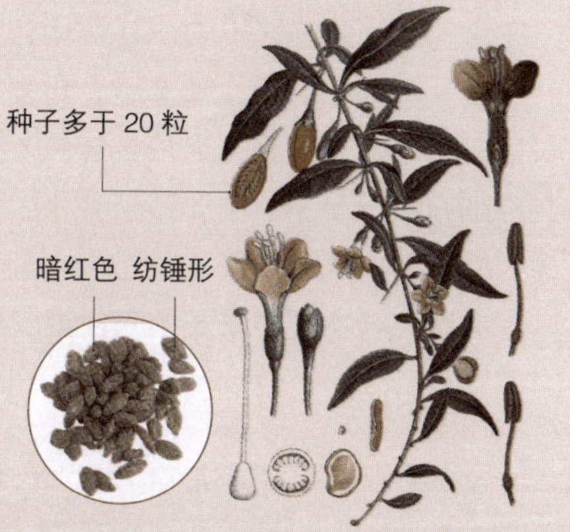

百合的鉴别

百合鳞茎，由阔卵形或披针形，白色或淡黄色，直径由 6~8 厘米的肉质鳞片抱合成球形，外有膜质层，多数须根生于球基部。

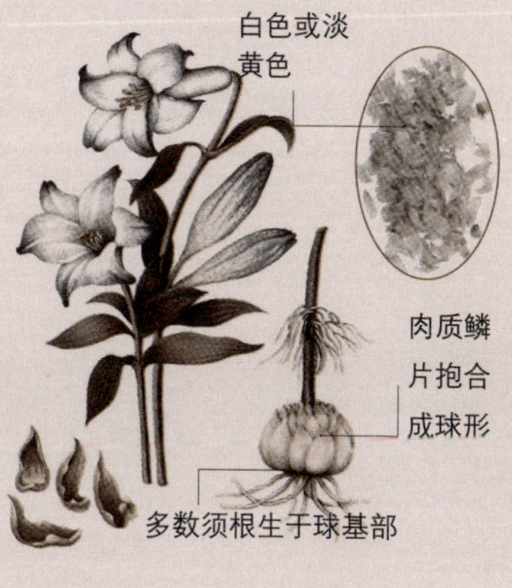

当归的鉴别

外皮细密，表面呈黄棕色至棕褐色，具纵皱纹及横长皮孔。根头具环纹，上端圆钝，上粗下细，多扭，有少数须根痕。

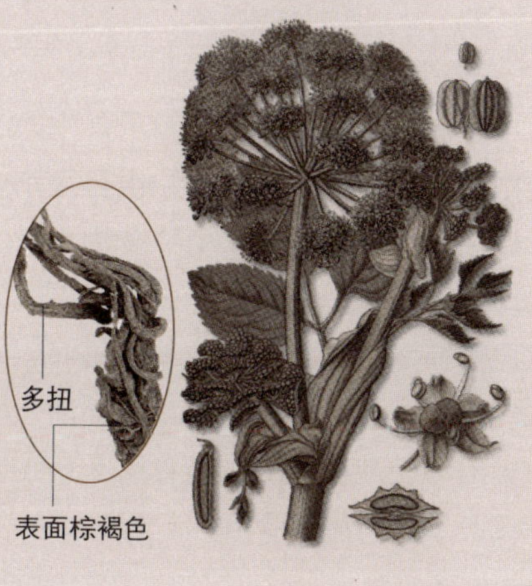

中药不可胡乱吃——中药的用药禁忌

因为中药也有一定的毒副作用，因此，在用药时要根据实际情况注意用药禁忌。

证候用药禁忌

由于药物的药性不同，其作用各有专长和一定的适应范围，因此，用药也就有所禁忌。如麻黄性味辛温，可发汗解表、散风寒，又能宣肺平喘利尿，故只适宜于外感风寒表实无汗或肺气不宣的喘咳，而对表虚自汗及阴虚盗汗、肺肾虚喘则禁止使用。又如黄精甘平，服用可滋阴补肺、补脾益气，主要用于肺虚燥咳、脾胃虚弱及肾虚精亏的病症。但因其性质滋腻，易助湿邪，因此，凡脾虚有湿、咳嗽痰多以及中寒便溏者则不宜服用。

妊娠用药禁忌

某些药物具有损害胎元以致堕胎的副作用，所以应作为妊娠禁忌的药物。根据药物对于胎元损害程度的不同，一般可分为慎用与禁用两大类。慎用的药物包括通经去瘀、行气破滞及辛热滑利之品，如桃仁、红花、牛膝、大黄、枳实、附子、肉桂、干姜、木通、冬葵子、瞿麦等；而禁用的药物是指毒性较强或药性猛烈的药物，如巴豆、牵牛、大戟、商陆、麝香、三棱、莪术、水蛭、斑蝥、雄黄、砒霜等。凡禁用的药物绝对不能使用，慎用的药物可以根据病情的需要斟酌使用。

服药饮食禁忌

在服药期间，一般应忌食生冷、油腻、腥膻、有刺激性的食物。此外，根据病情的不同，饮食禁忌也有区别。如热性病，应忌食辛辣、油腻、煎炸性食物；寒性病，应忌食生冷食物、清凉饮料等；胸痹患者应忌食肥肉、脂肪、动物内脏及烟、酒等；肝阳上亢头晕目眩、烦躁易怒等应忌食胡椒、辣椒、大蒜、白酒等辛热助阳之品；黄疸胁痛应忌食动物脂肪及辛辣烟酒刺激物品；脾胃虚弱者应忌食油炸黏腻、寒冷固硬、不易消化的食物；肾病水肿应忌食盐、碱过多的和酸辣太过的刺激食品；疮疡、皮肤病患者，应忌食鱼、虾、蟹等腥膻之物及辛辣刺激性食品。

古代中药的配伍禁忌

配伍禁忌，是指某些药物合用会产生剧烈的毒副作用或降低和破坏药效，因而应该避免配合应用。古代也有不少反药同用的文献记载，认为反药同用可起到相反相成、反抗夺积的效能。

十八反歌

本草明言十八反，
半蒌贝蔹及攻乌。
藻戟遂芫俱战草，
诸参辛芍叛藜芦。
——张子和《儒门事亲》

十八反歌列述了三组相反药

甘草反甘遂、京大戟、海藻、芫花；

乌头（川乌、附子、草乌）反半夏、瓜蒌（全瓜蒌、瓜蒌皮、瓜蒌仁、天花粉）、贝母（川贝、浙贝）、白蔹、白芨；

藜芦反人参（南沙参、丹参、玄参、苦参）、细辛、芍药（赤芍、白芍）。

十九畏歌

硫黄原是火中精，
朴硝一见便相争。
水银莫与砒霜见，
狼毒最怕密陀僧。
巴豆性烈最为上，
偏与牵牛不顺情。
丁香莫与郁金见，
牙硝难合京三棱。
川乌草乌不顺犀，
人参最怕五灵脂。
官桂善能调冷气，
若逢石脂便相欺。
大凡修合看顺逆，
炮爁炙煿莫相依。
——刘纯《医经小学》

硫黄←→朴硝	水银←→砒霜	狼毒←→密陀僧
巴豆←→牵牛	丁香←→郁金	川乌、草乌←→犀角
牙硝←→三棱	官桂←→石脂	人参←→五灵脂

“十九畏”和“十八反”诸药，有一部分同实际应用有些出入，历代医家也有所论及，引古方为据，证明某些药物仍然可以合用。由于对“十九畏”和“十八反”的研究，还有待进一步做较深入的实验和观察，并研究其机理，因此，目前应采取慎重态度。

中药煎服有讲究——中药的煎煮与服用

煎药法已有2000多年的历史。汤剂是中医临床上应用最早、最广泛的剂型。煎药的目的，是把药物里的有效成分，经过物理、化学作用（如溶解、扩散、渗透等），转入到汤液里去。一般说来，需要注意下面几个问题：

用具

中药汤剂的质量与选用的煎药器具有密切的关系。现在仍是以砂锅为好，因为砂锅的材质稳定，不会与药物成分发生化学反应。此外，也可选用搪瓷锅、不锈钢锅和玻璃容器。忌用铜铁锅。

用水

现在大都是用自来水、井水、泉水来熬药，只要水质洁净即可。自来水只要符合国家规定的饮用标准就可以了，如果考虑到残余氯的问题，将自来水在容器内放置数小时再用来煎药，即可明显减少氯的含量。

温度

温度是煎药时使中草药有效成分析出的重要因素。最好是在煎药前，先用冷水将中草药浸泡 30–60 分钟，再用小火煎药，可使蛋白质慢慢析出，这样药性可不被破坏，水分也不会很快被煎干。

时间

因药性不同而长短不一,一般来讲，解表药、清热药及挥发性药，用武火煮沸后再煎 3–5 分钟即可；补养药以煮沸后再以文火续煎 30–60 分钟为宜。

次数

中草药汤剂,每剂一般需煎两次（第一次的药液叫“头汁”,第二次的叫“二汁”)。头汁的加水量以盖过药面为宜；二汁的加水量可适当减少一些。对一些较难煎出有效成分的药材则需煎三次。

服药方法有讲究

中药服用方法是否正确，直接影响着药物的治疗效果，因此服用中药应当注意以下几个方面的事项：一是要按照不同的剂型选择不同的服药时间；二是服药次数要遵循医嘱；三是服药冷热要讲究。

中药的煎煮及服用

煎煮中药

平时在看病拿药之后还应询问医生，按照医嘱煎药服用，不要因为煎药不慎或者服药时间不当而影响疗效。

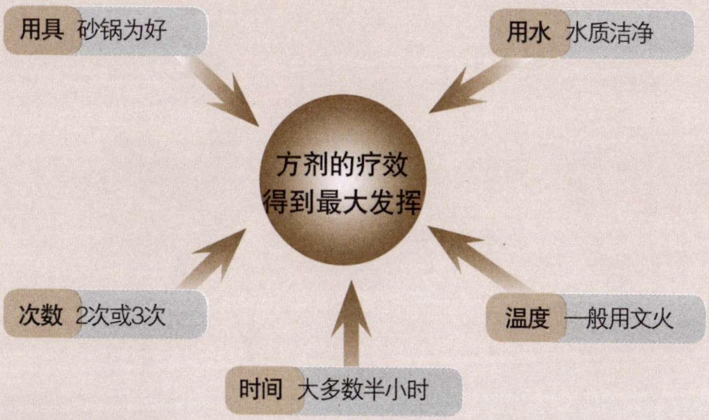
用具 砂锅为好
用水 水质洁净
方剂的疗效得到最大发挥
次数 2次或3次
温度 一般用文火
时间 大多数半小时

服药方法有讲究

- 服药方法
  - 服药时间
    - 一般药宜饭前服，对胃肠有刺激的药宜饭后服。
    - 急性病不拘时服。
    - 滋补药宜空腹服。
    - 膏、丹、丸、散、酒宜每日定时服。
    - 安神药宜睡前服。
  - 服药次数
    - 汤剂一般 1 日 1 剂，每剂分 2 ～ 3 次服。
    - 膏、丹、丸、散、酒之类，每日服 2 ～ 3 次。
  - 服药冷热
    - 汤剂大多宜温服。
    - 解表剂宜趁热服。
    - 热症用凉药宜冷服，寒症用热药宜热服。
    - 真寒假热症，热药冷服；真热假寒症，寒药热服。
    - 服药注意：烈性或毒性药，宜从少量开始，逐渐加量。

家中一定要准备的几种中药

日常生活中常常会有一些头痛脑热的小病，因此，我们可以贮备一些中药以备不时之需。下面几种就是我们要常备家中的中药。

家中常备中草药

甘草

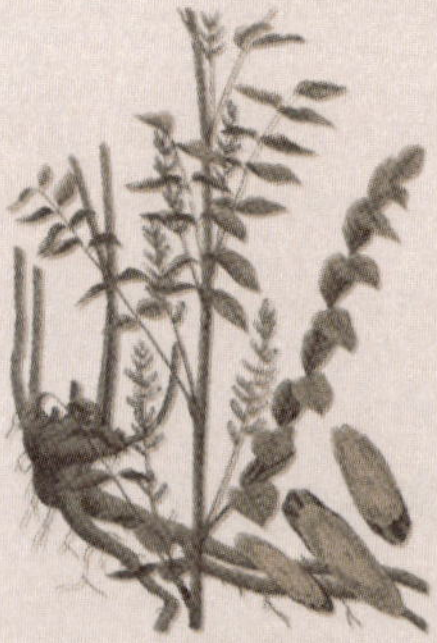

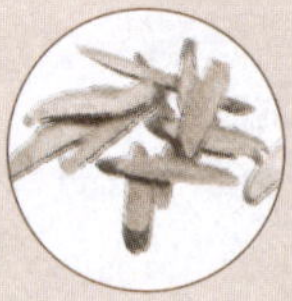

【功能主治】补脾益气，清热解毒，祛痰止咳，缓急止痛，调和诸药。用于脾胃虚弱，倦怠乏力，心悸气短，咳嗽痰多，脘腹、四肢挛急疼痛，痈肿疮毒，缓解药物毒性、烈性。

【用法用量】内服：煎汤，1.5g ~ 9g。

人参

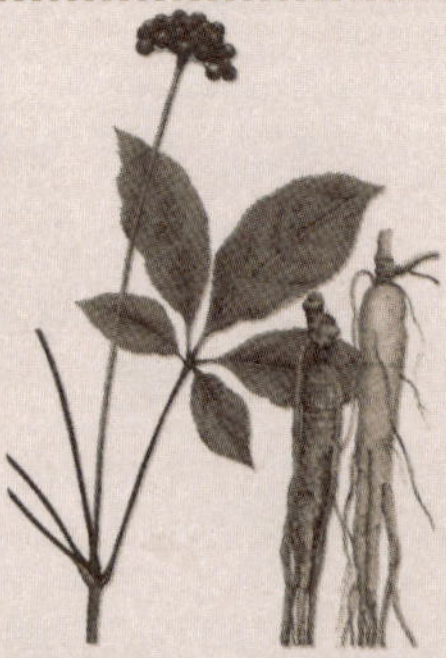

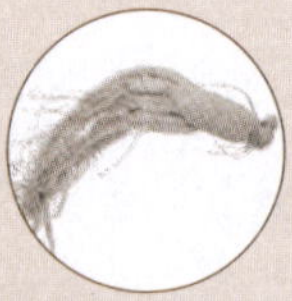

【功能主治】大补元气，复脉固脱，补脾益肺，生津，安神。用于体虚欲脱，肢冷脉微，脾虚食少，肺虚喘咳，津伤口渴，内热消渴，久病虚羸，惊悸失眠，阳痿宫冷，心力衰竭，心原性休克。

【用法用量】3g ~ 9g。挽救虚脱可用 15 ~ 30g。

薄荷

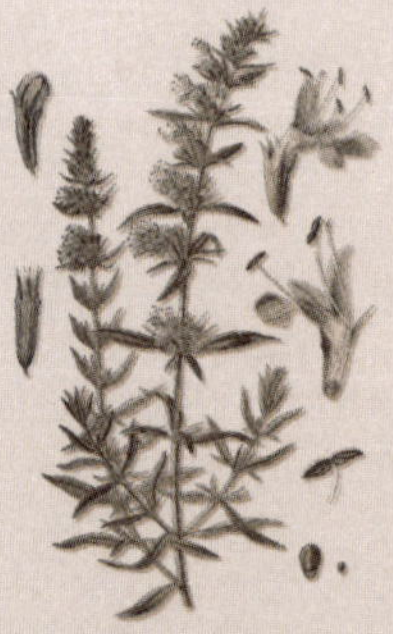

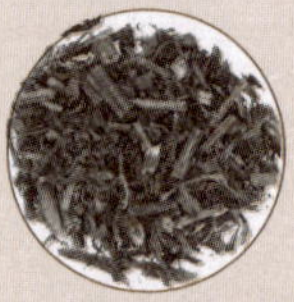

【功能主治】宣散风热，清头目，透疹。用于风热感冒、风温初起、头痛、目赤、喉痹、口疮、风疹、麻疹、胸胁胀闷。

【用法用量】3g ~ 6g，入煎剂宜后下。

绿豆

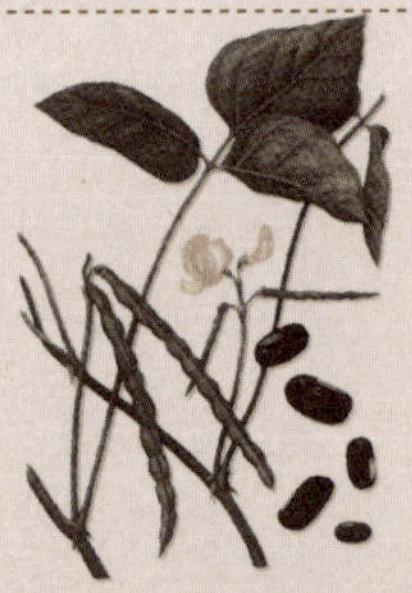

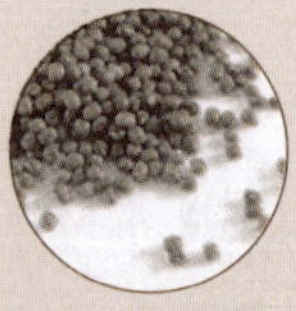

【功能主治】清热，消暑，利水，解毒。主暑热烦渴，感冒发热，霍乱吐泻，痰热哮喘，头痛目赤，口舌生疮，水肿尿少，疮疡痈肿，风疹丹毒，药物及食物中毒

【用法用量】内服：煎汤，15g ~ 30g，大剂量可用 120g；研末；或生研绞汁。外用：适量，研末调敷。

姜

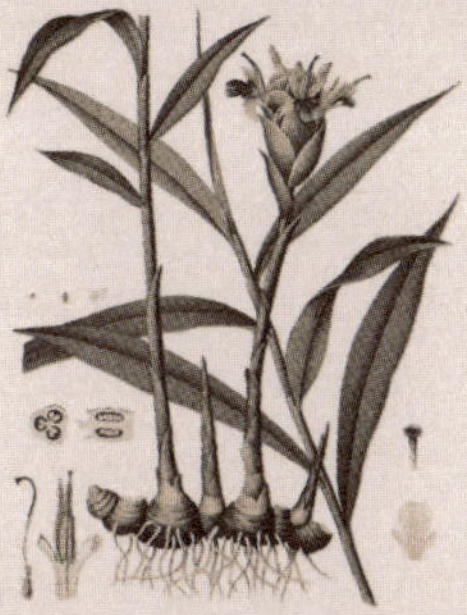

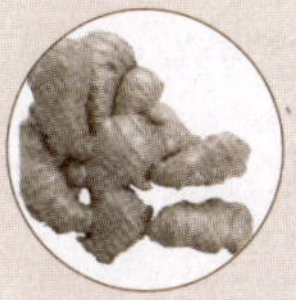

【功能主治】具有发汗解表，温中止呕，温肺止咳，解毒的功效；主治外感风寒、胃寒呕吐、风寒咳嗽、腹痛腹泻、中鱼蟹毒等病症。

【用法用量】切碎，1g~9g 煎服或捣汁服。

山楂

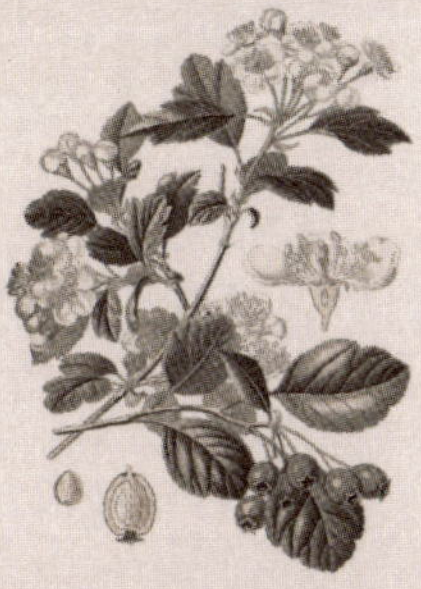

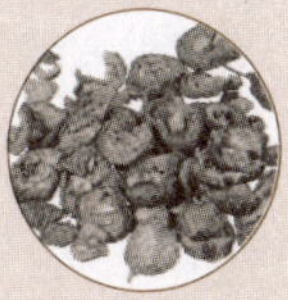

【功能主治】具有消食健胃，活血化瘀，驱虫之功效;主治肉食积滞、小儿乳食停滞、胃脘腹痛、瘀血经闭、产后瘀阻、心腹刺痛、疝气疼痛、高血脂症等。

【用法用量】每次 3 ~ 4 个。

枸杞

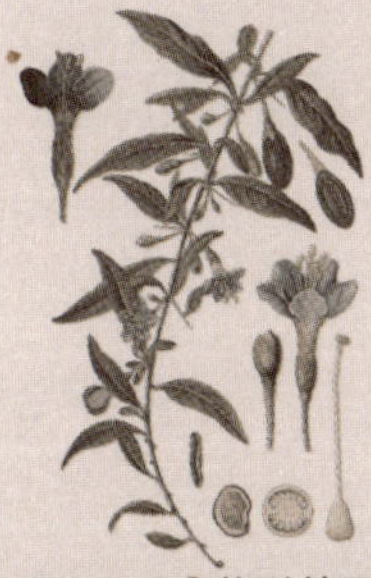

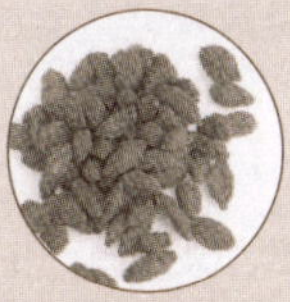

【功能主治】能滋补肝肾、益精明目。主治目眩昏暗、多泪、肾虚腰酸等症。根皮有降压、退热、抑菌作用，可清热凉血、退虚热，主治虚劳发热、尿血等症。

【用法用量】3g ~ 5g。

决明

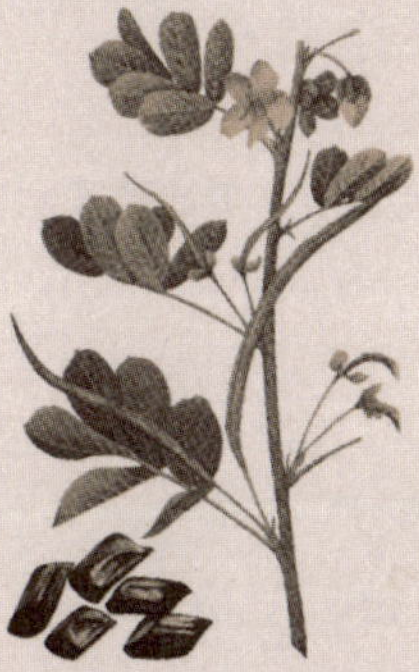

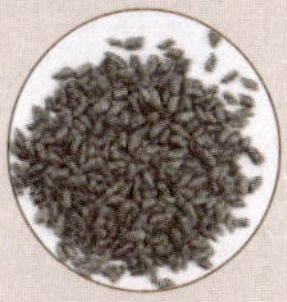

【功能主治】清热明目，润肠通便。用于目赤涩痛，羞明多泪，头痛眩晕，目暗不明，大便秘结。

【用法用量】9g ~ 15g 。

茴香

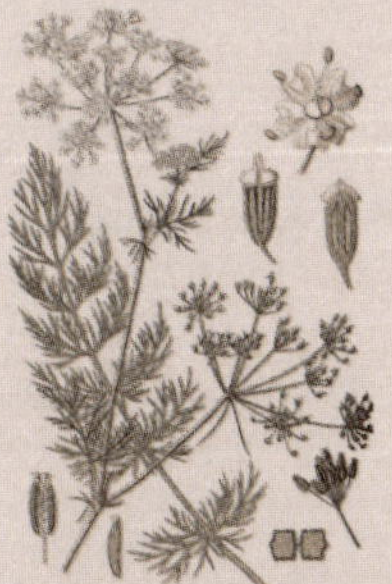

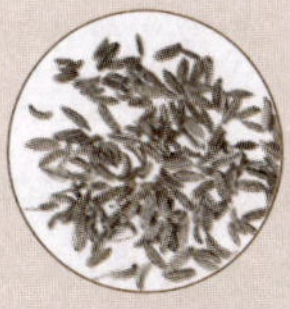

【功能主治】温肾散寒，和胃理气。治寒疝，少腹冷痛，肾虚腰痛，胃痛，呕吐，干、湿脚气。

【用法用量】内服：煎汤，3g ~ 9g；或入丸、散。外用：研末调敷或炒热温熨。

菊花

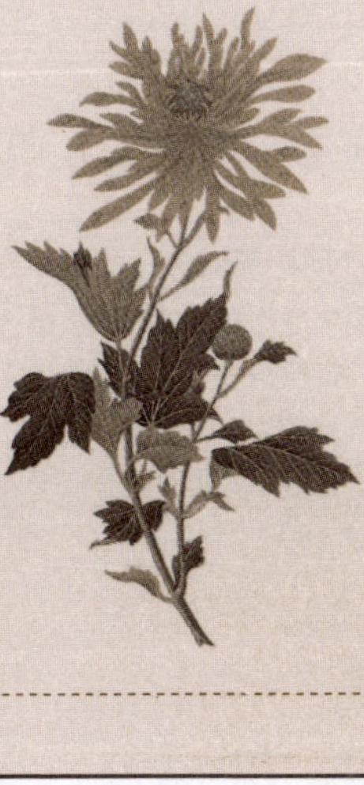

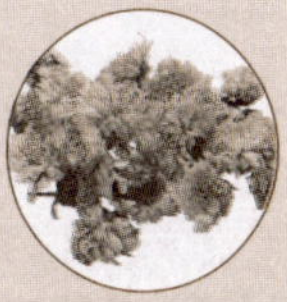

【功能主治】散风清热，平肝明目。用于风热感冒、头痛眩晕、目赤肿痛。

【用法用量】泡水，1g~2g。

家中常备中成药

家中在准备常用中草药的同时，还应准备一些更方便使用的中成药。中成药是以中草药为原料，经制剂加工制成各种不同剂型的中药制品，包括丸、散、膏、丹各种剂型。使用起来比中草药更加方便。

风热感冒冲剂

【药物组成】银花、板蓝根、连翘、桑叶、菊花、荆芥穗、薄荷、牛蒡子、桔梗、杏仁、芦根等。

【主治病症】风热感冒、风温、急性扁桃体炎、急性咽喉炎、痄腮。

【临床运用】发热重、恶寒轻微，舌苔薄黄，脉微数。兼见少汗、头痛或身酸楚不适，口干渴，或见咽痛、鼻塞、流黄涕等。

【用法与用量】口服。成人每次 1 袋，一日 3 次，小儿酌减。开水冲服。

【注意事项】饮食宜清淡，多饮热开水，避风寒，忌食生冷油腻。

银翘解毒丸

【药物组成】金银花、连翘、薄荷、荆芥穗、淡豆豉、牛蒡子、桔梗、淡竹叶、甘草。

【主治病症】风热感冒、痄腮。

【临床运用】发热、微恶寒、无汗或有汗不畅、口渴头痛、咳嗽咽痛、舌尖红、苔薄黄、脉浮数。

【用法与用量】口服。成人每次服 1 丸，每日 2 次。7 岁以上小儿服成人二分之一量；3 ~ 7 岁服三分之一量。

【注意事项】忌食辛辣油腻之品。

藿香正气水

【药物组成】广藿香油、紫苏叶油、白芷、陈皮、生半夏、厚朴、苍术、茯苓、大腹皮、甘草浸膏。

【临床运用】本方是祛暑解表、化湿和中的急救药品，多用于感冒、呕吐、泄泻、霍乱、中暑等病。运用本药的基本症状是：恶寒发热，头身困重，胸脘满闷，恶心呕吐，泄泻，舌苔白腻，脉濡缓。本药是暑天常备的急救药品。

【用法与用量】口服。成人每服 5 ~ 10 毫升，一日 2 次。用时摇匀。

【注意事项】忌生冷油腻。

牛黄解毒丸（片）

【药物组成】牛黄、雄黄、冰片、生石膏、黄芩、大黄、桔梗、甘草。

【主治病症】喉痹、牙龈病、口疮。

【临床运用】本方苦寒辛凉、清热解毒泻火，用于火热毒邪炽盛于内，上扰清窍者极为合适。运用本丸的基本指征是：咽喉、牙龈肿痛，口舌生疮，目赤肿痛，舌质红，苔黄，脉滑数者。

【用法与用量】口服。每次服 1 丸，每日服 2 ~ 3 次。

【注意事项】孕妇禁用。

香砂养胃丸（冲剂）

【药物组成】白术、香附、陈皮、藿香、茯苓、豆蔻、厚朴、枳实、半夏曲、木香、砂仁、甘草。

【主治病症】痞满、胃痛、泄泻。

【临床运用】运用本丸的基本指征是：面色萎黄，倦怠乏力，气短懒言，食欲不振，嗳气呕秽，胸中痞闷，脘腹胀满，肠鸣便溏，舌质淡，苔白腻，脉沉缓。

【用法与用量】口服。水丸，成人每次服 6 克，一日 3 次；冲剂，成人每服 1 袋，一日两次，空腹时服用。小儿剂量酌减。

【注意事项】服药期忌食生冷食物；勿气恼。

大山楂丸

【药物组成】山楂、六神曲（麸炒）、麦芽（炒）、白糖粉。

【临床运用】本丸开胃消食，适用于食积不化、脘腹胀闷、消化不良等症，尤宜于小儿食滞症。西医诊断之冠心病、高血脂症、维生素 B 缺乏症有此表现者亦可应用。

【用法与用量】口服。成人每次服 1 ~ 2 丸，每日 3 次。小儿减半。温开水送服。

【注意事项】节食量、慎油腻，胃酸多者慎用。

六味地黄丸

【药物组成】熟地黄、山萸肉、山药、茯苓、牡丹皮、泽泻。

【主治病症】眩晕、阴虚潮热、腰痛、消渴、小儿发育不良。

【临床运用】本方系滋阴补肾之通补开合剂，运用本丸的基本指征是：头晕目眩，耳鸣耳聋，腰膝酸软，盗汗遗精，骨蒸潮热，手足心热，舌红少苔，脉细数。

【用法与用量】口服。成人每次 6 ~ 9 克，每日 2 次，温开水送下；小儿酌减。

【注意事项】忌辛辣。

妙手养生之

3 按摩

按摩，又称推拿，其历史悠久，是我国传统医学中独特的治疗方法之一。

按摩是以中医的脏腑、经络学说为理论基础，结合西医的解剖和病理诊断，而用手法作用于人体体表的特定部位以调节机体生理、病理状况，来达到理疗目的的方法。从按摩的治疗上，我们可分为保健按摩、运动按摩和医疗按摩。

按摩入门比较简单，不须理解深奥的知识，只要找准穴位，对症按摩，熟练之后很快就能掌握，因此人人都可以成为按摩师。

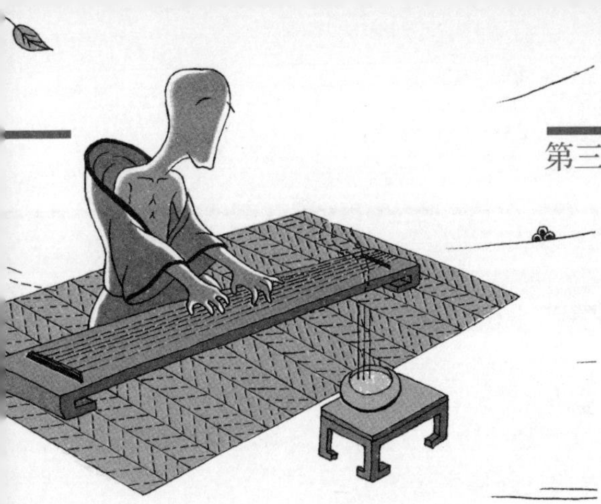

简单的按摩手法，一学即会

按摩手法是按摩的手段，按摩时，手法的熟练程度及正确与否对按摩疗效起着至关重要的作用。本节将介绍按摩时常见的按摩手法。

（一）推法

以指、掌、拳或肘部着力于身体体表一定穴位上，进行单方向的直线或弧形推动的方法，称为推法。具体操作手法又分为直推法、平推法、分推法、合推法和旋推法。推法可在人体各部位使用，具有行气活血、疏通经络、舒筋理肌、消积导滞、解痉镇痛、调和营卫等作用。推法操作时，着力部位要紧贴皮肤，用力要稳，速度要缓慢均匀。

（二）拿法

“捏而提起谓之拿”。拿法也是保健按摩常用手法之一。用大拇指与食指、中指或大拇指与其他四指相对用力，呈钳形，持续而有节奏地提捏或捏揉肌肤。包括三指拿、四指拿、五指拿三种。拿法刺激较强，多作用于较厚的肌肉筋腱，具有祛风散寒、通经活络、行气开窍、解痉止痛、去瘀生新等作用。

（三）按法

用手指、手掌置于体表之上，先轻后重，逐渐用力向下压某个部位或穴位。又称压法、抑法。按法具有安心宁神、镇静止痛、开闭通塞、放松肌肉、矫正畸形等作用。指按法适用于全身各部腧穴，掌按法常用于背腰、下肢，肘按法常用于背腰、臀部、大腿等肌肉丰厚部位。按法常常与揉法结合，组成了按揉复合手法。

（四）摩法

用手指或手掌在身体特定部位做逆时针或顺时针的环形摩动，或直线往返摩动。用摩法轻柔缓和，常用于胸腹、胁肋部操作，具有理气和中、行气和血、消积导滞、祛瘀消肿、健脾和胃、清肺排浊等作用。

穴位按摩常见4大手法

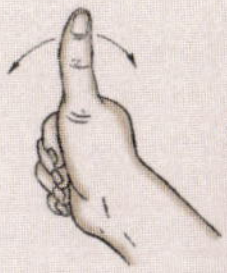

按法： 这是最常用的按摩手法，动作简单易学。

按摩法	使用部位	说明	适用部位
指按法	手指	以大拇指指腹在穴位或局部做定点穴位按压。	全身。
掌按法	手掌	利用手掌根部、手指合并或双手交叉重叠的方式，针对定点穴位进行自上向下的按摩。	面积较大且平坦的部位，如腰背及腹部。
肘压法	手肘	将手肘弯曲，利用肘端针对定点穴位施力按压。	由于较刺激，适用于体型较胖、感觉神经较迟钝者及肌肉丰厚的部位，如臀部和腿部。

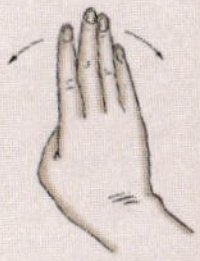

摩法： 这是按摩手法中最轻柔的一种，力道仅仅限于皮肤及皮下。

按摩法	使用部位	说明	适用部位
指摩法	手指	利用食指、中指和无名指等指腹进行轻揉按摩。	胸部和腹部。
掌摩法	手掌	利用手掌掌面或根部进行轻揉按摩。	脸部、胸部和腿部。

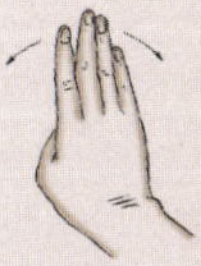

推法：

按摩法	使用部位	说明	适用部位
指推法	手指	用大拇指指腹及侧面在穴位或局部做直线推进，其余四指辅助，每次按摩可进行4～5次。	范围小的酸痛部位，如肩膀、腰及四肢。
掌推法	手掌	利用手掌根部或手指按摩。面积较大或要加强效果时，可用双手交叉重叠的方式推压。	面积较大的部位，如腰背和胸腹部。
肘推法	手肘	将手肘弯曲，并利用肘端施力推进。	由于较刺激，适用体型较胖及肌肉丰厚之处，如臀部和腿部。

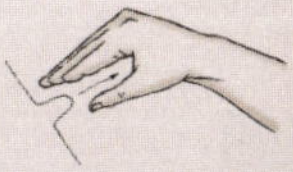

捏拿法： 以大拇指和其余手指的指端，像是要抓起东西的样子，稍用力提起肌肉，这是拿法；而捏法是用拇指和食指把皮肤和肌肉捏起来。

按摩法	使用部位	说明	适用部位
捏拿法	手指	用大拇指、食指和中指的力量，在特定部位及穴位上，以捏掐及提拿的方式施力。力道要柔和，由轻而重再由重而轻。	常用在颈部和肩部及四肢部位的按摩。

按摩工具准备好

按摩穴位时，有时手不容易用力，这时如果借助一定的按摩工具来进行按摩，往往会起到事半功倍的效果。日常生活中有很多用品可以当做按摩的道具，市面上也有很多专门用来进行按摩的专业工具。

材质坚硬且细长的东西最适合用来做穴道按摩的道具。当觉得头痛、眼睛疲劳、工作效率低下、精神无法集中时，只要随手拿起桌上的笔进行穴道指压，便可立刻改善精神状态，提高工作效率。

家庭常用的按摩工具

指甲油瓶子

指甲油的瓶子是很好的穴道按摩工具，女性朋友大可利用指甲油未干的这段时间空隙来做按摩。瓶盖顶住穴道，用四指关节压住瓶底施力，并用一、二、三、四的节奏来指压，这样就能刺激手心穴道，轻松达到按摩的预期功效。

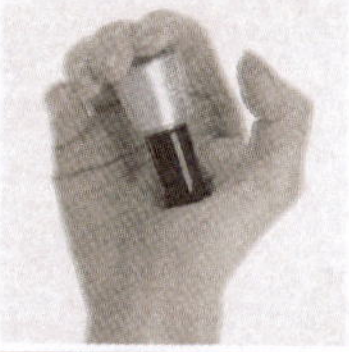

梳子

紧握梳子把柄轻轻地拍打头皮，或者用梳子缓慢地梳理头发。拍打一开始先慢慢地、轻轻地，再逐渐增加强度，其技巧要有节奏感。采用此种手法能改善头部血液循环，消除头部、眼部的疲劳，同时也具有护发的功效。选用木质、宽齿梳子为佳。

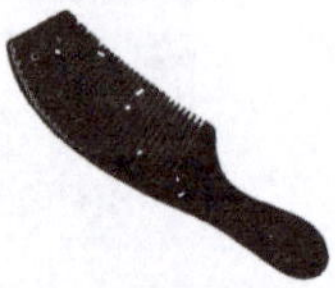

牙签

牙签在按摩时可以单用，也可以绑起来用。用牙签较平的一端来刺激鼻翼两侧的穴道能起到改善鼻塞的功效。用橡皮筋将 20 ~ 30 根牙签绑成一束，这样按摩起来会比只使用一根牙签的刺激效果来得温和。此方法适合用来刺激孩童及体力较差的患者，刺激颈后具有改善体质的效果。

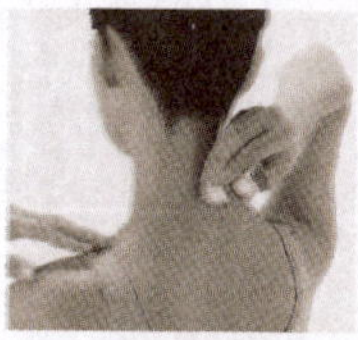

牙刷

体质虚弱的儿童，肌肤较为娇嫩，再小的刺激往往也受不了，这时就可以利用家里废弃的旧牙刷以按摩的方式刺激穴道。

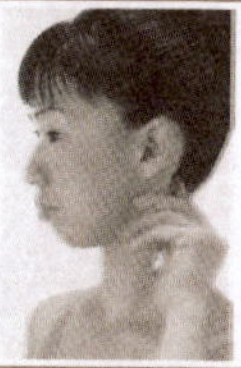

雨伞

身体上的某些穴位自己按摩时，手指的力道无法满足你的需要，这时家里的雨伞便可以派上用场。雨伞把手抵住背部的肩膀部分，抓住雨伞的中间地带往前方用力拉，感到舒服的地方就是使你背部僵硬的酸疼点。雨伞按摩适用于背部等自己双手不便使力的部位。

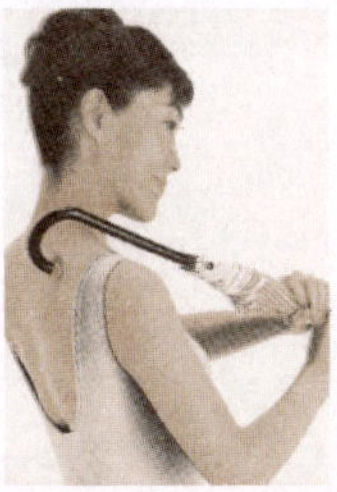

叉子

叉子是最适宜孩童及老人所使用的穴道刺激道具，可用来刺激手脚及头部。刺激小指根部的穴道有预防感冒的功效，用叉子触压此处持续 3 秒后休息 2 秒，如此循环反复几次即可。操作时先用叉子碰触皮肤，再慢慢地使力。注意不可太过用力，以免划伤皮肤。

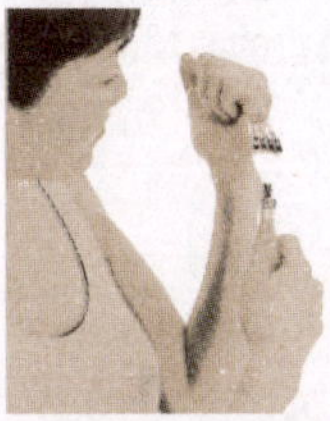

吹风机

在距离皮肤 10 厘米处用吹风机对着穴道吹热风，并左右微微摇动吹风机来刺激穴道，简单有效，方便可行。当受风寒或感冒时，用吹风机温热颈部下方，脊椎的温暖感可使背筋完全伸展开来，方法非常简单，就是要左右轻微摇动吹风机，不让热风固定吹同一处。注意不要让吹风机离皮肤太近，也不可用强风，以免吹风机产生的辐射伤害身体。

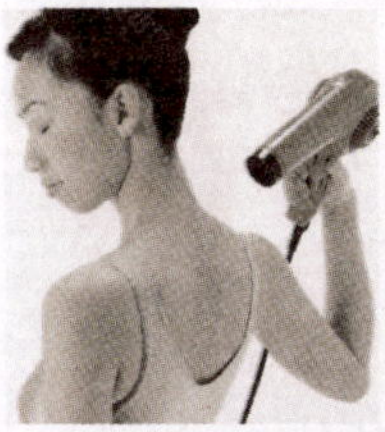

圆珠笔

手指尽可能地握住笔的前端，用笔头指点或按压穴位。这样既能保证施力平均，更具有固定施力方向的作用。按压穴道的节奏是 3 ~ 5 秒后休息 3 分钟，如此循环重复几次即可。注意不要使用过于尖锐的笔尖部位。

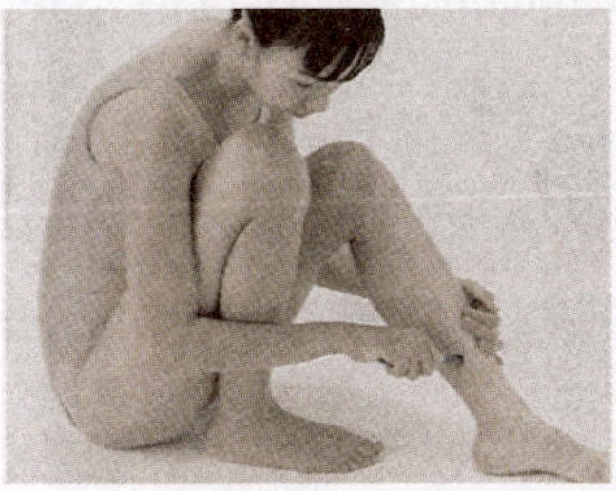

高尔夫球

手臂自手腕到手肘的部分可分成四个按摩点来指压，此法可有效消除前臂的疲惫感。指压时应注意，由于手腕部位较为狭窄，球很容易产生滑动，所以按摩时要用手稳住球，以免球滑动降低指压按摩的效果。

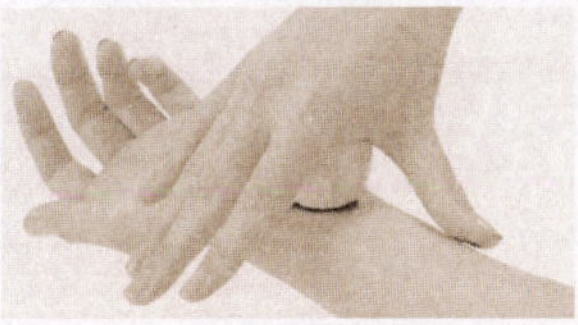

市面上常见的穴道指压道具

滚滚乐

在肌肤上滚动令人舒爽

握住粉红色的把手，让黄色的轮子在皮肤上滚动，能消除肌肉酸痛、解除疲劳。你可以边看电视边按摩，让你随时保有轻松的心情。内附有抗菌剂能随时保持清洁。

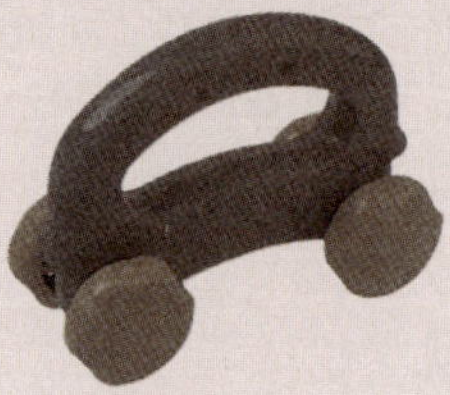

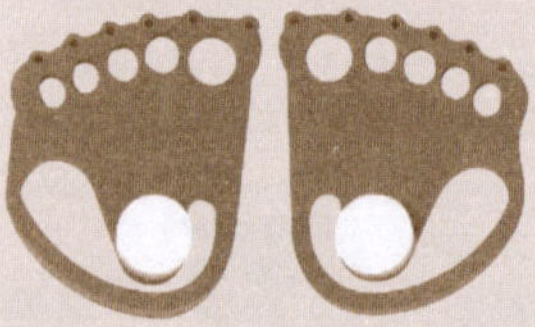

脚趾放松器

张开脚趾解放足部

被束缚一天的双脚已疲累不堪，此器具可以将被束缚住的脚趾张开让双足得到解放。既可以保持趾间通风良好，又不用打赤脚就能得到刺激的好工具。

按摩滚轮

原木的触感有着自然的感觉

双手握住两侧把柄，轻轻地滚动，用它来按摩手脚会令人意想不到地舒坦。由于是以天然木制成，所以能带给你一流的触感及适度的刺激。

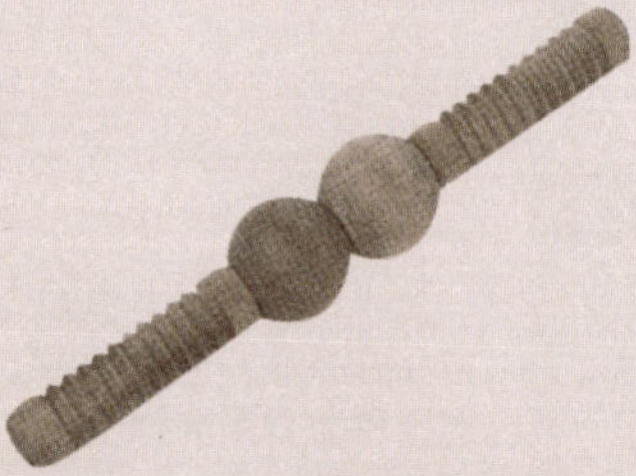

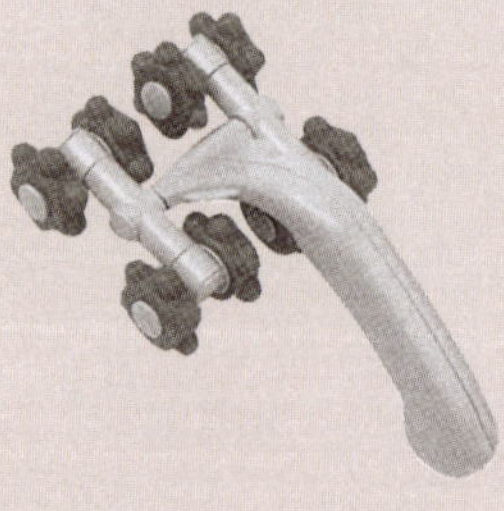

瘦身轮

凹凸不平的轮子可以消除赘肉

在大腿、背部、手臂等你觉得胖的地方滑动，这是不论各种体形都适用的身体按摩器。

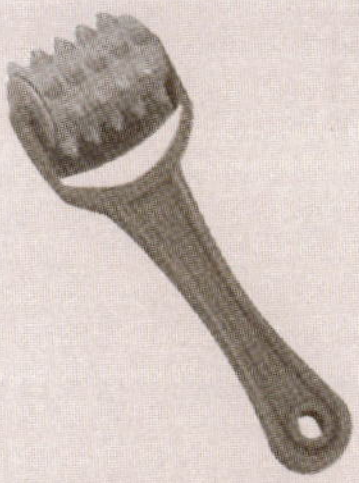

脸颊滚轮

让脸部看起来清秀小巧

具有弹性的凹凸滚轮在脸部做来回滚动时，能使皮下组织的血液畅通，让皮肤看起来更光滑，而且还有瘦脸的功效。

足部按摩器

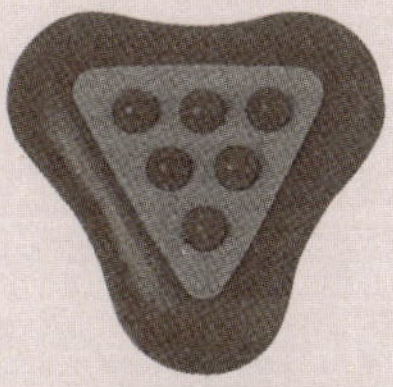

如口袋大小、随时可用的按摩器

造型可爱、多彩且小巧的设计，放入旅行袋中方便携带，能帮助你随时解除旅游带来的疲惫，是你最佳的旅游伴侣。

肩膀按摩球

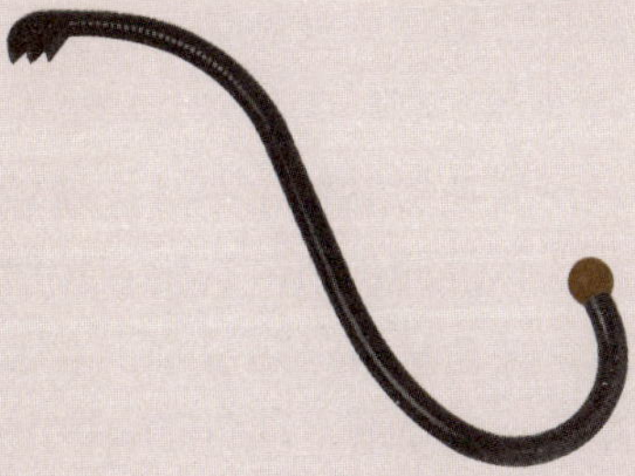

消除肩膀酸痛的有效利器

将圆形球体置于肩膀处，只要拉紧柄端便能轻松地刺激穴道。另一侧的爪状部分，可当做抓痒器具使用。

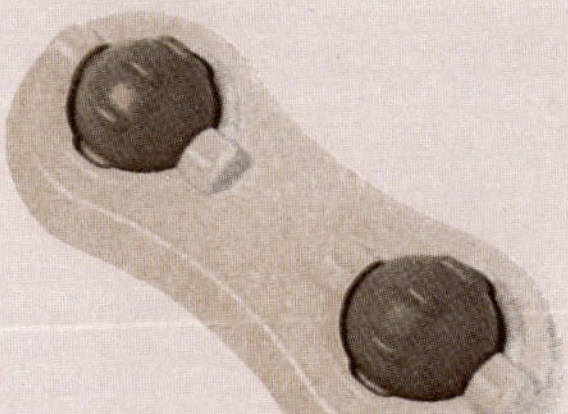

健足球

随着球转动轻松地按摩

坐在椅子上就能操作，所以不论是在家里还是在办公室，或者在旅行途中的车子里，简简单单就能达到刺激脚底的功效，最能有效消除脚部水肿。

悠闲的放松工具

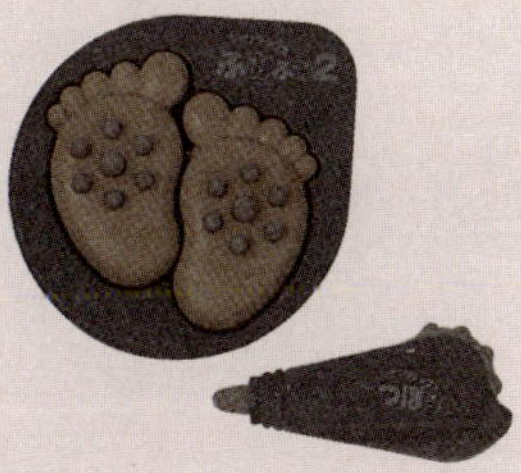

带给你转动刺激及脚底刺激

刺激脚底的“踏板”及会转动的“穴道按摩”此两样为一组。轻巧且携带方便，能放进手提袋中随时想到就可以用。

按摩的注意事项

在按摩操作过程中，为了更加安全有效，提高按摩效果，防止出现不良反应，按摩时应注意以下几个方面。按摩时操作者要先修整指甲，双手要保持清洁、温暖，同时，将指环等有碍操作的物品，预先摘掉，以免损伤被按摩部位的皮肤。

用按摩进行病症治疗时，应保持室内干净明亮、空气流通、温度适宜，最好保持安静。

按摩前要充分了解病情症状，在具体操作过程中，应注意先轻后重、由浅入深、轻重适度，严禁使用蛮力，以免擦伤皮肤或损伤筋骨。力度以患者感觉轻微酸痛，但完全可以承受为宜。

按摩时，精神、身体都要放松，呼吸自然，刺激穴道最好是在呼气时。另外，做腰部和下腹部的按摩，应先排空大小便。在过饥、过饱以及醉酒后均不宜按摩，一般在餐后两个小时按摩较为妥当。沐浴后休息一小时再按摩，才能起到放松、保健的功效。在脱衣按摩的情况下，有些受术者有可能睡着，应取毛巾盖好，注意室温以防着凉，当风之处，不要按摩。

按摩前不宜吸烟，以免影响按摩疗效。

在大怒、大喜、大恐、大悲等情绪激动的情况下，不要立即按摩。按摩过程中如果因为用力过猛或动作不当引起头晕、心慌、恶心、面色苍白甚至出冷汗、虚脱等不良症状时，应掐人中或掐十宣、点内关等进行急救，或者让患者饮热茶、糖水来缓解不适。

穴道部位不同，指压方法也不同。对于头、面部、后脑的穴位，用力要轻，力量要集中；对颈部按摩力道要更轻，要间断性地按摩，不可持续长时间按摩，否则容易导致“颈动脉内膜剥离”，十分危险；指压胸部穴位时，适合用中指折叠法，适当通过指力加压，会有感觉传导至背部，对心肺功能障碍者极有帮助；对腹部穴位进行按摩时，要在空腹或饭后两个小时；臀部或大腿内揉厚处按摩，按摩力道可以适当加强，也可以用道具进行刺激按摩；腋窝、股沟、人迎都是动脉浅层处，这几处的血管最接近人体体表，进行按摩时，不要伤害动脉血管。

适应症与禁忌症

适应症

- **闭合性的关节及软组织损伤**：腰椎间盘突出症、腰肌扭伤、梨状肌综合征、半月板撕裂、膝关节副韧带损伤、腕关节扭伤、指间关节挫伤等。
- **肌肉、韧带的慢性劳损**：颈肌劳损、背肌劳损、腰肌劳损、跟腱炎、网球肘等。
- **骨质增生性疾病**：颈椎骨质增生、腰椎骨质增生、膝关节骨性关节炎、跟骨骨刺等。
- **儿科疾患**：小儿肌性斜颈、夜尿症、小儿脑性瘫痪、小儿麻痹后遗症、小儿消化不良、小儿腹泻。
- **周围神经疾患**：三叉神经痛、面神经麻痹、肋间神经痛、坐骨神经痛、腓总神经麻痹。
- **妇科疾病**：功能性子宫出血、月经不调、盆腔炎、痛经、闭经、乳腺炎、产后耻骨联合分离症、子宫脱垂、更年期综合征。
- **五官疾患**：近视、耳鸣、咽喉炎、鼻窦炎、眼睑下垂。
- **内科疾患**：神经官能症、气管炎、肺气肿、胃炎、胃下垂、十二指肠溃疡、半身不遂、高血压、冠心病、糖尿病、胆囊炎、腹胀、头痛。

禁忌症

- 有皮肤病及皮肤破损处，影响按摩施术者包括有：湿疹、癣、疱疹、脓肿、蜂窝组织炎、溃疡性皮肤病、烫伤、烧伤等。
- 各种急性传染病患者不能按摩，以免疾病扩散传染和延误治疗。
- 有感染性疾病者如骨髓炎、骨结核、化脓性关节炎、丹毒等，还有化脓性感染及结核性关节炎患者，都不能进行按摩，以免炎症扩散。
- 内外科危重病人如严重心脏病、肝病、肺病患者，急性十二指肠溃疡、急腹症者及有各种恶性肿瘤者。
- 各种肿瘤，原发性或继发性恶性肿瘤的患者都不宜做按摩，以免肿瘤细胞扩散。
- 有血液病及出血倾向者如恶性贫血、紫癜、体内有金属固定物等按摩后易引起出血者，都不宜按摩。
- 体质虚弱经不起轻微手法作用者和久病、年老体弱的人等经受不住按摩的人，应慎用按摩，以免造成昏迷或休克。
- 极度疲劳、醉酒后神志不清、饥饿及饭后半小时以内的人也不宜做按摩。
- 诊断不明的急性脊柱损伤或伴有脊髓症者。

保健养生必按16穴

少商穴

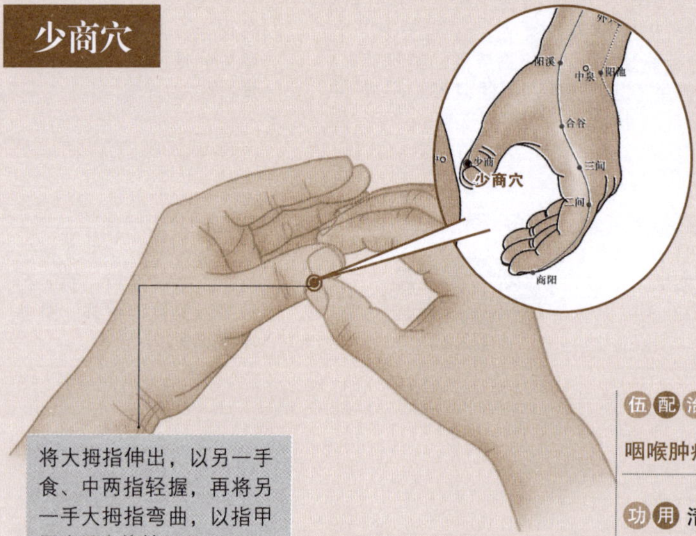

将大拇指伸出，以另一手食、中两指轻握，再将另一手大拇指弯曲，以指甲甲尖垂直掐按即是。

伍配治病

咽喉肿痛：少商配商阳。

功用 清肺止痛，解表退热。

孔最穴

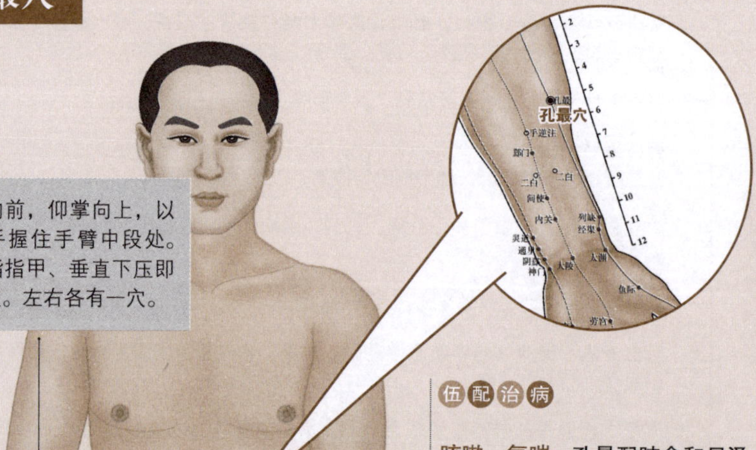

手臂向前，仰掌向上，以另一手握住手臂中段处。用拇指指甲、垂直下压即是该穴。左右各有一穴。

伍配治病

咳嗽，气喘：孔最配肺俞和尺泽；

咳血：孔最配鱼际。

功用 开瘀通窍、调理肺气，清热止血。

合谷穴

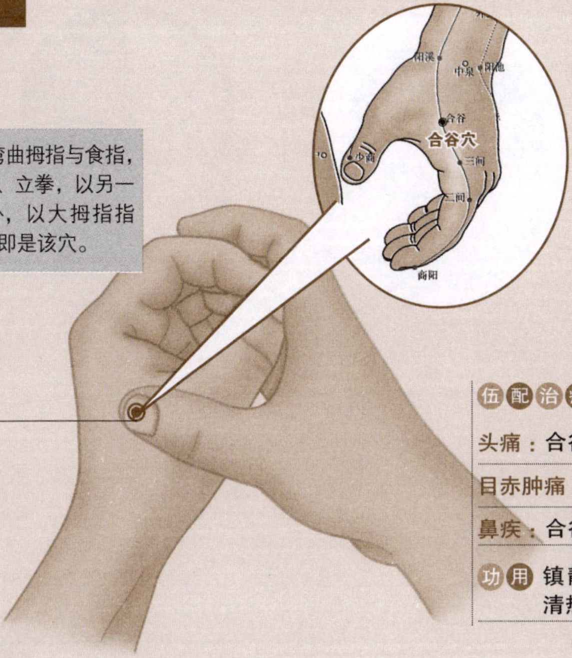

手轻握空拳，弯曲拇指与食指，两指指尖轻触、立拳，以另一手掌轻握拳外，以大拇指指腹、垂直下压即是该穴。

伍配治病

头痛：合谷配太阳；

目赤肿痛：合谷配太冲；

鼻疾：合谷配迎香。

功用 镇静止痛，通经活经，清热解表。

曲池穴

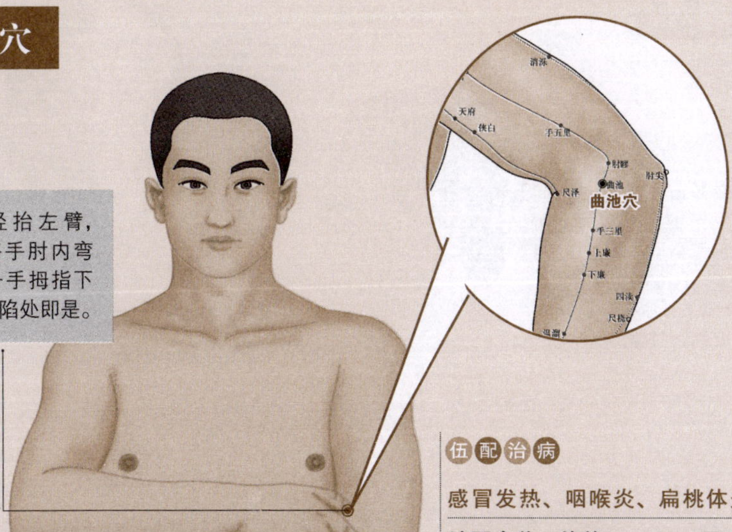

正坐，轻抬左臂，屈肘，将手肘内弯时用另一手拇指下压此处凹陷处即是。

伍配治病

感冒发热、咽喉炎、扁桃体炎：曲池配合谷、外关；

上肢痿痹：曲池配肩髃、外关。

功用 清热和营，降逆活络。

承泣穴

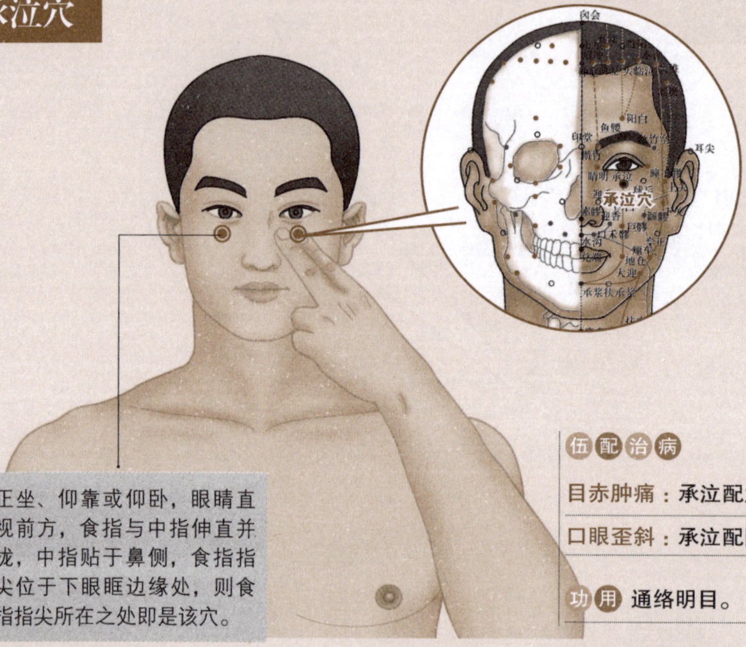

正坐、仰靠或仰卧，眼睛直视前方，食指与中指伸直并拢，中指贴于鼻侧，食指指尖位于下眼眶边缘处，则食指指尖所在之处即是该穴。

伍配治病

目赤肿痛：承泣配太阳；

口眼歪斜：承泣配阳白。

功用 通络明目。

人迎穴

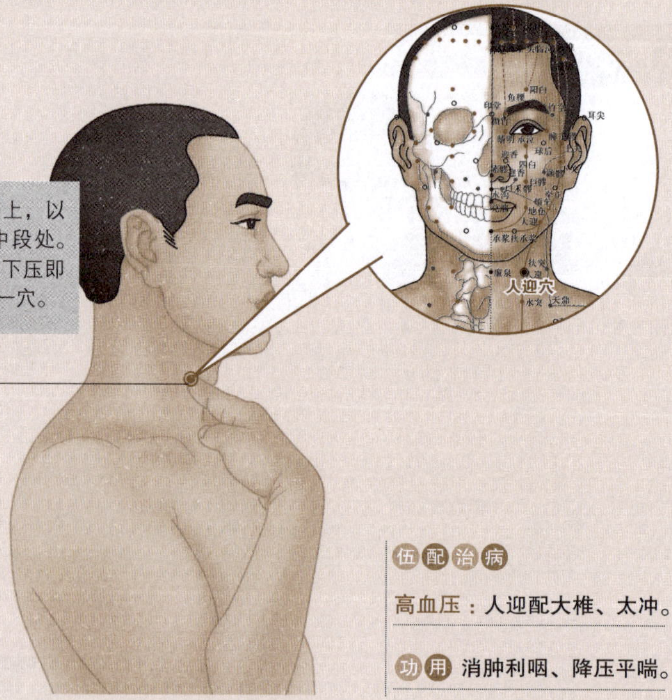

手臂向前，仰掌向上，以另一手握住手臂中段处。用拇指指甲、垂直下压即是该穴。左右各有一穴。

伍配治病

高血压：人迎配大椎、太冲。

功用 消肿利咽、降压平喘。

膻中穴

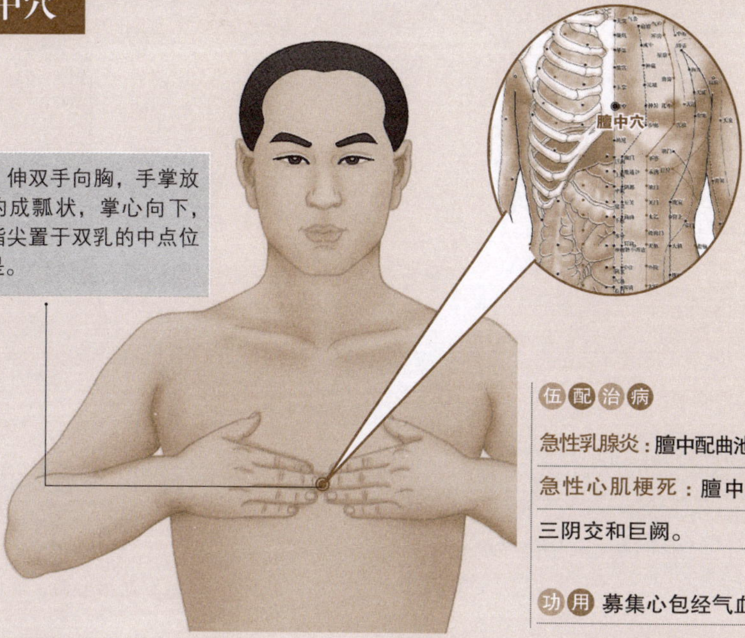

正坐，伸双手向胸，手掌放松，约成瓢状，掌心向下，中指指尖置于双乳的中点位置即是。

伍配治病

急性乳腺炎：膻中配曲池和合谷；

急性心肌梗死：膻中配内关、三阴交和巨阙。

功用 募集心包经气血。

内庭穴

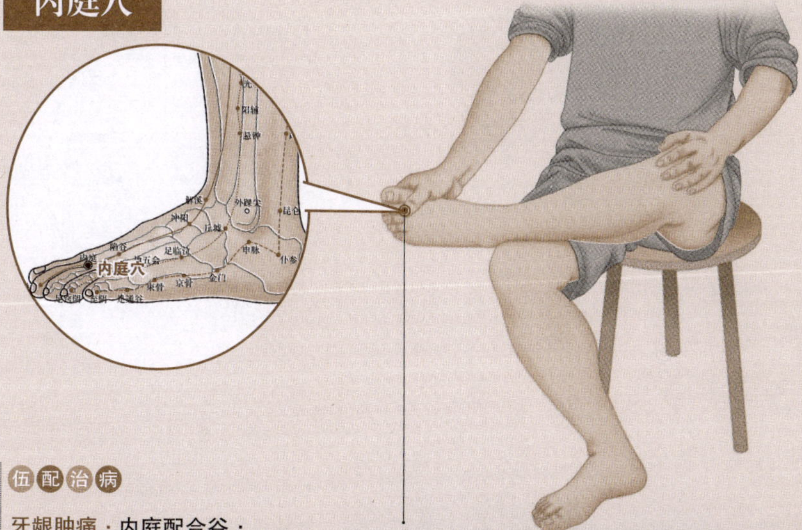

伍配治病

牙龈肿痛：内庭配合谷；

热病：内庭配太冲、曲池、大椎。

功用 通络活血、消食导滞。

正坐屈膝，把脚抬起，放另一腿上，用对侧手之四指置脚掌底托着，手的大拇指在脚背，并置于次趾与中趾之间，脚叉缝尽处的凹陷处即是。

三阴交穴

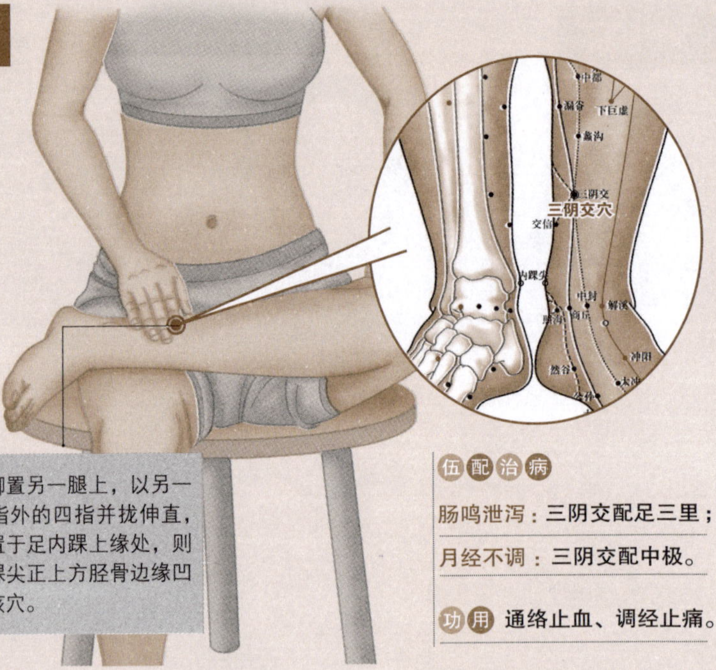

正坐，抬脚置另一腿上，以另一侧手除拇指外的四指并拢伸直，并将小指置于足内踝上缘处，则食指下，踝尖正上方胫骨边缘凹陷处即是该穴。

伍配治病

肠鸣泄泻：三阴交配足三里；

月经不调：三阴交配中极。

功用 通络止血、调经止痛。

环跳穴

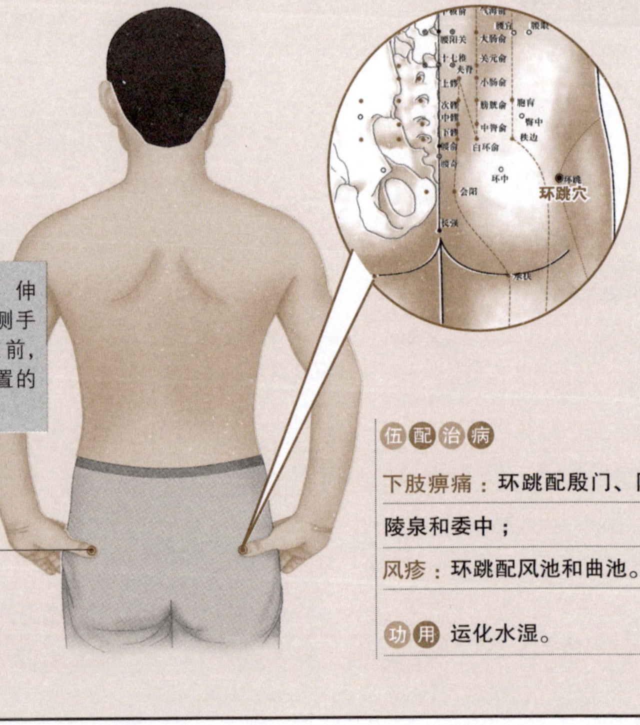

自然站立，或侧卧，伸下足，屈上足，同侧手插腿臀上，四指在前，大拇指指腹所在位置的穴位即是。

伍配治病

下肢痹痛：环跳配殷门、阳陵泉和委中；

风疹：环跳配风池和曲池。

功用 运化水湿。

乳根穴

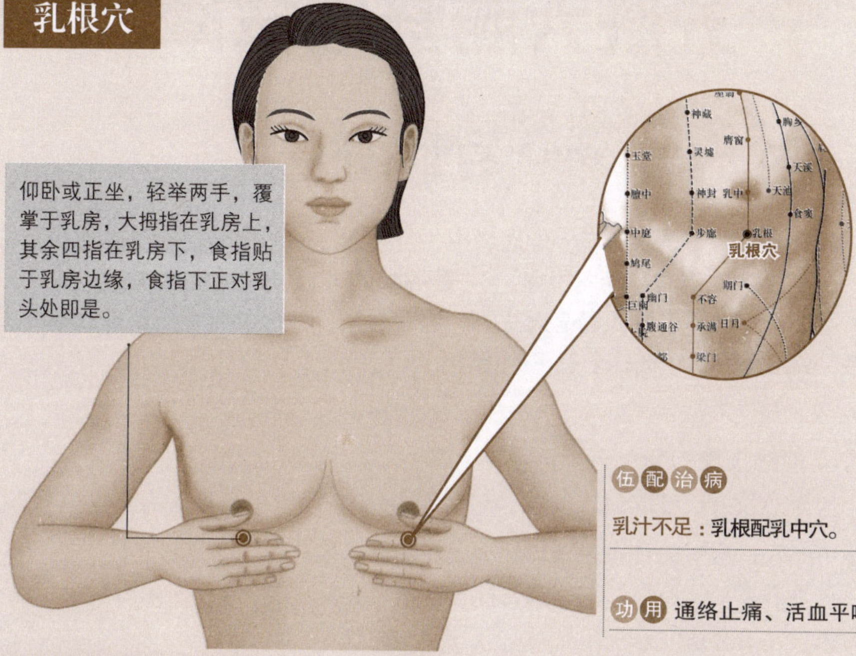

仰卧或正坐，轻举两手，覆掌于乳房，大拇指在乳房上，其余四指在乳房下，食指贴于乳房边缘，食指下正对乳头处即是。

伍配治病

乳汁不足：乳根配乳中穴。

功用 通络止痛、活血平喘。

四白穴

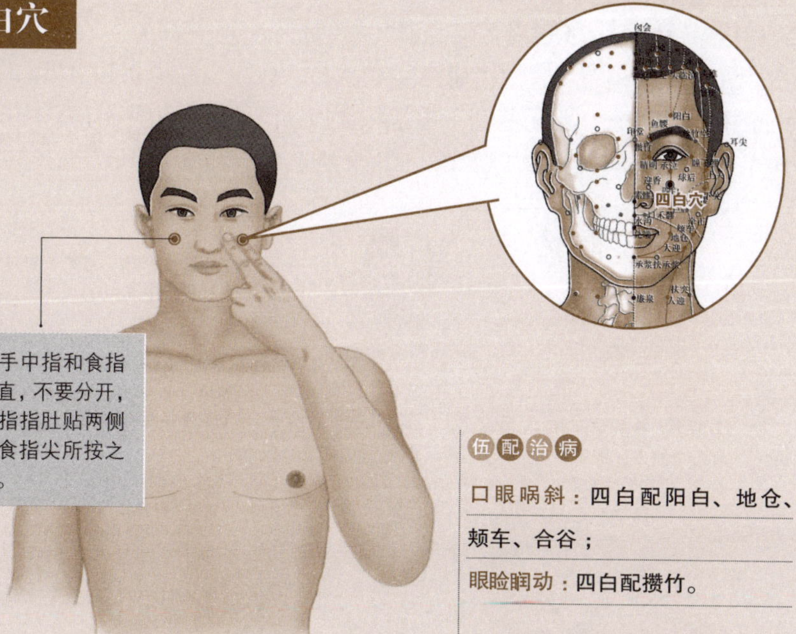

先以两手中指和食指并拢伸直，不要分开，然后中指指肚贴两侧鼻翼，食指尖所按之处即是。

伍配治病

口眼㖞斜：四白配阳白、地仓、颊车、合谷；

眼睑瞤动：四白配攒竹。

功用 通络明目、活血养颜。

五脏六腑舒缓按摩

强心安神按摩法

心是腑中最重要的器官，位居胸中，是生命活动的中心。心有主神明、主血脉、主津液、开窍于舌等功能。它是各脏腑进行协调活动的主宰。故《内经》中说，“心者五脏六腑之大主”，也就是说，在心的领导下，各脏腑互相联系，分工合作，构成一个有机的整体。

强心安神的按摩方法

按压心区法：将右手拇指和食、中指岔开，以第 5 掌骨头为重点着力点，按压中庭穴，全掌由轻至重施压到至中等强度，持续按压 3 分钟。

点按乳房穴：沿胸骨柄外侧二行三排六点；按压乳根穴，左顺右逆十二点；隔掌垫打 3 下库房穴。

回阳救急法：以一手按压拿点大陵穴。稳定不动，等待以候气行。另一手掐点中指端中冲穴。稳定不动，等待以候气行。

补心宁神法：先以左手中指按压住大椎穴，再以右拇指和中指顺序扣按心俞、膈俞部位的筋，然后将两手中指和食指插向两肋，扣住不动，两拇指扣住两膏盲穴，以指端拨筋往里合按，至病人胸部感觉舒适为止。

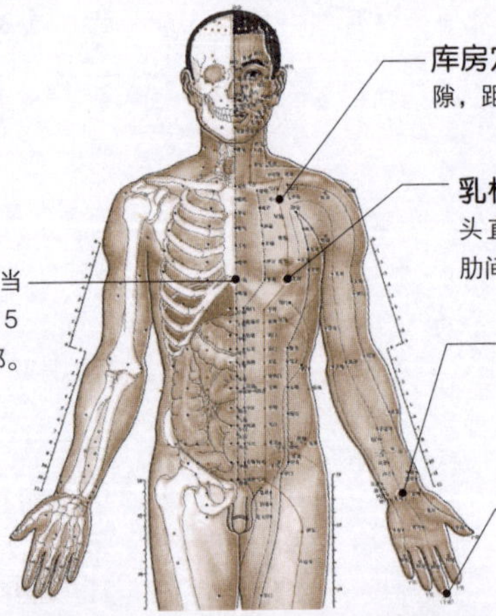

清肺宽胸按摩法

肺位居于胸中，在脏腑中处于较高的位置，因所处的位置高，所以又称肺为华盖。肺上连气管、喉咙，开窍于鼻。其主要功能为主一身之气，司呼吸，宣发肃降，通调水道，外合皮毛等。因肺叶娇嫩，不耐寒热，容易被邪侵，故又称为“娇脏”。肺在五行中属金。手太阴肺经与手阳明大肠经相互络属于肺与大肠，故肺与大肠相为表里。

清肺宽胸的按摩方法

开胸调气：先仰卧，以双手拇指点按期门穴，然后以拇指分推第二、三肋弓并拨两腋前面的筋；再以掌根重按中府、云门。然后用掌心按于左库房穴（相当于乳上第二、第三肋间），手指紧按紫宫穴、华盖穴部位，伴随呼吸中等力按压，三五分钟后徐徐抬起。

舒胸清窍法：先以两手食、中指扣住两肩井穴，拇指缓推风府穴、哑门穴十余次；双拇指合按百劳穴后，再分按撩两风门穴，慢慢缓缓顶按；再以两拇指探两肺俞穴，并扣拨25次。

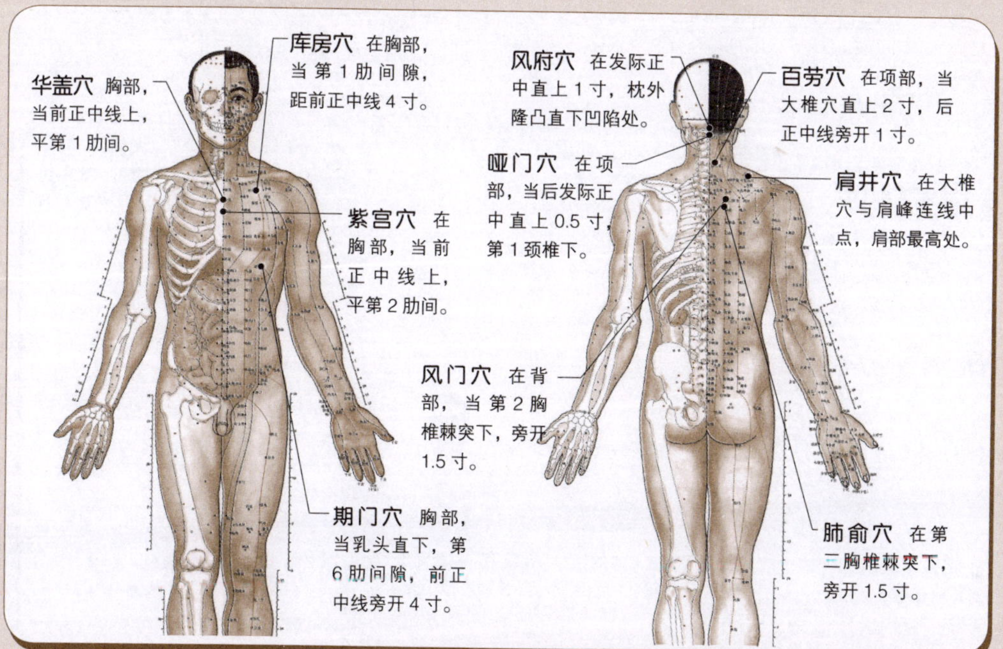

疏肝理气按摩法

肝是人体五脏之一，位于右胁下，胆附于其上；二者经脉互相络属而成表里关系。肝的主要功能为贮藏和排泄胆汁，另外还具有去氧化，储存肝糖元，分泌性蛋白质的合成等功能。中医认为：肝与胆相为表里，开窍于目，肝主藏血，肝主疏泄，有贮藏和调节血液的功能。《素问·五脏生成》："肝之合筋也，其荣爪也。"肝又为将军之官，主谋虑。

疏肝理气的按摩方法

疏理肋弓法：患者仰卧，医立其左，背向其面。先以掌指着肤，双手由外沿肋间分推疏理5次；然后继以双拇指分推肋弓5～7次；再以两拇指点按两期门、章门穴；最后将两手五指分开插向两侧胁下，以提拢之势沿肋间隙向上疏理3次。

疏通气机法：先以右手食、中指缓慢按压鸠尾穴、幽门穴；再以左手自然摊开伸向右胁外下方八、九、十肋部位，五指并拢，逐渐拢压，相对用力，气通即停止。

清肝健脾：收回左手并将右手食、中指略抬，改为全掌着肤向任脉缓慢滑动。拇指和食、中指岔开，以第二掌骨头肌肉为着力点，按压上脘穴，食指分压力持续一二分钟。

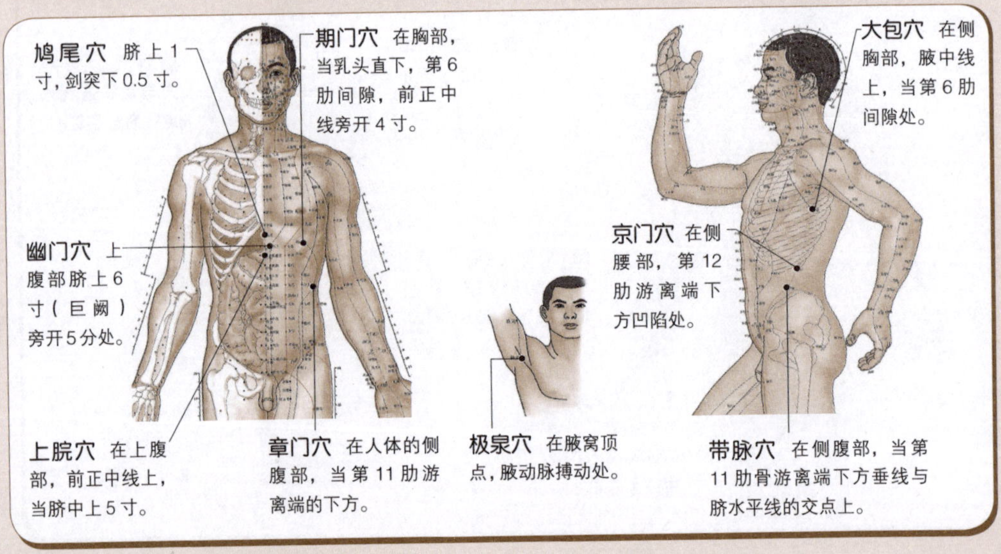

清胃利脾按摩法

脾胃居于中焦，主管饮食的消化、吸收和转输，为人体提供生命活动所需要的物质。脾胃为后天之本，胃的主要生理功能是受纳与腐熟饮食物，为水谷精微之仓、气血之海，胃以通降为顺，与脾相表里。脾主运化、主统血、主肌肉、调节水液，其华在唇，开窍于口。

清胃利脾按摩之法

<u>宽中和胃法：</u>以右手按于胸下脘上，从右至左，徐徐揉动。

<u>降胃祛浊法：</u>用双手齐按患者气冲穴，压约半分钟而放，继点两足三里穴，使酸胀感传至足。

<u>清畅食道法：</u>接上式，先压放患者大包穴，然后举起患者单臂上举，头向另侧稍转，依次点按周荣穴、食窦穴；待患者自觉食道通畅之后，再自中府至大横轻缓推摩 3 ~ 5 次。

<u>脾胃双调法：</u>左手大指按住患者大椎穴，右手拇指和中指分拨脾俞、胃俞穴及意舍穴、胃仓穴。

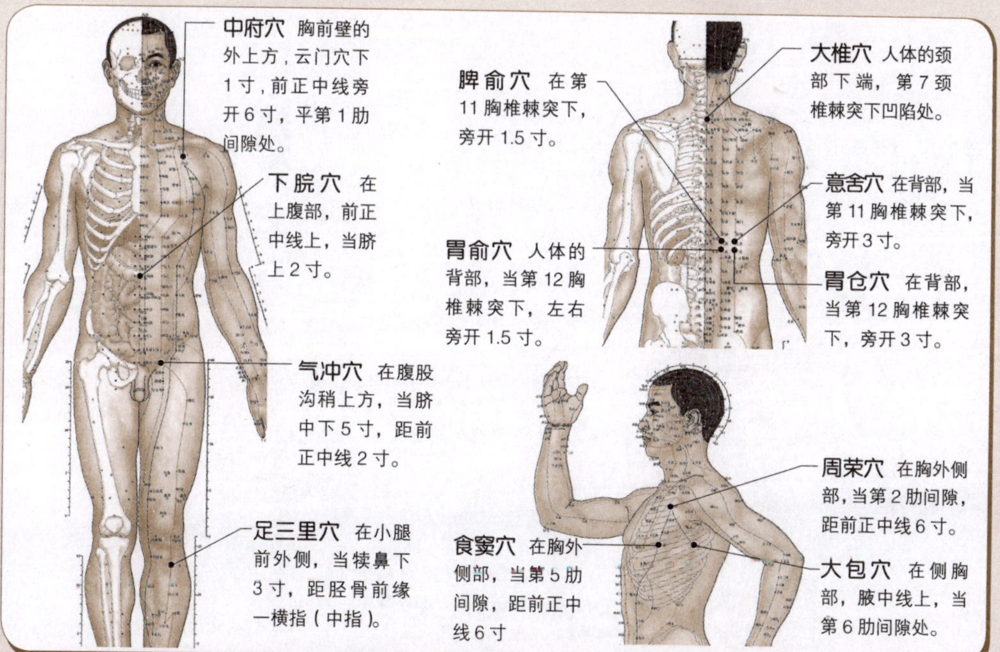

调补肾阳按摩法

肾是五脏之一，居于下焦，腰部，脊柱的两旁，左右各一。它的主要生理功能是藏精、主管生长发育和生殖、主水和主纳气，并与骨、髓、耳密切相关。由于肾中具有精、气、阴、阳，如《医原》所说："肾为阴阳互根之地，精气之本原。"肾中精气阴阳来源于先天，受于父母，故称"肾为先天之本"。

调补肾阳按摩之法：

开胸健肺法：双手重叠置于膻中穴处，随患者呼吸按压数次，然后再用拇指点揉膻中穴、中府穴、云门穴。

点按膀胱经法：两拇指尖肚，沿夹脊穴由胸椎开始，两指同时逐节下点脊椎棘突间隙，每穴点 3 ~ 5 秒钟。

摩运肾俞法：接上式，双拇指点按申脉、肾俞，再将双手摩擦至热，将患者的命门、肾俞穴搓热。

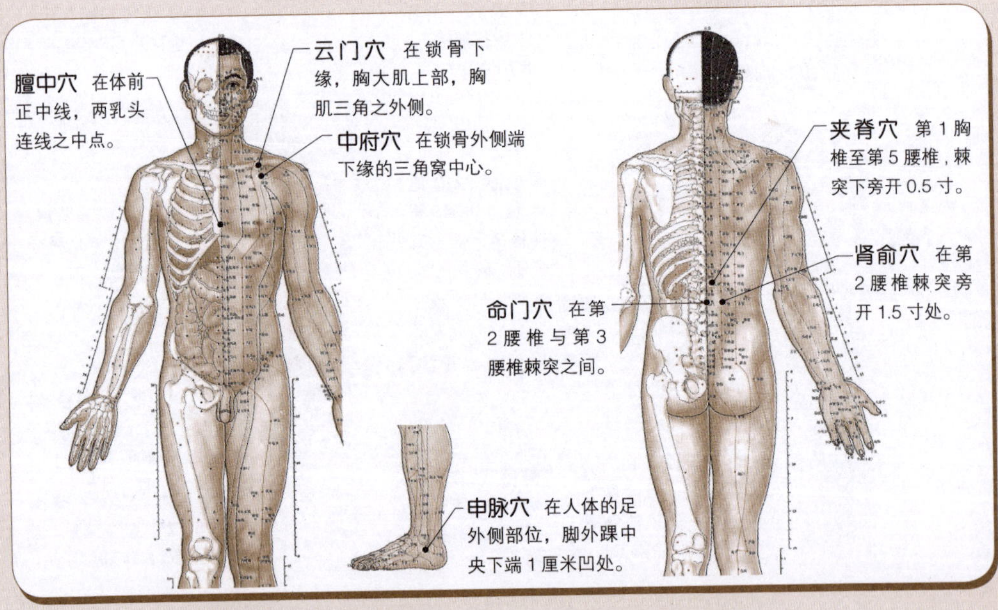

推腹清脏按摩法

大小肠、膀胱是腹部的主要器官。小肠的上口在幽门处与胃相连，下口在阑门处与大肠相连。其主要生理功能是受盛、化物和泌别清浊；大肠主要接纳传导经小肠消化吸收后的食物糟粕与水液传导和排泄糟粕；膀胱位于下腹前部中央，呈囊状。其主要功能是贮存水液，经气化排泄尿液。

解郁化积法——推腹清脏按摩之法

推揉腹部法：将右手岔开从剑突下推至中脘穴，以第二掌骨头为着力点按压，拇指和食指等掐压于左右腹哀穴约 2 分钟，最后再下推至气海穴。

按揉膀胱法：接上式，医者五指并拢，滑按至关元穴、中极穴部位，用摩法对膀胱徐徐揉动半分钟；逐渐减动为压掌，由轻而重，至中等压力约 2 分钟。

调气活血法：两拇指合点神阙穴，两拇指合点左肓俞穴，两拇指合点气海穴，两拇指分点天枢穴。

点穴利湿法：取石门穴、关元穴之间一穴（止泻），于上穴左右按揉各 5 分钟。

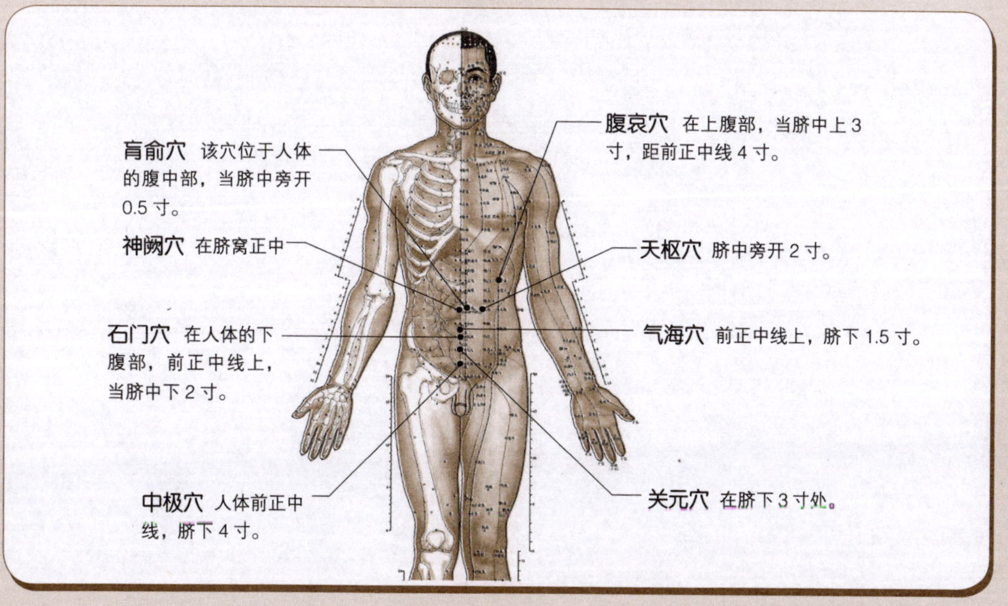

简单拔罐

4 不求人

拔罐是中国传统中医疗法之一，其特点就是无毒害、无副作用。

拔罐疗法以一系列特制的罐具，采用燃烧或抽吸等方法，使罐内空气排出而形成负压，从而吸附在人体表面的穴位或治疗部位上，对局部皮肤形成吸拔刺激，造成体表局部充血或瘀血，达到用物理方式治疗疾病的一种自然疗法。拔罐疗法不仅可以治病，还有很好的养生保健作用。

本章采用直观易懂的图解形式，将拔罐的相关知识用表格、图片的形式展示出来。特别是将拔罐过程流程化，让读者一目了然。尤其适合家庭医疗保健和自我保健者自学自用。

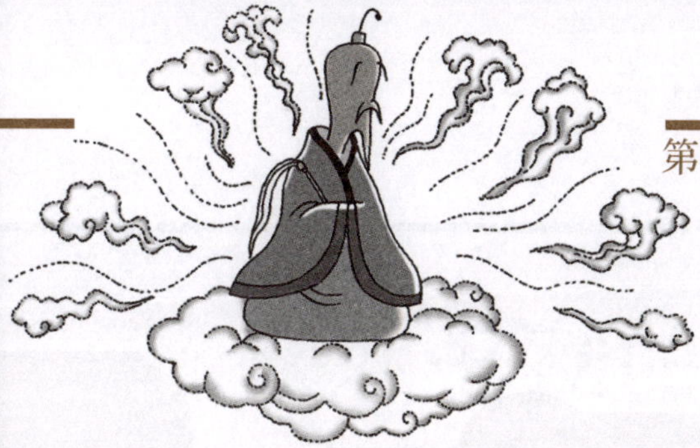

五花八门的罐子

在古代，拔罐疗法一般选用动物的角来做罐具，但在后来漫长的发展过程中，罐具的种类逐渐丰富起来，主要有以下几种。

竹罐

竹罐的特点是价格低廉、不易摔碎而且轻巧灵便，但是却容易爆裂、漏气。如果要制作竹罐，首先应选用坚固的、没有结疤的、竹身正圆的竹子，将之截成6~9厘米长的管状，一端留节为底，另一端则作为罐口。口径可选用几种，以适合不同的部位使用。在截完竹罐后，再用刀刮去竹罐的外皮和内膜，并用砂纸磨光，尤其需要注意的是，罐口必须要光滑平整。竹罐因其性质，通常被用于煮罐。

陶罐

由陶土烧制而成，罐的两端较小，中间略向外展，形同腰鼓，口径的大小不一，口径小的略短，口径大的则较长。特点是吸力大，但较重，且落地易碎。

玻璃罐

采用耐热质硬的透明玻璃制成，形状如笆斗，肚大口小，罐口平滑，口边微厚而略向外翻，分大、中、小三种型号。优点是质地透明，使用时可以窥见罐内皮肤的瘀血、出血等情况，便于掌握拔罐治疗的程度。缺点也是容易破碎。在家庭使用中，也可用罐头瓶、药瓶等代替。

抽气罐

是将罐与抽气器连结为一体。其上半部为圆柱形的抽气唧筒，下半部呈腰鼓型的罐体，穴位吸附力可随意调节，便于临床应用，又不易破损。另外，也可用小药瓶磨去底部代替。具体来讲，抽气罐也可分为以下几种：电动抽气罐，即将罐具连接在电动吸引器上。这种抽气罐的优点是可以避免烫伤，负压大小可随意调节，而且可以连接测压仪器；空气唧筒抽气罐，即用唧筒连接罐具制成，多用玻璃或者有机玻璃制成。

种类繁多的罐具

在古代，拔罐疗法一般选用动物的角来做罐具，但在后来漫长的发展过程中，罐具的种类逐渐丰富起来，主要有以下几种。

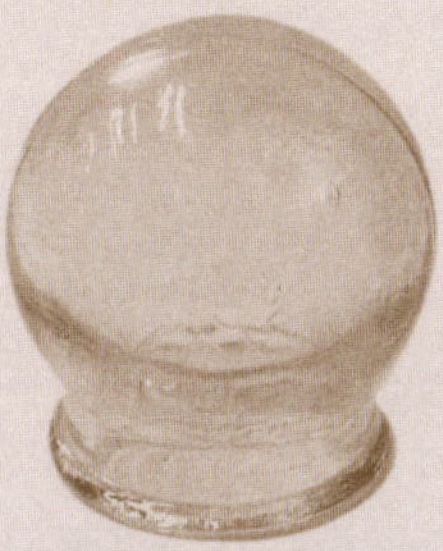

玻璃罐

采用耐热质硬的透明玻璃制成，形状如笆斗，肚大口小，罐口平滑。优点是，使用时可以窥见罐内皮肤的瘀血、出血等情况，便于掌握拔罐治疗的程度。

竹 罐

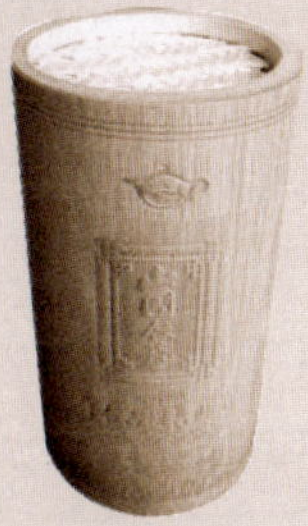

竹制品，用直径 3 ~ 5 厘米的竹子截成，一端留节为底，一端为口，磨制光滑，中间略粗，呈腰鼓状。

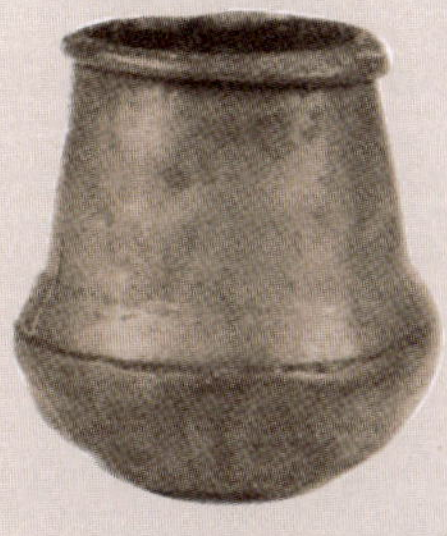

陶 罐

用陶土烧制而成，罐口平滑，中间略粗，吸附力强，不透明，易破碎。

抽气罐示意图

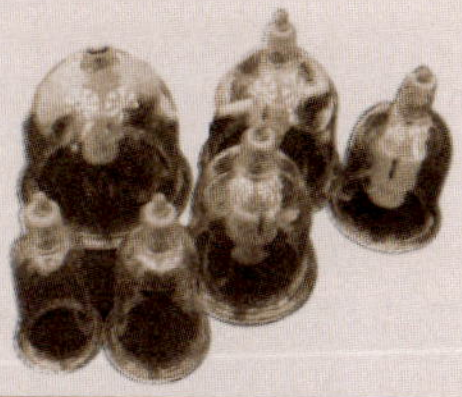

抽气罐的分类

注射器抽气罐

这种罐具用药瓶制成。将瓶底磨掉，制成光滑的罐口，但瓶口处的橡皮塞要保留，以作抽气之用。

空气唧筒抽气罐

用唧筒连接罐具制成，多用玻璃或有机玻璃制成。

橡皮排气球抽气罐

用橡皮排气球连接罐具而成。分为筒装式、精装式和组合式三种。

电动抽气罐

即将罐具连接在电动吸引器上。

一定要知道的常用拔罐方法

按照一定的方法进行归纳，拔罐疗法可以分成许多种类，具体如下。

按拔罐的形式分类

按此种方法可分为：单罐法，即单罐独用，主要用于病变范围较小的部位和压痛点。在拔罐治疗过程中，可按病变的范围大小，选择口径适当的罐具，将其吸拔在病变部位或者人体穴位上；多罐法，又称排罐法，即多罐并用，主要用于病变范围比较广泛的疾病。如腰背痛、胁肋痛等疾病，其病变组织面积较大，即可采用此法；闪罐法，这是指在吸拔上火罐后即可取下，然后再反复吸拔多次的方法。主要用于虚证、麻木、肌肉疼痛等病变部位较广泛或游移不定的疾病；留罐法，即吸拔后将火罐留置在皮肤上一段时间的方法。主要用于治疗脏腑病，久病，病位较深者，或者病变部位固定等疾病，此法在实践中多与闪罐法相结合使用，即在大面积闪罐后，在腧穴及反应点处留罐；走罐法，又称推罐，是指吸拔后在皮肤表面来回推拉的方法，主要用于吸拔腰背、大腿等面积较大、肌肉丰厚的部位。

按排气方法分类

按此种方法可分为：火罐法，即利用火力燃烧排去空气，以产生吸拔力的方法;水罐法，即利用水蒸气的热气排去空气，以产生吸拔力的方法;抽气罐法，即利用针管抽出空气，以产生吸拔力的方法；挤压罐法，即用手挤压橡胶球排除空气，以产生吸拔力的方法。

按综合治疗方法分类

按此种方法可分为：温水罐法，即在罐内贮入一定量的温水后再吸拔火罐的方法，主要用于表证、热证等疾病；针罐法，即先在穴位或病变部位上进行针刺，然后再吸拔火罐的方法。具体来说，此法又可细分为二：一是留针罐，一是出针罐。前者是指先在一定部位或者穴位上进行针刺，然后通过一定手法以产生针感，留针拔罐。后者是指虽然也是先在一定部位或穴位上针刺，但随后出针再拔罐，此法多用于患病较深的部位；药罐法，即用药水煮火罐或在罐内贮存药液，然后再吸拔的一种方法；刺络罐法，即先用三棱针、皮肤针等针刺穴位使之出血后再拔罐的一种方法，主要用于顽麻奇痒、扭伤、挫伤等症。

拔罐的各种方法

多罐法

指罐具多而排列紧密的排罐法，一般罐与罐的间距为小于 3.5 厘米。这种方法多用于身体强壮的年轻人，或者病症反应强烈、发病广泛的患者。

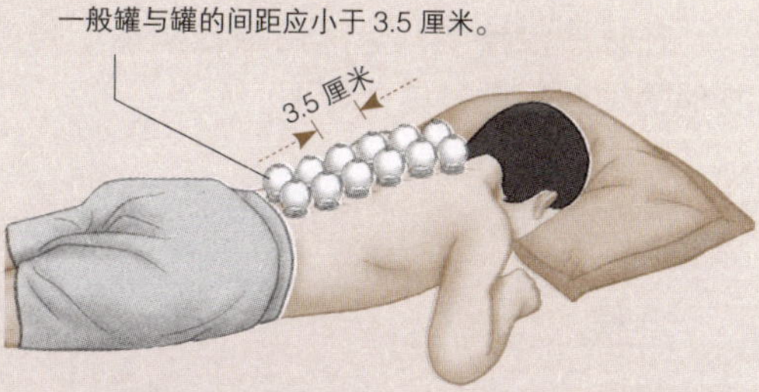

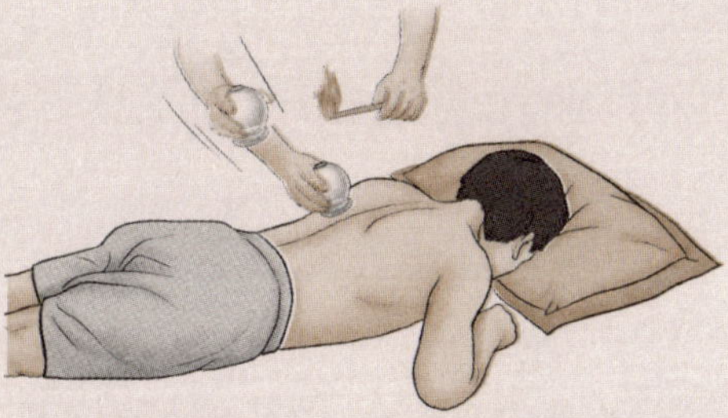

闪罐法

指罐具吸拔在应拔部位后随即取下，反复操作至皮肤潮红时为止的一种拔罐方法。此法的兴奋作用较为明显，适用于肌肉萎缩、局部皮肤麻木、中风后遗症、内脏病等病症。

血罐法

也称刺络罐法，具体操作方法是先用针刺穴位或病变部位，然后再拔罐并留罐的方法。

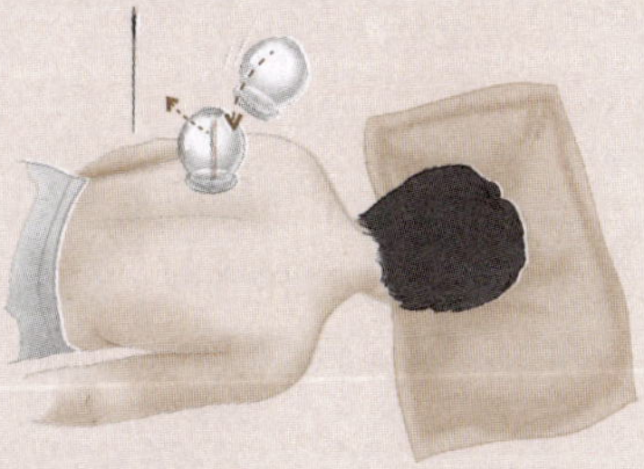

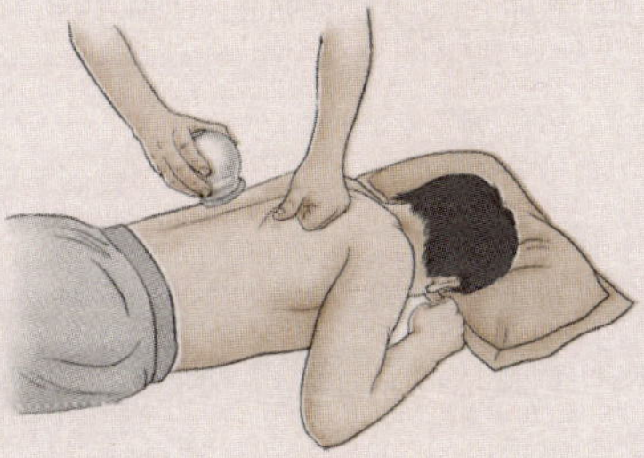

走罐法

本法又称推罐法或行罐法。多用于胸背、腹部、大腿等肌肉丰满、面积较大的部位。本法常用于治疗麻痹、肌肉萎缩、神经痛和风湿痹痛等症。

拔罐前要准备的材料

在拔罐治疗中，除选用根据病情所需的罐具外，还需要燃料、针具等一些其他的辅助工具，具体如下。

燃料

酒精：在采用火罐法时，是以燃烧作为排气手段的，所以在治疗时一般均选用热能高而又挥发快的酒精作为燃料。酒精作为燃料的特点是火力猛、热量高，能迅速排出罐内空气，吸拔力强。而且，一旦吸拔在皮肤上，火可迅速熄灭，不容易烫伤皮肤。

油料：食用油料亦可作为燃料使用。但是油料作为燃料的缺点是它燃烧得比较慢，而且有烟，容易把皮肤弄脏。

纸片：纤薄的纸片也可作为燃料使用。

针具

因在拔罐治疗中有刺络罐法，所以在进行这种方法的治疗中，应准备针头、针灸毫针、三棱针、皮肤针等各种相应的针具。

润滑剂

在拔罐中使用润滑剂主要是为了加强罐口与皮肤接口的密度，以保持火罐的吸拔力。此时的润滑剂一般应选用凡士林、石蜡和植物油等。除此之外，有的润滑剂还有保护皮肤、提高治疗效果的作用。

消毒用品

在进行拔罐治疗前一般都要清洁皮肤、消毒罐具，此时就需要有消毒用品。拔罐选用的消毒用品一般都用酒精脱脂棉球。

治疗烫伤的药物

因为火罐法是最常用的一种拔罐疗法，故在拔罐治疗的过程中很有可能因操作者的失误而烫伤患者的皮肤。所以，最好在进行拔罐前准备好纱布、医用胶带、龙胆紫和其他一些治疗烫伤的药膏等。

拔罐时常用的其他材料

除了选择相应的罐具之外，在进行拔罐疗法时还会应用到其他一些材料，具体如下。

拔罐时所用的燃料

酒精

一般均选用热能高而又挥发快的酒精作为燃料。如果没有酒精，也可以采用高度数的白酒代替。

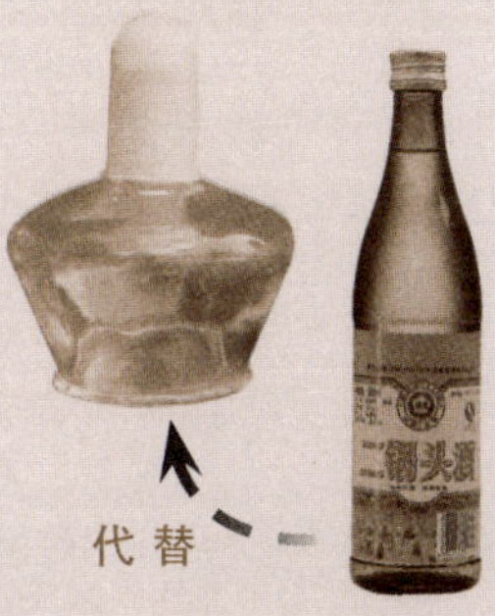

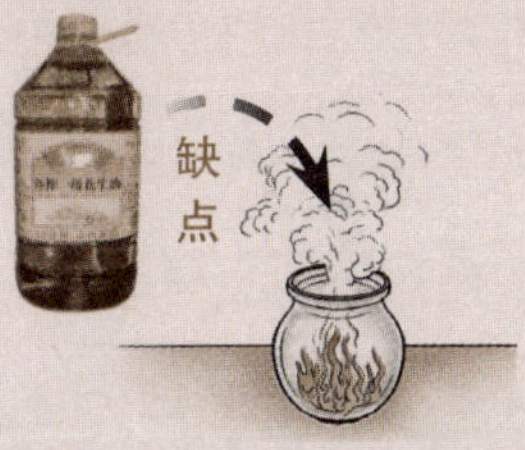

食用油

食用油料亦可作为燃料使用。但它的缺点是燃烧比较慢，而且有烟，容易把皮肤弄脏。

纸片

纸片也可作为燃料使用，但不能选用那些厚硬且带色的纸张。因为这些纸张的热力不够，而且还很容易烫伤皮肤。

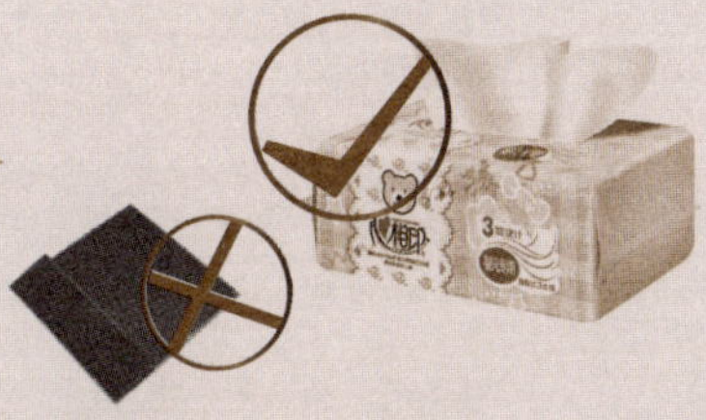

消毒用品

在进行拔罐治疗前一般都要用酒精脱脂棉球清洁皮肤、消毒罐具。

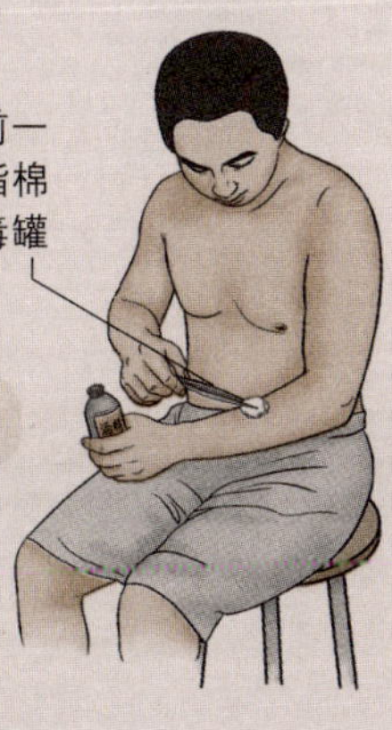

润滑剂

为了加强罐口与皮肤接口的紧密度，以保持火罐的吸拔力，在拔罐中经常会使用如凡士林、石蜡和植物油等润滑剂。

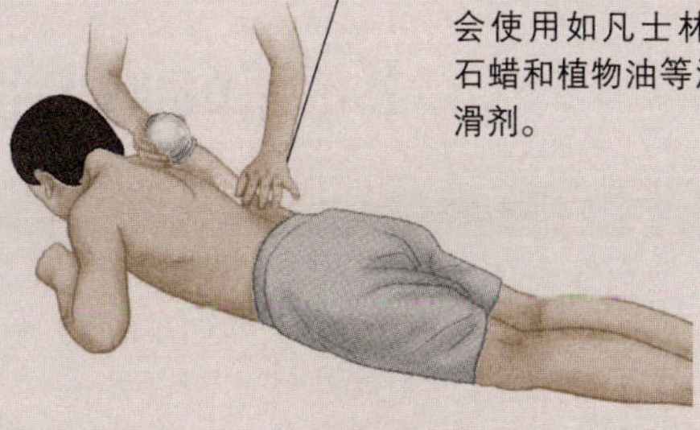

找准拔罐罐口部位

胸腹部罐口部位的划分

罐口部位	人体位置	穴 位	主 治
1. 华盖区	前胸正中线上，在咽喉的凹陷与心口窝的凹陷之间的部分	华盖、紫宫、玉堂	咳嗽、咽肿、气喘、喉痹、呕吐、两乳肿痛
2. 前心区	心口窝	鸠尾、巨阙	咳嗽、呕吐、咯血、哮喘、心痛、胸痛、惊悸、癫痫
3. 胃脘区	在心口窝的凹陷处下	上脘、中脘	腹痛、腹胀、积聚食不化、呕吐、纳呆、惊悸
4. 肠区	与胃脘区相邻	水分、神阙、阴交	腹痛、腹胀、腹泻、积食不化、呕吐、痞块
5. 脐中区	肚脐中央为罐口部位的中心	水分、神阙、阴交	腹痛、腹泻、水肿鼓胀、反胃吐食、大小便不利
6. 气海区	肚脐下方	阴交、石门、气海	腹部鼓胀、月经不调、遗精、前列腺炎等
7. 左胃区 8. 右胆囊区	在以乳中和胸小线连线中点，向上和向下延伸成的一条直线上	太乙、滑肉门	不思饮食、呕吐、腹胀、腹痛、消化不良
9. 左右肠区	与肠区相邻	天枢、外陵	急慢性胃肠炎、肾炎、高血压、肝炎、胆囊炎等
10. 左右结肠区	位于肚脐两侧	大巨、水道	呕吐、腹胀、腹痛、腹泻、遗尿、癫狂
11. 左右小腹区	位于脐中旁	中注、会穴	腹胀、腹痛、腹泻、前列腺病及胃肠疾病
12. 前肺尖区	自前胸中线旁开，平第一肋骨间隙处，至肩头与第一肋骨间凹陷处	中府、云门	烦热、恶寒、皮肤痛、面浮肿、胸痛、肩背痛、肺胀满、胳膊不举
13. 左乳根区 14. 右期门区	胃脘区旁开，肋骨下沿处，直对乳中	期门	目眩、咳嗽、呕吐酸水、饮食不下、胸胁胀满
15. 左右腹区	在乳中上下所成的直线上左乳根区和期门区的下面	日月、承满、梁门	腹胀、腹水、消化不良、便秘、小腹寒痛
16. 大包区	位于腑下，自心口窝外开至腑中线上，第 6 肋间隙中	大包穴	全身疼痛、胸胁胀痛、四肢弛缓无力、瘀血凝滞
17. 章门区	肠区旁开，与腋下第 11 肋尖端下缘相交处	京门、章门、带脉	面肿、呕吐、胁肋痛、腹胀腹水、肠疝痛、腰痛

下肢部罐口部位的划分

罐口部位	人体位置	穴 位	主 治
股骨区（环跳区）	在骶管裂孔股骨大转子最高点连线外 1 / 3 与内 1 / 2 交界处	环跳	坐骨神经痛，类风湿性关节炎痛，下肢瘫痪麻痹
内外膝眼区	膝盖两侧的凹陷处	阴陵泉	坐骨神经痛，风湿、类风湿性关节炎，下肢麻痹
委中区	在膝盖的后中央	委中	下肢麻痹麻木，坐骨神经痛性关节炎

胸腹部罐口部位的划分

1.华盖区 2.前心区 3.胃脘区 4.肠区 5.脐中区 6.气海区 7.左胃区 8.右胆囊区 9.左右肠区 10.左右结肠区 11.左右小腹区 12.前肺尖区13.左乳根区 14.右期门区 15.左右腹区 16.大包区 17.章门区

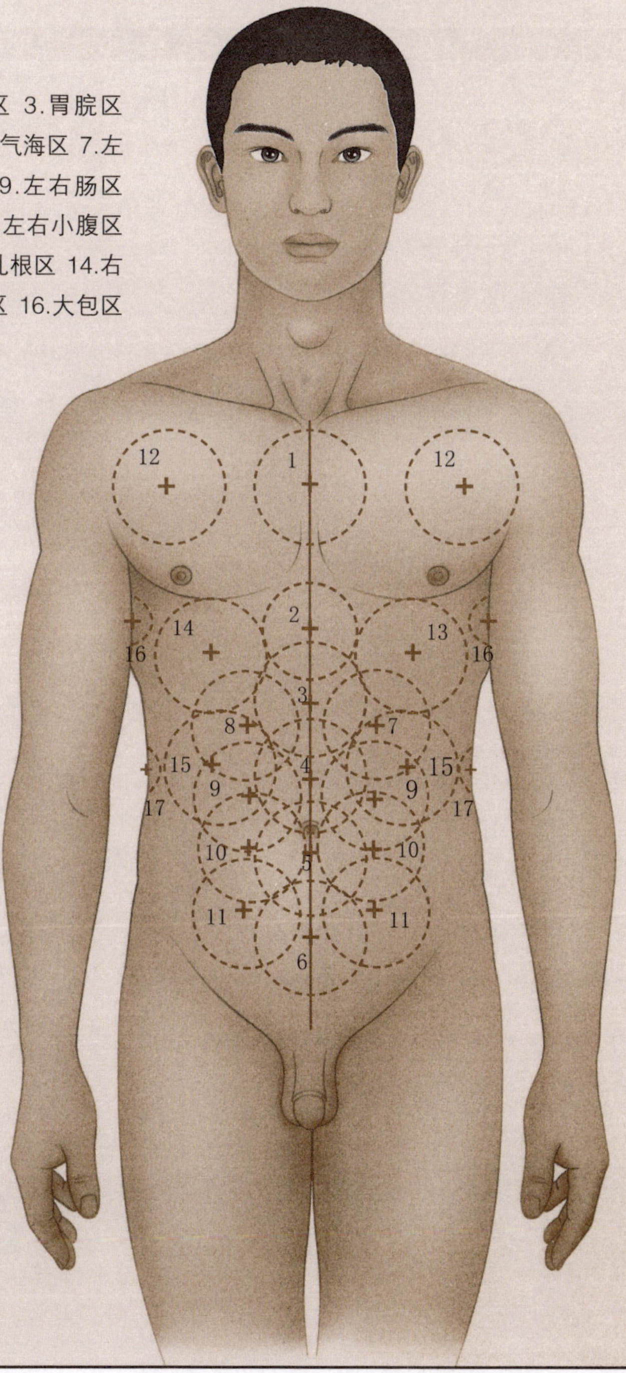

腰背部罐口部位的划分

罐口部位	人体位置	穴　位	主　治
1. 大椎区	第 7 颈椎与第 1 胸椎棘突之间的凹陷处	大椎、陶道	高血压、头痛、失眠、咳嗽、哮喘、呕吐
2. 神道区	在大椎区下，第 5、第 6 胸椎棘突之间的凹陷处	身柱、神道	发热恶寒、头痛、中风、小儿惊痫、抽搐失眠
3. 后心区	在第 7、第 8 胸椎间陷处，与前心区相对应	至阳、膈俞	心绞痛等心脏病，腰背病、疔疮、咳嗽、气喘
4. 后胃区	在后心区下面，第 10 胸椎棘突下	中枢、胆俞	痉挛、抽搐、寒热、脊背强急疼痛、胃脘痛、肝病
5. 后肠区	属督脉，在第 11、第 12 胸椎棘突间凹陷处	脊中	癫痫、呕吐、鼓胀、胃脘痛、消化不良
6. 命门区	在第 2、第 3 腰椎棘突间凹陷处，后腰的凹陷上端	悬枢、命门	水肿、失眠、腹痛、月经不调、胃炎、肠炎
7. 腰中区	后腰的凹陷处，位于第 4、第 5 腰椎棘突间凹陷处	腰阳关	腰骶痛、腰椎间盘突出、坐骨神经痛、下肢麻痹
8. 尾根区	尾骨周围	腰俞、上髎、次髎、中髎、下髎	下肢麻痹，前列腺等男科病，妇科病，腰肌劳损等
9. 左右肺区	位于肩胛骨边缘距脊椎最近处与脊椎连线的中点处，在大椎区斜下	大杼、风门、肺俞	感冒发热、伤风咳嗽、头痛、胸背痛
10. 左右心俞区	第 5 胸椎棘突旁开，神道区旁	厥阴俞、心俞	牙痛、咳嗽、癫痫吐、失眠、健忘、胸闷
11. 血会区	于后心区旁，罐口边缘接近脊椎	膈俞	发热恶寒、咳嗽气喘、咳逆吐血、背痛脊强
12. 肝上尖区 13. 脾上尖区	第 9 胸椎棘突旁开，后心区旁	肝俞、胆俞、脾俞	癫痫、眩晕、黄疸、头痛、中风、咳嗽、脊背痛
14. 胆区 15. 胰区	在后胃区旁，脾上尖区、肝上尖区的下面，第 11、第 12 胸椎棘突旁	脾俞、胃俞	水肿、黄疸、呕吐、胃病、肝病、胆病、胰腺疼痛
16. 肾俞区	在命门区旁	三焦俞、肾俞、气海俞	水肿、头痛、失音、遗尿、遗精、妇科病
17. 腰区	在腰中区两侧	大肠俞、小肠俞、关元俞	腰脊强痛、痛经、精尿病、男科病、妇科病
18. 中膂区	在尾根区两侧	中膂俞、白环俞	腰脊痛、腰部神经痛、阴部湿痒肿痛、下肢瘫痪
19. 后肺尖区	在左右肺区旁，肩胛骨内边缘上端	天宗、秉风、天髎	肩关节周围炎、咳嗽、气喘、感冒、肺结核
20. 右肝区 21. 左脾区	在肩胛骨边缘下，与后胃区平行	阳纲	头痛、头晕、呕吐、泻泄、类风湿关节炎等
22. 肝下尖区 23. 脾下尖区	在肝区的下面，与后胃区平行，在肩胛骨下边缘向下再让开一个罐口部位	胃仓	头痛、头晕、呕吐、泻泄、类风湿关节炎
24. 肾区	第 1、第 2 腰椎棘突外开，在肾俞区旁，人体肾脏的体表部分	志室	两肋急痛、水肿、肝病、胃病、肾脏疾病
25. 侧腰区	与腰中区平行，与左右腰区相邻，在肾区下	腰眼	腰腿病、下肢疼痛、瘫痪、肾炎
26. 侧颈区	位于大椎与肩头连线中点的肩顶	肩井	肩背痛、肩背、颈淋巴腺炎、颈椎病、落枕

腰背部和腿部罐口部位的划分

腰背部罐口部位

1.大椎区 2.神道区 3.后心区 4.后胃区 5.后肠区 6.命门区 7.腰中区 8.尾根区 9.左右肺区 10.左右心俞区 11.血会区 12.肝上尖区 13.脾上尖区 14.胆区 15.胰区 16.肾俞区 17.腰区 18.中膂区 19.后肺尖区 20.右肝区 21.左脾区 22.肝下尖区 23.脾下尖区 24.肾区 25.侧腰区 26.侧颈区

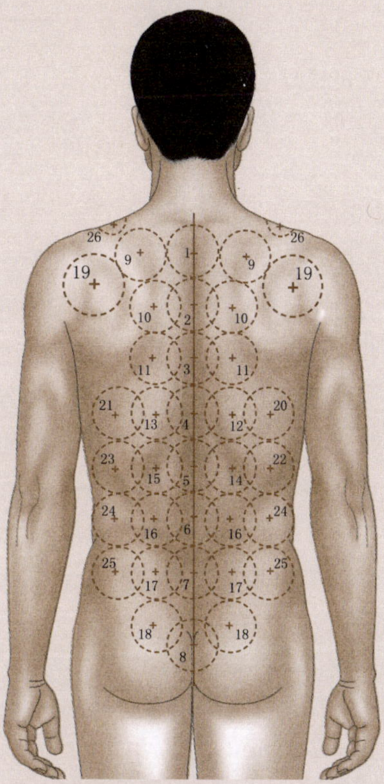

腿部罐口部位

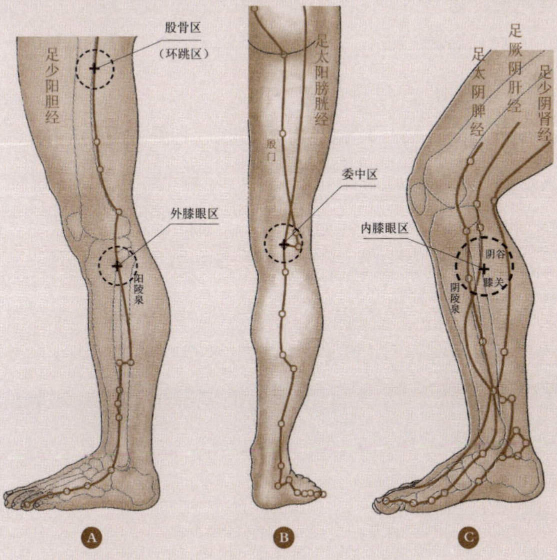

A.股骨区、外膝眼区

B.委中区

C.内膝眼区

如何给罐具排气

排气是拔罐前的一项必备操作，与拔罐效果密切相关。排气法可以分为：火力排气法、水蒸煮排气法、抽气排气法和挤压排气法。

火力排气法

这是最常用的一种拔罐方法，即借助火焰燃烧时产生的热力，排去罐内空气，使之形成负压而吸着于皮肤上。具体来讲，火罐法又可以细分为以下六种。

1. 投火法 这种方法多用于从侧面横拔人体的某些部位。具体操作方法是用镊子夹住酒精棉球，点燃后将酒精棉球投入罐内，然后迅速将罐扣在应拔部位上。或者不用酒精棉球，用软质纸也可以。即先将软质纸稍加折叠，折叠后的纸条长度要短于罐具的高度，点燃后投入罐内，不要等纸条烧完，就迅速将罐扣在应拔部位上，并稍加按压。这种方法的缺点是，罐内有燃烧的物质，烧着的纸或酒精棉球落下来有可能烧伤皮肤，所以患者最好取侧位，罐子呈水平横拔。

2. 闪火法 这种方法适合于各种体位。具体操作方法是用镊子挟住燃烧的软纸或酒精棉球，伸进罐内旋转片刻，然后迅速抽出，并立即将罐扣在应拔的部位上。此时罐内即可形成负压吸住皮肤。如果需要比较大的吸拔力时，可将正在燃烧的酒精棉球在罐内壁上涂擦，以使酒精沾在罐壁上燃烧。注意不要将酒精沾在罐口，这样会烫伤皮肤，然后将棉球抽出，并迅速将罐扣在应拔部位上。这种方法因罐内没有燃烧物，所以适用于各种体位。

3. 贴棉法 这种方法适合于侧面横拔。具体操作方法是取一块大小为 0.5 ～ 1 平方厘米的脱脂棉片，拉薄后用酒精浸湿，贴在罐内壁上中段处，用火点燃后迅速将罐扣在应拔部位上。采用此法时应注意棉片所浸含的酒精应当适中；如果酒精太多，点燃着后滴到罐口，容易烧伤皮肤；酒精过少则贴不到罐壁上。

4. 滴酒法 这种方法适用于各种体位。具体操作方法是先在罐内底部滴入几滴酒精，然后将罐口横放，旋转 1 ～ 3 周，以使酒精均匀地流过罐内壁上。注意不要让酒精流过罐口，以免灼伤皮肤，点燃后迅速将罐具扣在应拔部位上。此种方法酒精不宜滴得过多，以免火焰随酒精流溢，烧伤病人。

火力排气法

火力排气法是指借助火焰燃烧时产生的热力，以排去罐内空气产生负压的方法，这也是最常用的一种排气方法。具体来讲，火力排气法又可以细分为以下六种：

投火法

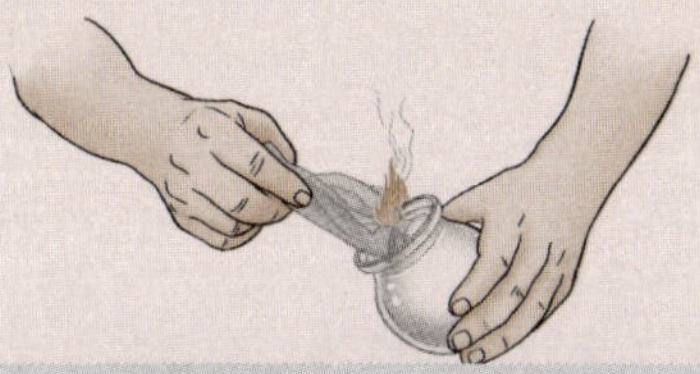

将质地柔软的纸点燃后投入罐内，迅速将罐扣在应拔部位上。

闪火法

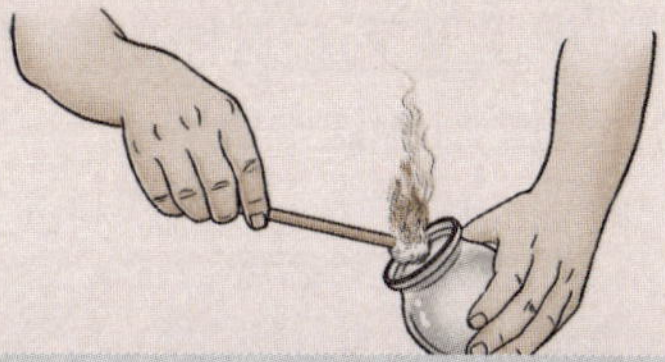

用镊子挟住燃烧的酒精棉球，伸进罐内旋转片刻，然后迅速抽出，并立即将罐扣在应拔的部位上。

贴棉法

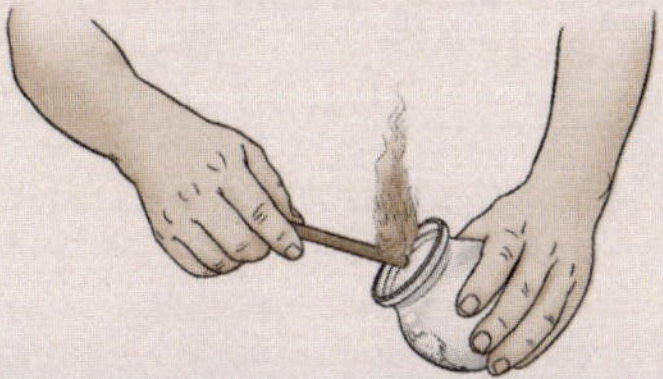

先取一块大小为 0.5 ~ 1 平方厘米左右的脱脂棉片，拉薄后用酒精浸湿，贴在罐内壁上中段处，用火点燃后迅速将罐扣在应拔部位上。

滴酒法

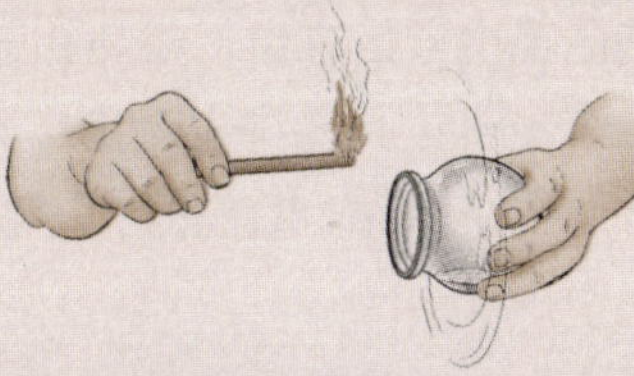

先在罐内底部滴入几滴酒精，然后将罐口横放旋转 1 ~ 3 周，以使酒精均匀地流过罐内壁上，点燃后迅速将罐具扣在应拔部位上。

架火法

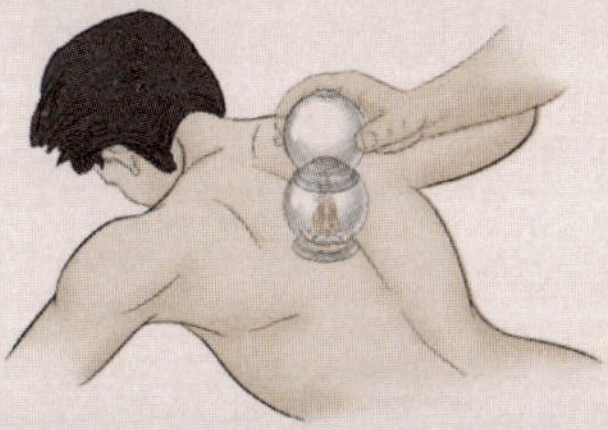

用不传热、不易燃的小物品放在应吸拔的部位上，然后再放上一个酒精棉球，点燃后将罐扣在其上。

弹簧架法

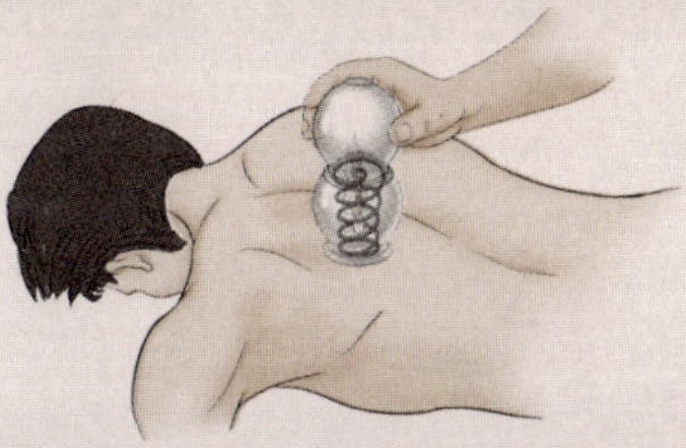

指先用 1 根长短适宜的铁丝绕成弹簧状，将弹簧的一端制成钩状。需要时将一个浸有酒精的棉球挂在钩上，点燃后将罐扣住即可。

5. 架火法 这种方法适用于俯卧、仰卧的大面积部位及四肢肌肉平坦、丰厚的部位。它的优点是可以不受燃烧时间的限制。具体操作方法可以分为以下两种：

一是用易燃的软布或软纸包住一枚铜钱或类似物品，制成毽子式的点火架。然后放在应吸拔的部位上，点燃软布或软纸（也可以用酒精棉球代替，放在点火架上点燃）。最后将罐扣在应拔的部位上。二是用木片、橘皮等不传热、不易燃的小物品放在应吸拔的部位上，然后再放上一个酒精棉球，点燃后将罐扣在其上。

6. 弹簧架法 这种方法制作出来的弹簧架可反复使用。具体制作方法是用 1 根长短适宜的铁丝绕成弹簧状，将弹簧的一端制成钩状。需要时将一个浸有酒精的棉球挂在钩上，然后将此架放在应吸拔的部位上，点燃后将罐扣住即可。

水蒸煮排气法

即利用蒸煮水热力排去空气的方法。这种方法又可细分为两类：一是水煮罐排气法，是指用水煮罐以形成罐内负压的一种排气方法。具体操作方法是指先将竹罐放在沸水中煮 2 ～ 3 分钟，随后用镊子将罐具取出，甩去水液，或用折叠的毛巾紧捂罐口，趁热扣在皮肤上，即能吸住；二是水蒸气排气法，是指用蒸气熏蒸罐具以排出罐内气体的方法。具体操作方法是先用一个水壶烧水，当水蒸气从壶嘴中喷出时，即将罐具套上几秒钟，随后将罐具取下扣在应拔的部位上。

抽气排气法

即直接将空气从罐内抽出的方法。可以先将罐具扣在需要拔罐的部位上，然后用注射器从橡皮塞中抽出瓶内空气，使产生负压吸住。也可以用抽气筒套在塑料罐具的活塞上，将空气抽出。

水蒸煮排气法

用火可以排气，用水亦可以排气，下面就叙述两种用水排气的方式。

水煮罐排气法

① 先将竹罐放在沸水中煮2～3分钟。

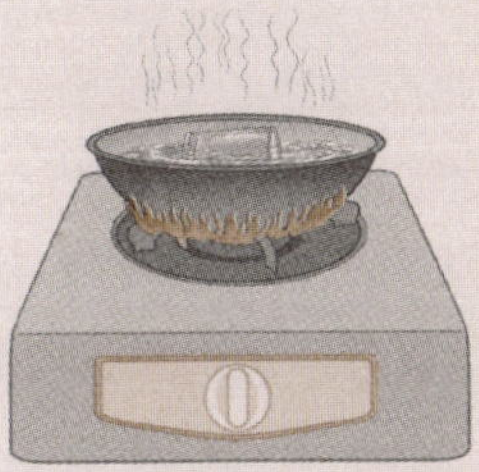

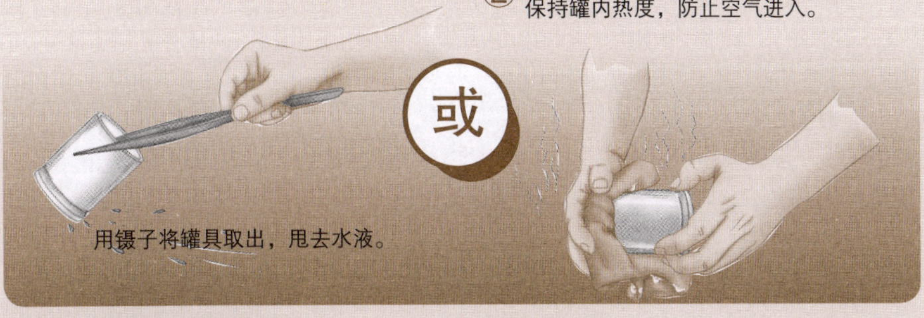

用镊子将罐具取出，甩去水液。

② 用折叠的毛巾紧捂罐口，以吸去水、保持罐内热度，防止空气进入。

③ 趁热将罐具扣在皮肤上，即能吸住。

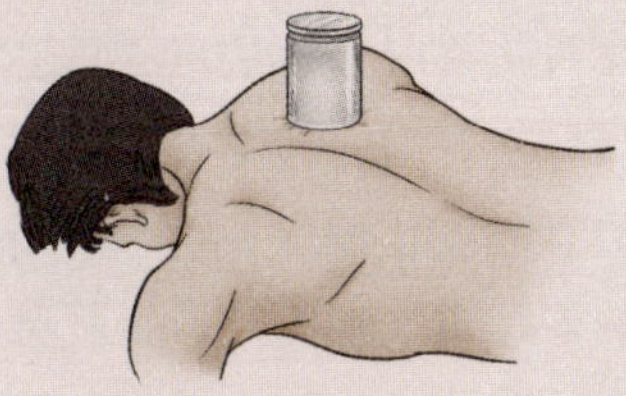

水蒸气排气法

具体操作方法是先用一个水壶烧水，当水蒸气从壶嘴中喷出时，即将罐具套上几秒钟，随后将罐具取下扣在应拔的部位上。

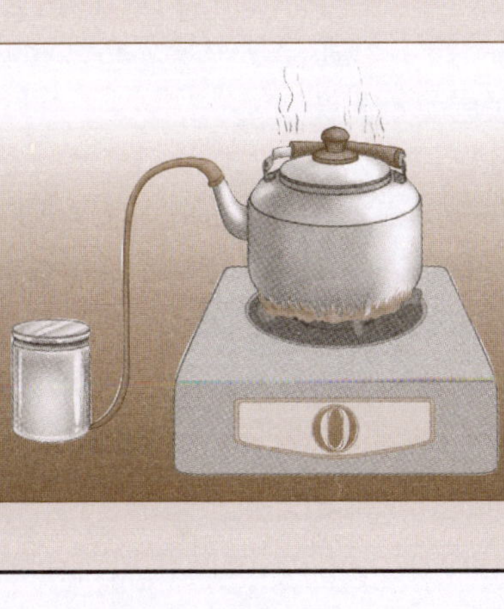

拔罐是怎么将病治好的

现代医学认为，拔罐疗法可以治疗疾病，通过对皮肤表面的吸拔作用，它可以刺激人体的各部分器官，从而在一定程度上改善人体的新陈代谢和免疫能力。那么拔罐是怎样将疾病治好的呢？以下具体的操作步骤将给我们答案。

机械刺激作用

拔罐时火罐吸拔在皮肤上，这种吸拔力可以使局部皮肤的毛细血管充血、破裂，破坏血管内的红细胞，使人体出现自身的溶血现象。吸拔力越大，这种溶血现象就越大，反之则越小。除此以外，这种吸拔力可以通过皮肤感受器、血管感受器等对大脑皮层产生刺激作用，并使之兴奋或者抑制。实验表明，当用轻而缓的手法拔罐时，可使神经受到抑制；当用强而急的手法拔罐时，可使神经得以兴奋。因此，拔罐正是通过对吸拔力大小的调节和对吸拔部位的不同而调节整个人体的脏腑功能，并使之趋于平衡的。

温热刺激作用

在拔罐过程中，火罐中的温热刺激可以使局部皮肤的血管扩张，并促进其血液循环，加速新陈代谢，改善局部组织的营养状态，增强器官组织的活力。这些都对治疗疾病有一定的作用和影响。

增强白细胞的吞噬能力

拔罐前后的实验表明，拔罐可以提高人体白细胞的吞噬能力。拔罐后白细胞略有增加，但增长数量并不明显，只是其吞噬细胞的功能大大提高了。这一点就说明了，拔罐疗法可增强白细胞和网状内皮系统的吞噬能力，从而增强人体的抗病能力。

消炎功能

拔罐疗法可以引起人体神经体液的调节，可反射性地改变病变部位的血液循环和新陈代谢，促进病变组织的恢复和再生。火罐的吸拔力可引起局部血液循环的改善，可迅速带走炎性渗出物和致痛因子，从而消除疼痛和肿胀。在吸拔火罐以后，局部的白细胞数量可轻微增多并且其吞噬能力也会得到很大提高。因此，细菌和病毒会被迅速吞噬，所以才会有消炎的作用。

拔罐疗法的适应症与禁忌症

拔罐疗法经过数千年的演变发展，其治疗疾病的范围已经从比较单一扩展到了颇为广泛，但是也有一些情况下是不宜拔罐的。

拔罐疗法治疗范围

- 循环系统方面的疾病：高血压、心脏供血不足以及心律失常等。
- 呼吸系统方面的疾病：急性支气管炎、慢性支气管炎、肺水肿、肺炎、哮喘、胸膜炎等。
- 消化系统方面的疾病：急性胃炎、慢性胃炎、急性肠炎、慢性肠炎、消化不良、胃酸过多等。
- 神经系统方面的疾病：神经性头痛、肋间神经痛、坐骨神经痛、四肢神经麻痹、面神经痉挛、颈肌痉挛等症。
- 运动系统方面的疾病：肩关节痛、肩胛痛、颈椎痛、肘关节痛、腰椎痛、膝关节痛、髋部痛、踝部痛等病。
- 妇科系统方面的疾病：痛经、月经过多、闭经、盆腔炎等症。
- 外科疮伤方面的疾病：毛囊炎、急性乳腺炎、疖肿等疾病。

拔罐疗法的禁忌症

- 精神病、水肿病、心力衰竭、活动性肺结核等病症
- 患急性骨关节软组织损伤者的患病部位
- 关节肿胀或严重水肿者
- 皮肤溃烂者或患有严重过敏者
- 患有传染性皮肤病者
- 皮肤肿瘤患者
- 患有出血倾向性疾病者
- 颈部以及其他体表有大血管经过的部位
- 眼、耳、乳头、前后阴、心脏搏动处毛发过多的部位以及骨骼凹凸不平的部位等

穴位拔罐保健康

百会穴——升阳举陷，益气固脱

命名：

百，数量词，多的意思；会，交会。“百会”指手足三阳经及督脉的阳气在此交会。本穴在人的头顶，在人的最高处，因此人体各经上传阳气都交会于此，所以名“百会”。也称“顶中央穴”、“三阳五会穴”、“天满穴”、“天蒲穴”、“三阳穴”、“五会穴”、“巅上穴”。

拔罐方法：

本穴拔罐时常需理发，否则密封效果不好，影响疗效。头为诸阳之会，拔此穴对脑血管病的预防和治疗有明显作用。其提升作用显著，对脏器下垂有奇效。

主治：

1. 拔这个穴位，具有开窍宁神的作用，能治疗失眠、神经衰弱；

2. 长期拔这个穴位，有平肝息风的作用，能治疗头痛、眩晕、休克、高血压，中风失语、痴呆、健忘、失眠、鼻孔闭塞等疾患；

3. 长期拔这个穴位，还有升阳固脱的作用，能治疗脱肛、子宫脱垂等疾患。

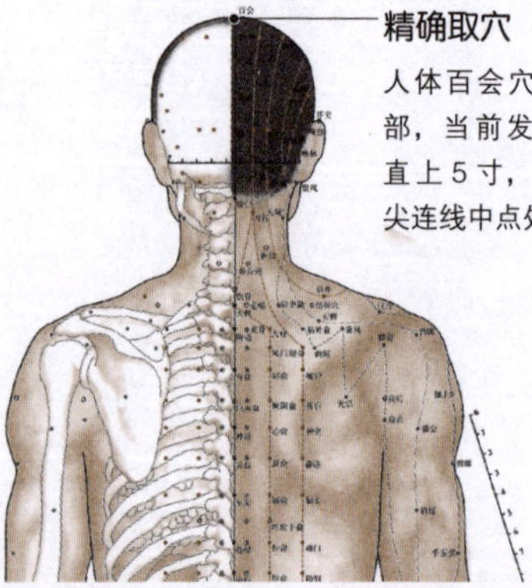

精确取穴

人体百会穴位于头部，当前发际正中直上5寸，或两耳尖连线中点处。

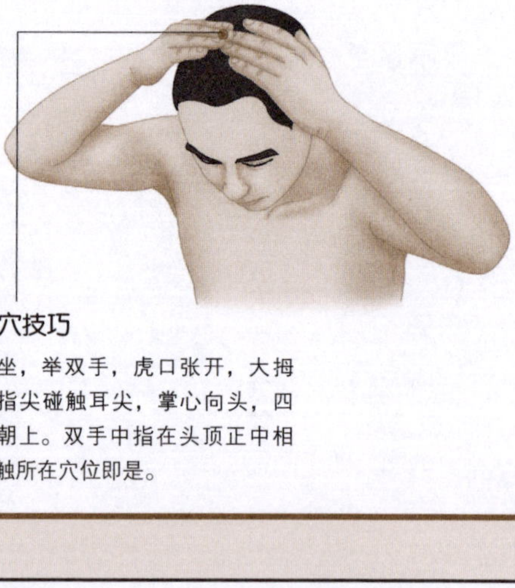

取穴技巧

正坐，举双手，虎口张开，大拇指指尖碰触耳尖，掌心向头，四指朝上。双手中指在头顶正中相碰触所在穴位即是。

大椎穴——解表通阳，清脑宁神

命名：

大，多的意思；椎，锤击之器，这里指穴内的气血物质实而非虚。“大椎”的意思是指手足三阳的阳热之气由此处汇入本穴，并与督脉的阳气上行头颈。本穴物质一为督脉陶道穴传来的充足阳气，二为手足三阳经外散于背部阳面的阳气，穴内的阳气充足满盛，如椎一样坚实，故名“大椎”，也称“百劳穴”、“上杼穴”。“百劳”是指穴内气血为人体各条阳经上行气血会聚而成。“上杼”是指穴内气血为坚实饱满之状。

拔罐方法：

根据人的体型，选择适当大小罐吸拔于大椎穴上，留罐 10~20 分钟，至皮肤出现红色瘀血现象为止。常拔此穴，具有调节阴阳、疏通经络、行气活血，清热解毒、预防感冒等疾病，增强身体的抵抗力，提高免疫力的功效。

主治：

1. 拔这个穴位，有解表通阳、清脑宁神的作用，能够快速退烧；

2. 拔这个穴位，还能够治疗感冒、肩背痛、头痛、咳嗽、气喘、中暑、支气管炎、湿疹、血液病等疾患；

3. 坚持长期拔这个穴位，还能够有效治疗体内寄生虫、扁桃腺炎、尿毒症等。

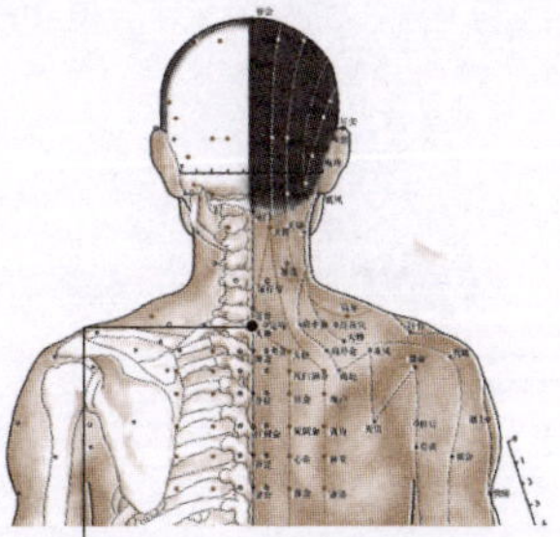

精确取穴

大椎穴位于人体的颈部下端，第 7 颈椎棘突下凹陷处。

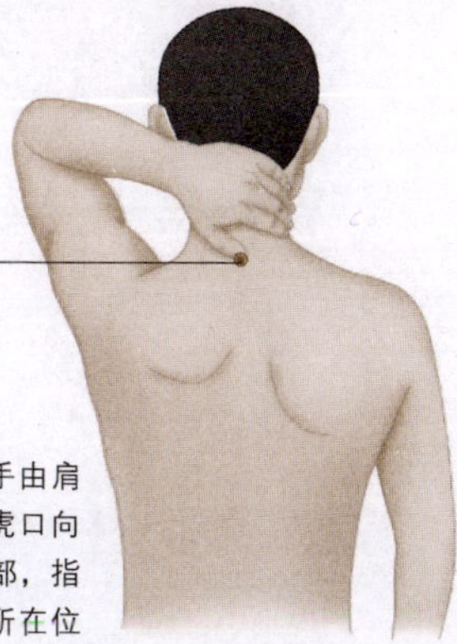

取穴技巧

正坐或俯卧，伸左手由肩上反握对侧颈部，虎口向下，四指扶右侧颈部，指尖向前，大拇指腹所在位置的穴位即是。

内关穴——宁心安神，理气和胃

命名：

内，内部；关，关卡；“内关”是指心包经的体表经水由此穴位注入体内。本穴物质是间使穴传来的地部经水，流至本穴后，由本穴的地部孔隙从地之表部注入心包经的体内经脉，心包经体内经脉，经水的气化之气无法从本穴的地部孔隙外出体表，如同被关卡阻挡住了一样，所以名“内关”，也称阴维穴。

拔罐方法：

内关是手厥阴心包经的一个重要穴位，宜选择小号罐吸拔，留罐10~20分钟，至皮肤出现红色瘀血现象。常拔此穴，使心包经气血畅通，对心血管疾病的预防和治疗有重要作用。手厥阴心包经历经上、中、下三焦，因此对肺脏、胃肠道疾病疗效也非常好，故被称为“救命穴”、“心脏穴”。

主治：

1. 这个穴位对于因怀孕呕吐、晕车、手臂疼痛、头痛、眼睛充血、恶心想吐、胸肋痛、上腹痛、腹泻、痛经等症状，具有明显的缓解作用；

2. 长期拔此穴位，对心绞痛、精神异常、风湿疼痛、胃痛、中风、哮喘、偏瘫、偏头痛、产后血晕、忧郁症，具有明显的改善和调理作用；

3. 长期拔此穴位，还能够治疗失眠、心悸等。

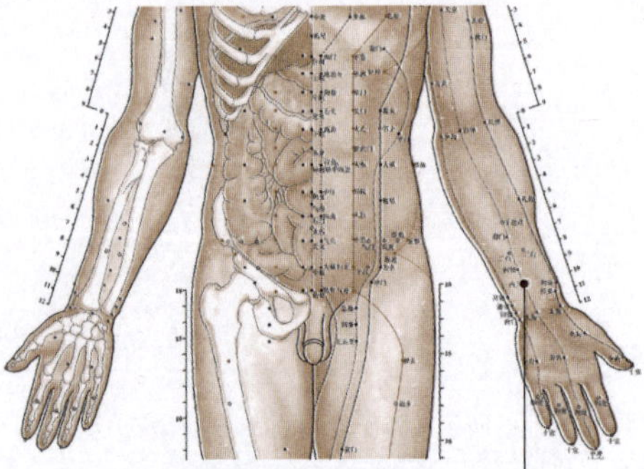

精确取穴

位于前臂正中，腕横纹上2寸，在桡则屈腕肌腱同掌长肌腱之间。

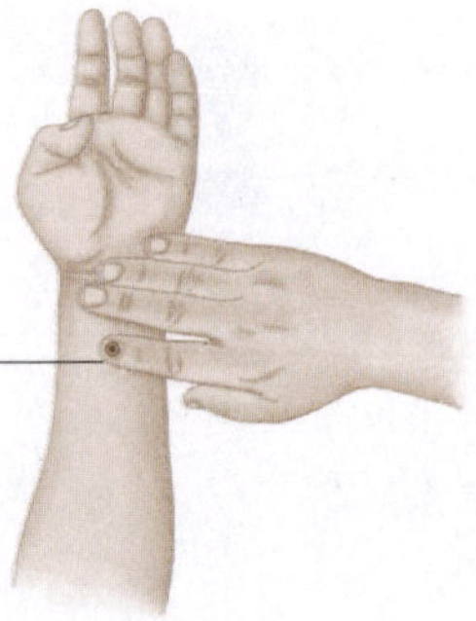

取穴技巧

将右手三个手指头并拢，无名指放在左手腕横纹上，这时右手食指和左手手腕交叉点的中点，就是内关穴。

合谷穴——通经活络，清热解表

命名：

这个穴位名出自《灵枢·本输》，也称虎口，属于手阳明大肠经，原穴。它是古代全身遍诊法三部九候部位之一，即中地部，以候胸中之气。因为它位于大拇指与食指之间的陷凹处，犹如两山之间的低下部分。拇指与食指的指尖相合时，在两指骨间有一处低陷如山谷的部位，所以称“合谷”。虎口是指手张开之后它的形状就像大大的虎口一样。

拔罐方法：

治疗时应将手握成拳状后再拔，效果会更好。一般宜小号罐，留罐 10 ~ 20 分钟。合谷穴常拔罐还能保持大肠气血畅通，有利于毒物、废物排出，起到养颜、抗衰老的作用。

主治：

1. 合谷穴为全身反应的最大刺激点，可以降低血压、镇静神经、调整机能、开关节而利痹疏风，行气血而通经清瘀；

2. 能治头面的各种症状，不但对牙齿、眼、喉都有良好的功效，还能止喘、疗疮等；

3. 能治疗一些妇科系统的疾病，如痛经、闭经、催产等。

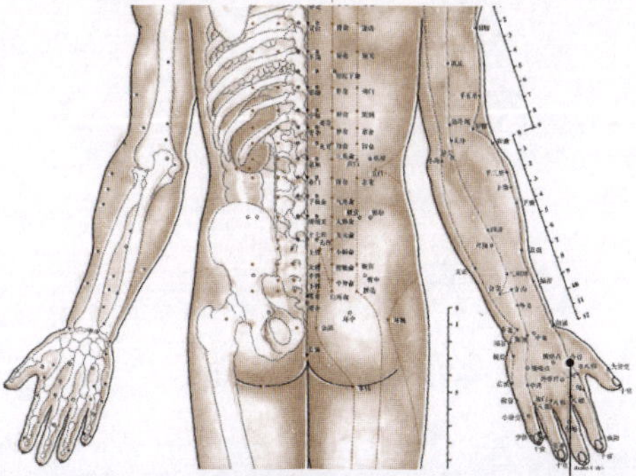

精确取穴

手背第一、二掌骨间，第二掌骨桡侧的中点处。

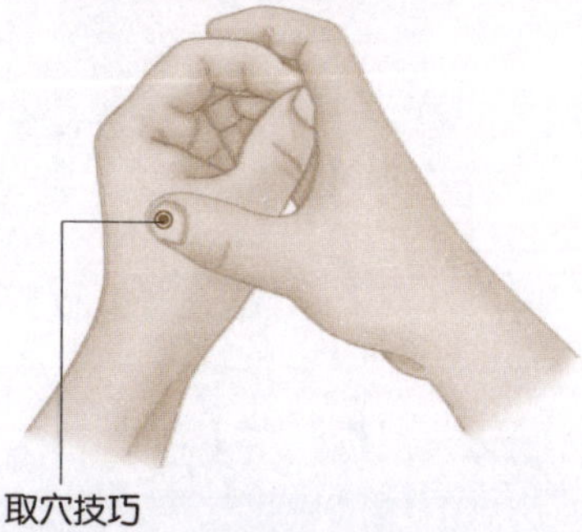

取穴技巧

手轻握空拳，弯曲拇指与食指，两指指尖轻触、立拳，以另手掌轻握拳外，以大拇指指腹垂直下压即是该穴。

神阙穴——温阳固脱，健运脾胃

命名：

神，尊、上、长的意思，这里指父母或先天；阙，牌坊的意思。“神阙”的意思是指先天或前人留下的标记。此穴位也称“脐中”、“脐孔穴”、“气合穴”、“命蒂穴”等。神阙穴位于脐中，是任脉重要穴位之一。脐为生命之根蒂，神气出入之门户，所以神阙之重要亦不言而喻。

拔罐方法：

拔罐时可选中或大号罐，留罐 10~20 分钟，负压不宜过大，至皮肤充血或轻度瘀血为止。现代医学实验研究证明，用拔罐常拔此穴，可提高机体免疫力，对慢性病 (如慢性支气管炎、哮喘、半身不遂) 更适宜。

主治：

1. 拔此穴位，有温阳固脱、健运脾胃的作用，对小儿泻痢有特效；

2. 拔此穴位，能够治疗急慢性肠炎、痢疾、脱肛、子宫脱垂、水肿、中风、中暑、不省人事、肠鸣、腹痛、泻痢不止等疾患。

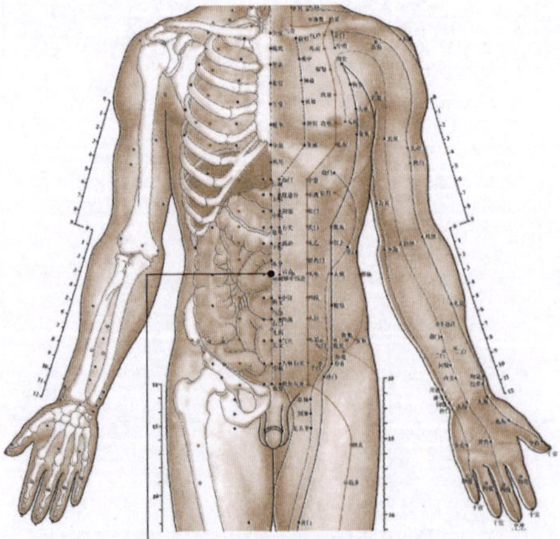

精确取穴

该穴位于人体的腹中部，脐中央。

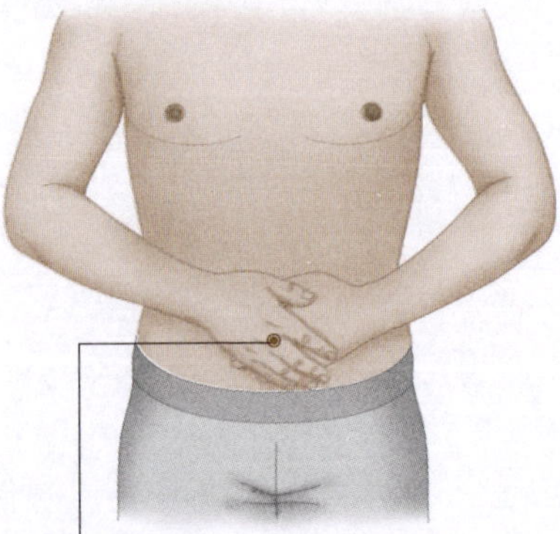

取穴技巧

在肚脐正中取穴即可。

足三里穴——补气行气，调理脾胃

命名：

足三里是胃经的合穴，也就是胃脏精气功能的聚集点，主治腹部上、中、下三部之症，因此名为“三里”。此穴位于人体下肢，为了和手三里相区别，所以称为“足三里”。

拔罐方法：

宜选择小号罐，留罐 10~20 分钟。此穴属足阳明胃经，现代医学研究证实，足三里可促进胃肠功能，调整内分泌失调，提高免疫力，对心血管功能也有促进作用。因此常拔此穴有很好的保健作用。

主治：

经常拔此穴能够理脾胃、调气血、补虚弱，防治肠胃疾病，对胃肠虚弱、胃肠功能低下、食欲不振、羸瘦、腹膜炎、肠雷鸣、腹泻、便秘、消化吸收不良、肝脏疾患、胃痉挛、急慢性胃炎、口腔及消化道溃疡、急慢性肠炎、胰腺炎、腹水膨胀、肠梗阻、痢疾、胃下垂等，都具有很好的疗效。

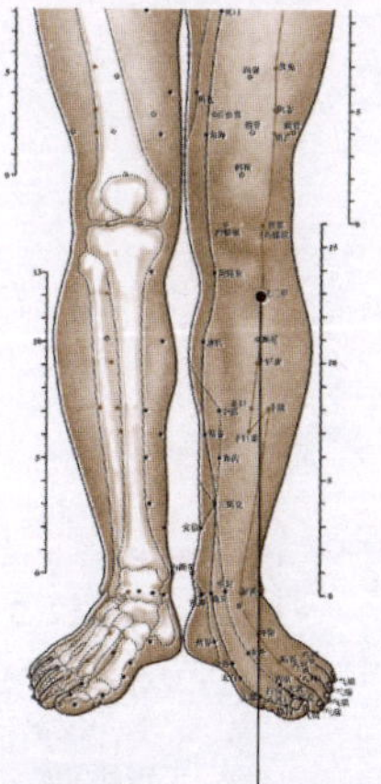

精确取穴

外膝眼下 3 寸，距胫骨前嵴 1 横指，当胫骨前肌上。

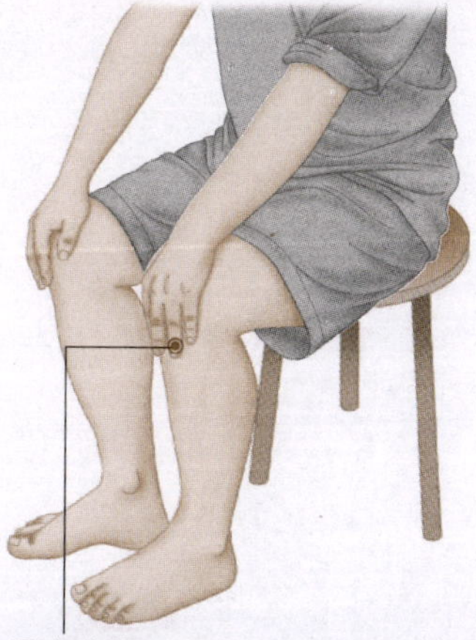

取穴技巧

正坐，屈膝 90 度，手心对髌骨（左手对左腿，右手对右腿），手指朝向下，无名指指端处即是该穴。

三阴交穴——通络止血，调经止痛

命名：

三阴，即足三阴经；交，交会的意思。“三阴交”的意思就是指足部的三条阴经中气血物质在此穴交会。此穴物质有脾经提供的湿热之气，肝经提供的水湿风气，肾经提供的寒冷之气。三条阴经气血交会于此，故名“三阴交”。三阴交穴也称承命穴、太阴穴、下三里穴。“太阴”的意思是指本穴物质为足三阴经气血交会而成，位于足部，表现出较强的阴寒特性；“下三里”是指穴内气血场的范围，即本穴内气血场范围较大，犹如三里之广。

拔罐方法：

三阴交为足太阴脾经重要穴位，为足三阴经（肝、脾、肾）的交会穴。常拔此穴可调补肝、脾、肾三经气血、对治疗内分泌失调、防治现代文明病（高血压、糖尿病、冠心病等）效果显著。一般选择小号罐、留罐 10~20 分钟。

主治：

1. 此穴是妇科主穴，对妇科疾病很有疗效，如子宫功能性出血、月经不调、痛经、带下、不孕、崩漏、闭经、子宫脱垂、难产、产后血晕、恶露不止等；
2. 拔此穴位还能治疗男女生殖器官的疾病，如遗精、遗尿、阳痿等；
3. 三阴交穴能排除瘀血，产生新血，经常按摩此穴能有效去除头皮屑。

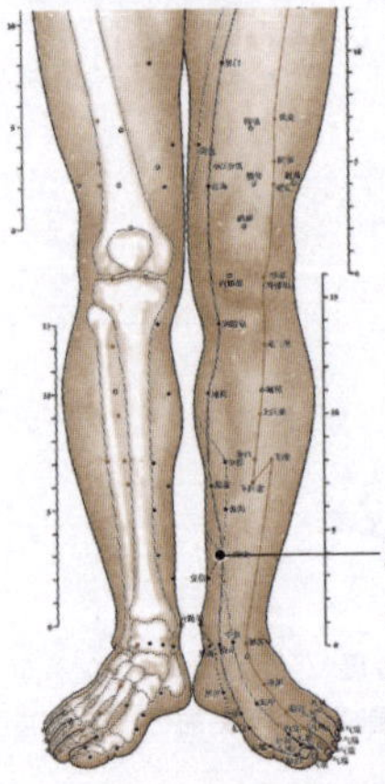

精确取穴

小腿内侧，足内踝尖上 3 寸，胫骨内侧缘后方。

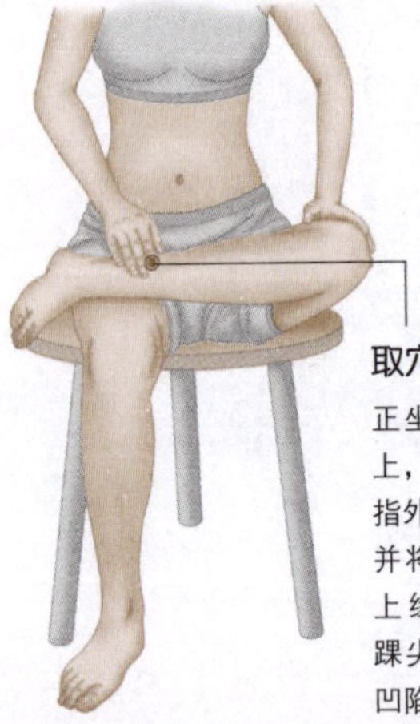

取穴技巧

正坐，抬脚置另一腿上，以另一侧手除拇指外的四指并拢伸直，并将小指置于足内踝上缘处，则食指下，踝尖正上方胫骨边缘凹陷处即是该穴。

涌泉穴——滋阴降火，宁神苏厥

命名：

涌，溢出的意思；泉，泉水。“涌泉”是指体内肾经的经水从此处穴位溢出体表。所以称“涌泉”。

拔罐方法：

涌泉穴属足少阴肾经，肾为先天之本，主藏精，因此经常拔罐可疏通足少阴肾经的经气，使肾气充足旺盛，人体精力充沛，不仅可以预防高血压、冠心病、脑血管病，还可以急救、安神、延缓衰老（固齿乌发，聪耳明目），健康长寿。拔罐前宜先将脚用温水浸泡 10~15 分钟，以免皮硬掉罐，或拔罐后在罐的周围和皮肤接触处涂上拔罐密封油或眼药膏，起到密封作用。一般选小号罐，留罐 10~20 分钟。

主治：

1. 经常拔罐，具有散热生气的作用；

2. 长期拔这个穴位，能够益肾、清热、开郁；

3. 拔这个穴位治疗咽喉肿痛、头痛、目眩、失音、失眠、小便不利、休克、中暑、中风、高血压、癫痫、女子不孕、月经下调、阴痒、阴挺等疾病，具有特效。

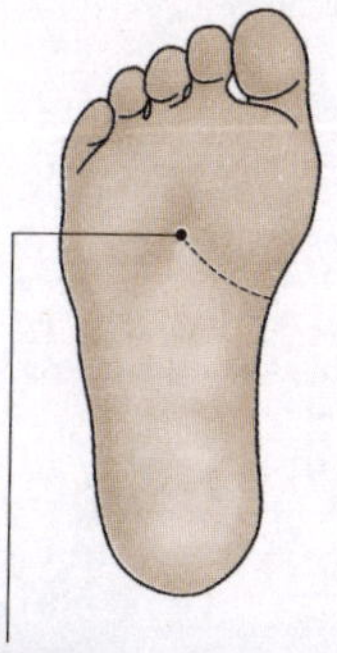

精确取穴

第二、三趾趾缝纹头端与足跟连线的前 1/3 处。

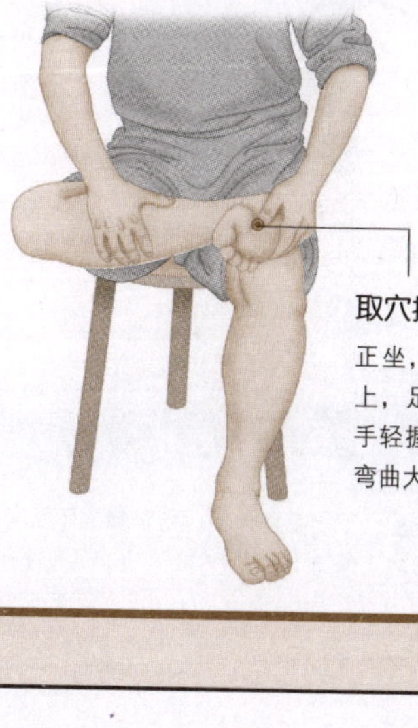

取穴技巧

正坐，跷一足于另一膝上，足掌朝上，用另一手轻握，四指置于足背，弯曲大拇指按压处即是。

强身健体拔罐大法

增加活力拔罐法

活力指旺盛的生命力。包括个体感到拥有的体力、情绪能量和认知灵活性三方面内容。用拔罐疗法拔相应穴位能使人身体健康强壮，精力充沛，饮食、睡眠良好等。同时还能稳定情绪，进而在工作中提高效率等。

拔罐操作方法

方 法	取 穴	操作方法
火罐法	关元、大椎、足三里	每日睡前在各穴位上留罐10～15分钟。

精确取穴

关元 在人体的下腹部，前正中线上，从肚脐往下3寸处。

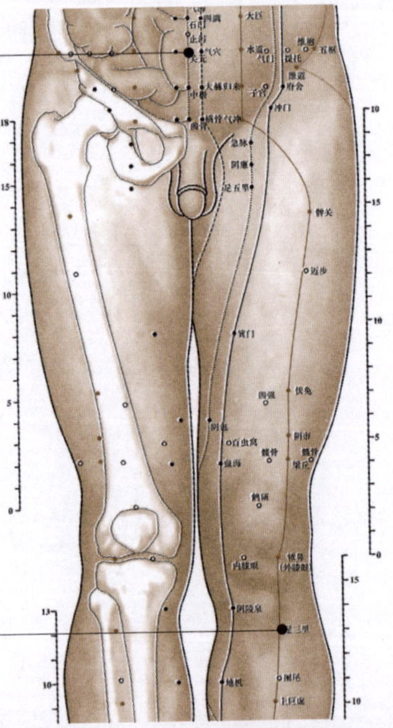

大椎在人体颈部后正中线上，第7颈椎棘突下凹陷中。

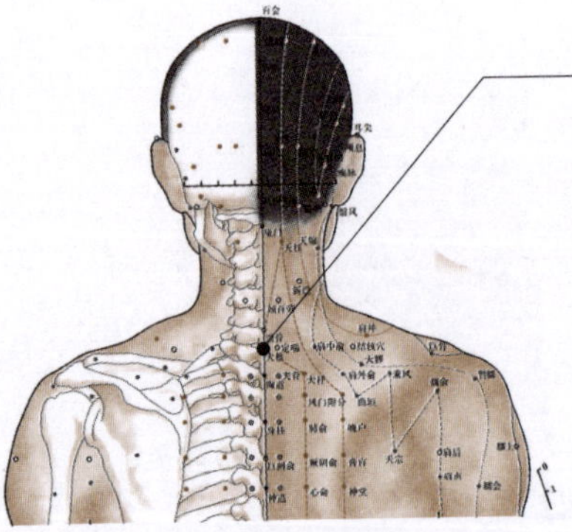

足三里 位于小腿前外侧，当犊鼻穴下3寸，距胫骨前缘1横指（中指）处。

祛除邪气拔罐法

祛邪就是祛除体内的邪气，达到邪去正复的目的。疾病的发生与发展是正气与邪气斗争的过程。正气充沛，则人体有抗病能力，疾病就会减少或不发生；若正气不足，疾病就会发生和发展。使用拔罐疗法拔相应穴位可以达到扶正祛邪的作用。

拔罐操作方法

方 法	取 穴	操作方法
刺络拔罐	太阳、曲池、委中	用三棱针点刺各穴，然后将罐吸拔在点刺后的穴位上，留罐5～10分钟。

精确取穴

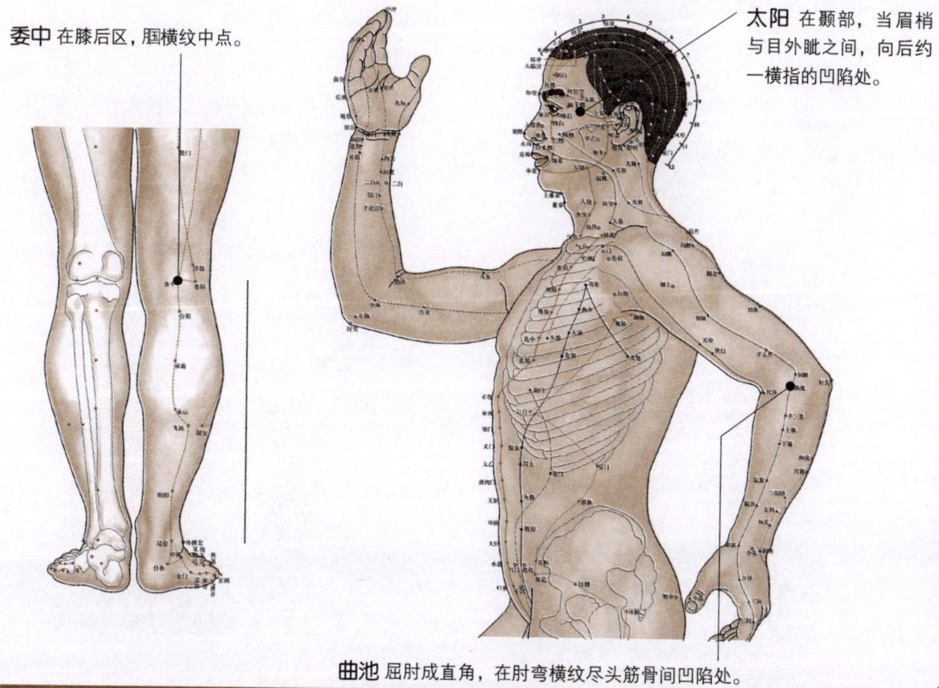

疏通经络拔罐法

经络是运行气血、联系脏腑和体表及全身各部的通道，是人体功能的调控系统。

经络气血阻滞不通，就会造成有关部位的疼痛和肿胀，气血郁积化热，则出现红、肿、热、痛的症状。通过拔罐可以疏通经络，消除身体的不适。

拔罐操作方法

方 法	取 穴	操作方法
刺络拔罐	疼痛局部、曲池、足三里	疼痛局部用梅花针轻轻叩刺出血后拔罐，使出血少许，再在曲池、足三里处留罐5～10分钟。

精确取穴

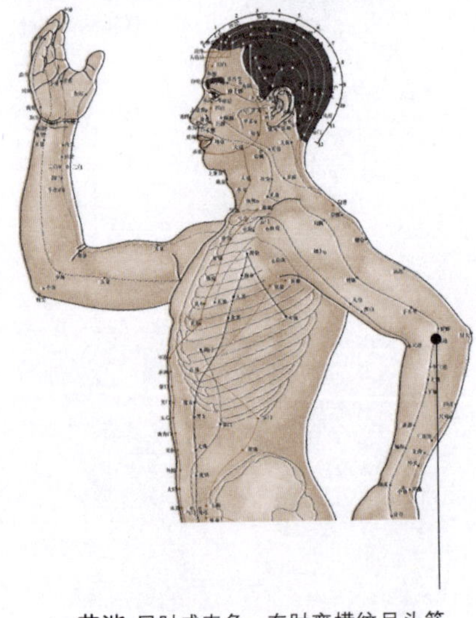

足三里 位于小腿前外侧，当犊鼻穴下3寸，距胫骨前缘一横指（中指）处。

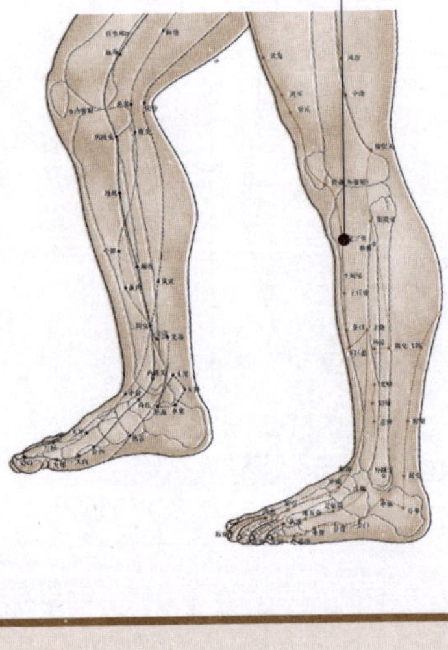

曲池 屈肘成直角，在肘弯横纹尽头筋骨间凹陷处。

培补元气拔罐法

元气亦称“原气”，指人体组织、器官生理功能的基本物质与活动能力。

元气为人体健康的先天之本，是生命的原动力，元气充裕则身体健康，元气不足或受损则生病，元气耗尽则生命终结。通过拔罐疗法可以培补元气，增强身体免疫力，加强防病抗病的能力。

拔罐操作方法

方法	取穴	操作方法
火罐法	关元、肾俞	每日睡前各穴留罐5～10分钟。

精确取穴

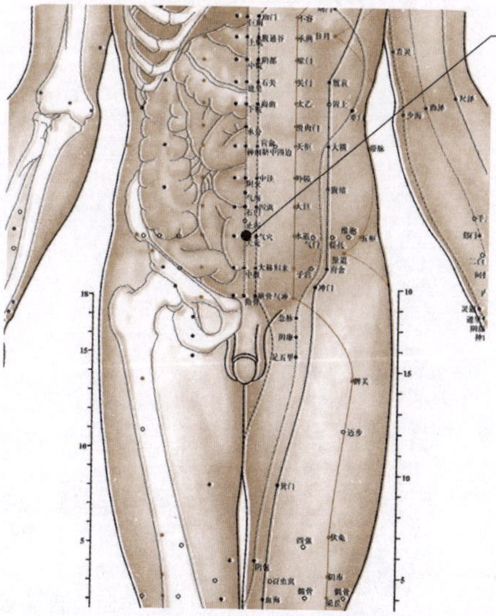

关元 在人体的下腹部，前正中线上，脐中下3寸处。

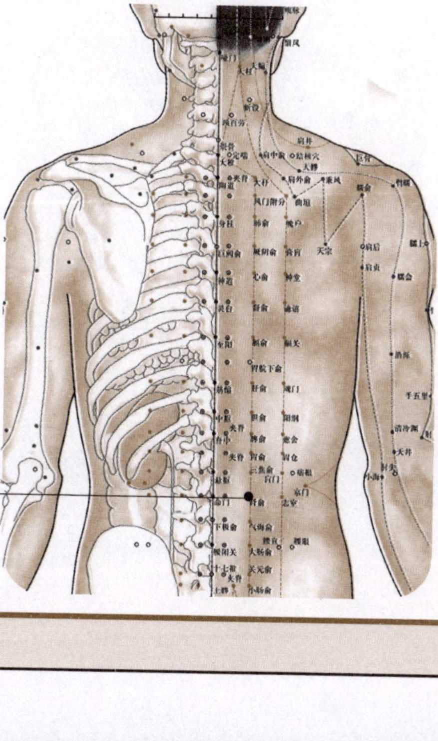

肾俞 在第2腰椎棘突下，命门旁开1.5寸处。

调补精血拔罐法

精血系精与血的统称，是维持人体生命活动的基本物质。

血本源于先天之精，而生成于后天饮食水谷；精的形成，亦靠后天饮食所化生。故有“精血同源”之说，精血的盈亏决定人体的健康与否。

拔罐操作方法

方 法	取 穴	操作方法
火罐法	肝俞、肾俞、足三里、血海、三阴交	每日择1～2穴,留罐5～10分钟。

精确取穴

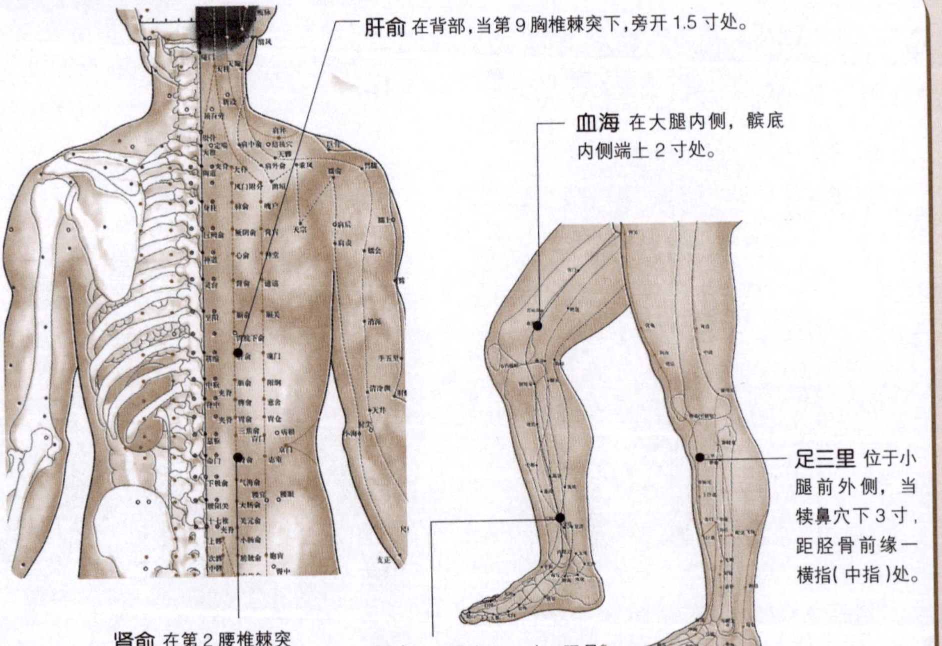

健脾开胃拔罐法

脾胃虚弱是因素体脾虚或饮食不节、情志因素、劳逸失调等原因引起脾的功能虚衰、不足的病症。

使用拔罐疗法，可以增强脾运化食物、输布水液、统摄血液的作用，同时加强肠胃的消化吸收能力。

拔罐操作方法

方 法	取 穴	操作方法
火罐法	中脘、气海 、脾俞、胃俞、足三里	每日各穴留罐5～10分钟。

精确取穴

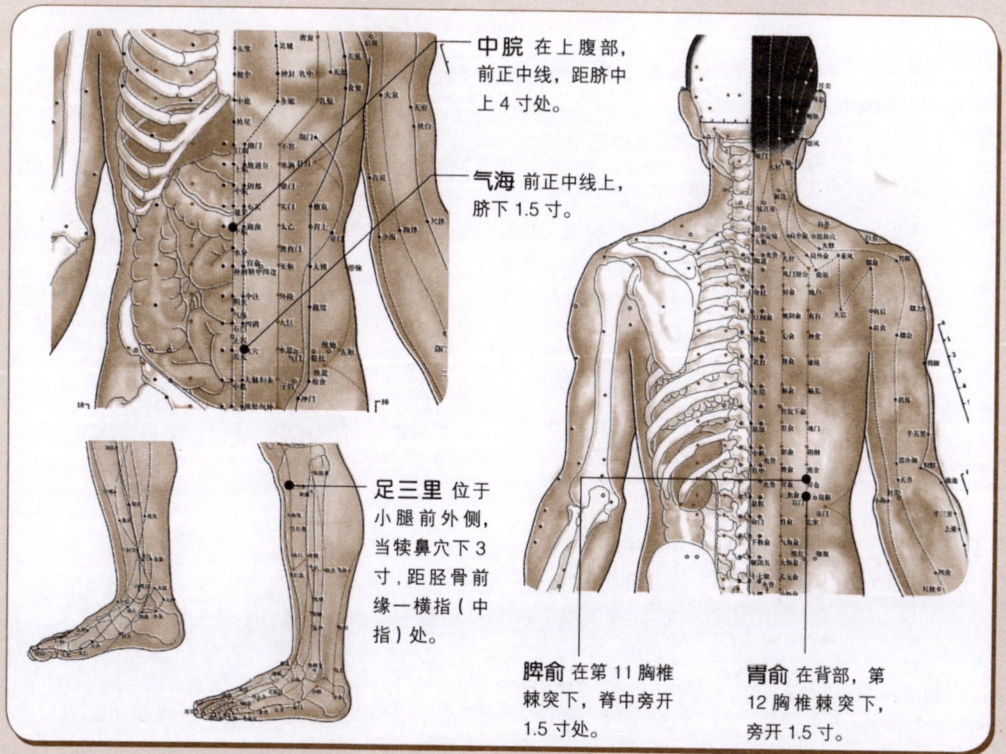

滋肝明目拔罐法

肝与目通过经脉而互相联系，眼得肝血的濡养，才能维持正常的视力。

肝血不足时，可出现两眼干涩、视力模糊；肝火上犯时可见眼红肿疼痛；肝阳上扰时，可见头昏眼花等病状。通过拔罐可以疏通肝与眼连接的经脉，达到滋肝明目的效果。

拔罐操作方法

方 法	取 穴	操作方法
火罐法	风池、肝俞、胆俞、肾俞、足三里、血海、太阳	每次选2～3穴，留罐5～10分钟。

精确取穴

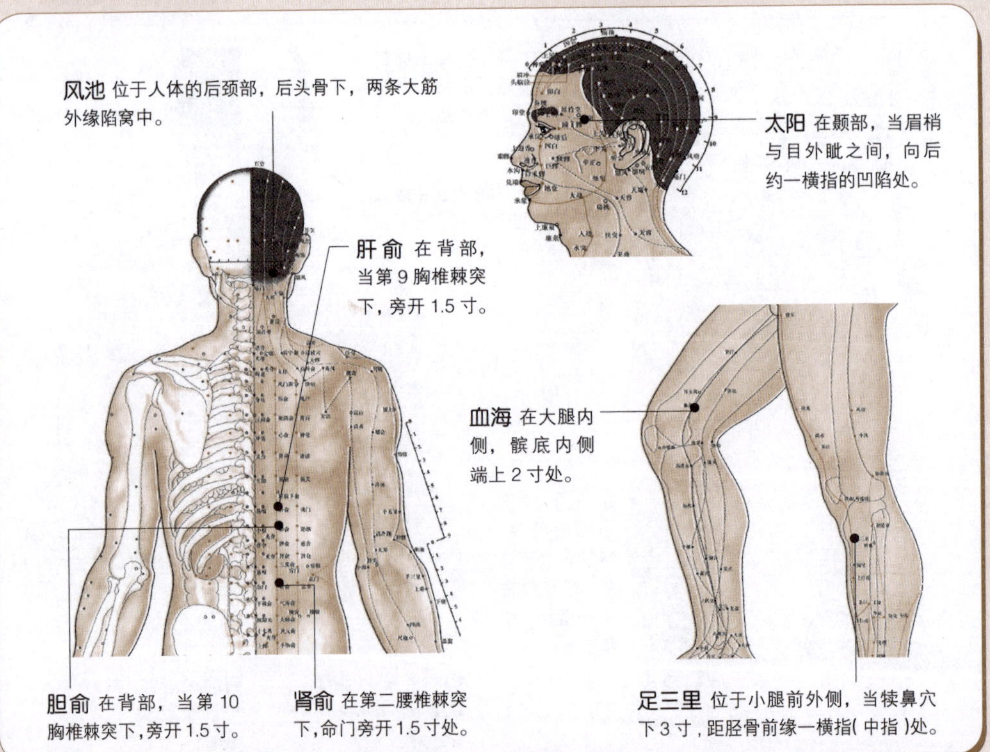

养心安神拔罐法

养心安神拔罐法是一种安神法。用于治疗阴虚而造成的心神不安。

心神不安的症状有心悸易惊，健忘失眠，精神恍惚，多梦遗精，口舌生疮，大便燥结。使用养心安神拔罐法可以治疗心神不安，消除以上一系列症状。

拔罐操作方法

方 法	取 穴	操作方法
火罐法	厥阴俞、心俞、肝俞、肾俞、三阴交	每次择2～3穴，留罐5～10分钟。

精确取穴

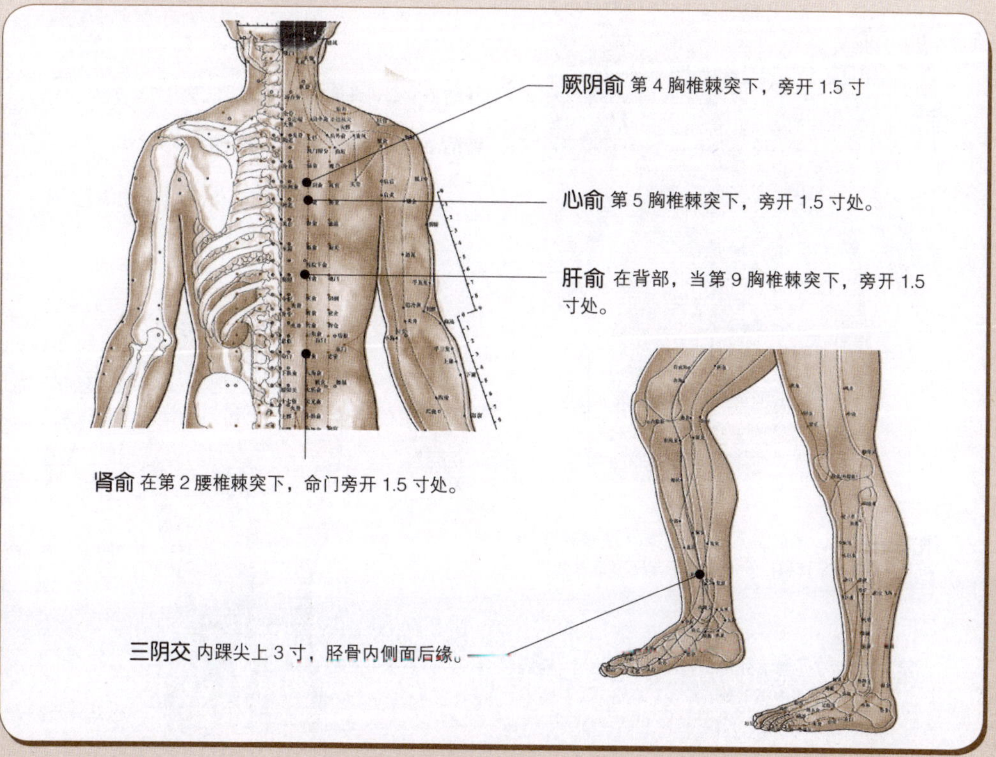

强筋壮骨拔罐法

筋骨诸病为感受风寒湿邪或肝肾不足所致的筋骨疼痛，腰膝软弱无力，以及手足拘挛等疾患的总称。

使用拔罐法拔相关穴位，可以起到疏风散寒除湿、舒筋通络、滋补肝肾等功能。

拔罐操作方法

方 法	取 穴	操作方法
火罐法	肝俞、脾俞、肾俞、关元、腰俞、足三里	每次取2～3穴，留罐5～10分钟。

精确取穴

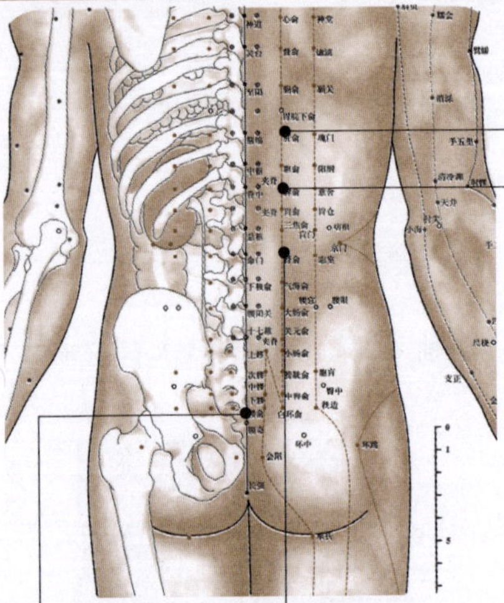

肝俞 在背部，当第 9 胸椎棘突下，旁开 1.5 寸处。

脾俞 在第 11 胸椎棘突下，脊中旁开 1.5 寸处。

腰俞 在骶部，当后正中线上，适对骶管裂孔。

肾俞 在第 2 腰椎棘突下，命门旁开 1.5 寸处。

关元 在人体的下腹部，前正中线上，从肚脐往下 3 寸处。

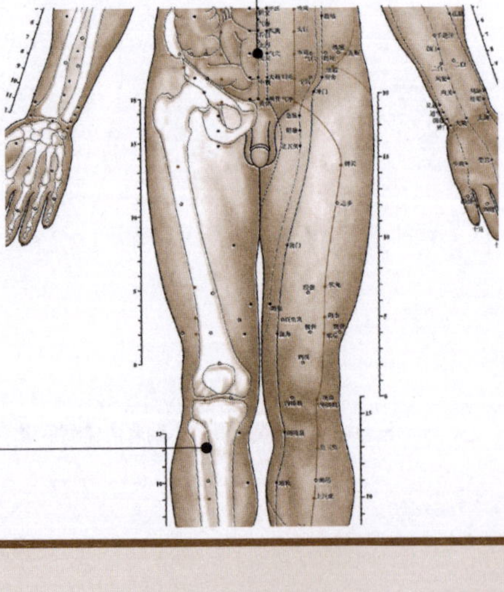

足三里 位于小腿前外侧，当犊鼻穴下 3 寸，距胫骨前缘一横指（中指）处。

润肤泽容拔罐法

润肤泽容拔罐法是用火罐法拔颧髎、风池、大椎、血海、阴陵泉、三阴交达到润肤泽容效果的一种方法。

长期使用润肤泽容拔罐法可以红润面色，减少皱纹，防治皮肤干燥，缺乏弹性，使面部皮肤光洁柔嫩，富有弹性。

拔罐操作方法

方 法	取 穴	操作方法
火罐法	风池、大椎、肝俞、脾俞、肾俞、血海、阴陵泉、三阴交	颧髎宜轻拔，微显潮红即可，其他穴位每次取2～3穴，留罐5～10分钟。

精确取穴

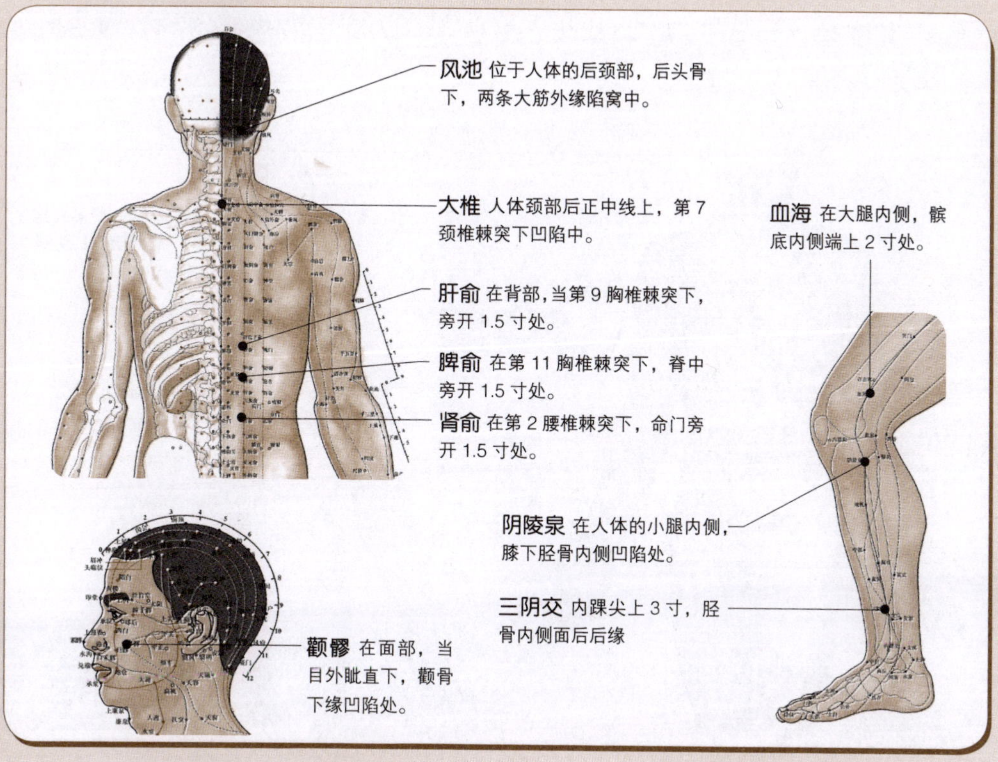

拔罐防病有奇效

预防心血管疾病

心血管疾病，又称为循环系统疾病，是一系列涉及循环系统的疾病，主要包括心脏、血管（动脉、静脉、微血管），可以细分为急性和慢性，一般都是动脉硬化所引起的。其主要症状表现为胸痛、气促、乏力、心悸(常提示心跳减慢、增快或不规则)、头晕目眩、晕厥等。45岁以上的中年人、肥胖者、有高脂血症家族史者、经常参加吃喝应酬者、精神高度紧张工作者，都属高危对象。

取穴：

内关、心俞、膻中

拔罐方法：

留罐 10 ～ 15 分钟，使穴区皮肤出现红色罐斑为度，每周拔罐治疗 1 次，4 ～ 8 次为 1 疗程。

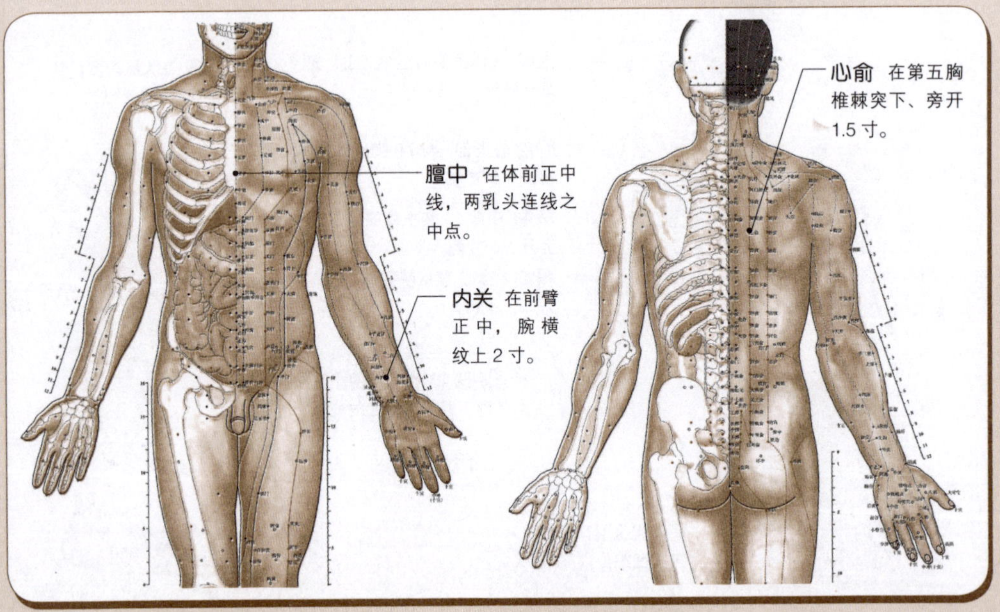

预防呼吸系统疾病

呼吸系统疾病是一种常见病、多发病，主要病变在气管、支气管、肺部及胸腔，主要表现为咳嗽、咳痰、咯血、气急、哮鸣、胸痛等症状。严重者呼吸困难、缺氧，甚至呼吸衰竭而致死。呼吸系统疾病在城市的死亡率中占第 3 位，而在农村则占首位。近年来由于大气污染、吸烟、人口老龄化等因素的影响，呼吸系统疾病的发病率、死亡率有增无减。

取穴：

天突、肺俞、风门

拔罐方法：

天突穴皮肤不平，应选用口径较小的罐；肺俞和风门穴距离较近，可选用口径较大的罐将两穴同时拔于一个罐内。每周治疗 1 次，4 ~ 8 次为 1 疗程，一般在感冒流行季节或寒冷季节拔罐。

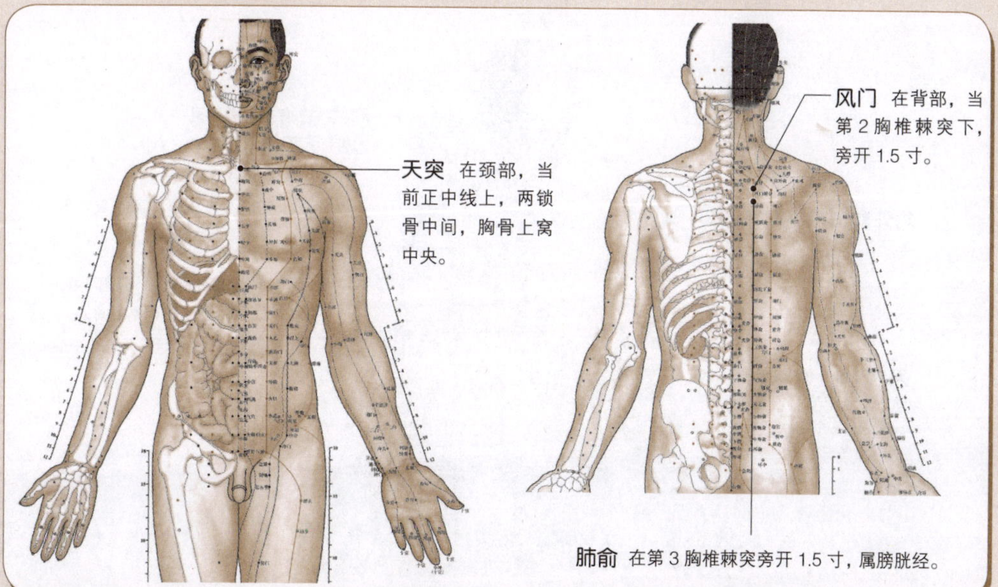

预防颈椎病

颈椎病是因颈椎间盘变性、颈椎骨质增生所引起的，以颈肩痛，放射到头枕部或上肢，甚重者出现双下肢痉挛，行走困难，以致四肢瘫痪为主要表现的综合征。少数有眩晕。专家认为，在正常人群中，颈椎病发病率为3.85%～17.6%，而黄种人比白人、黑人更易患此病。先天不足，加上不恰当的工作、生活方式，使越来越多的年轻白领早早身陷颈椎病的困扰。

取穴：

夹脊、肩井、天宗、秉风、肩外俞、阿是穴（以压痛点或其他病理反应点作为拔罐治疗的穴位）

拔罐方法：

经常在颈部两侧的夹脊穴和颈肩部的肩井、天宗、秉风、肩外俞、阿是穴等穴位拔罐，或者在颈部疼痛部位走罐，具有疏通颈部经络，调整颈部的气血运行，缓解肌肉的痉挛状态，所以对于颈椎病的病人可以起到预防和治疗作用。

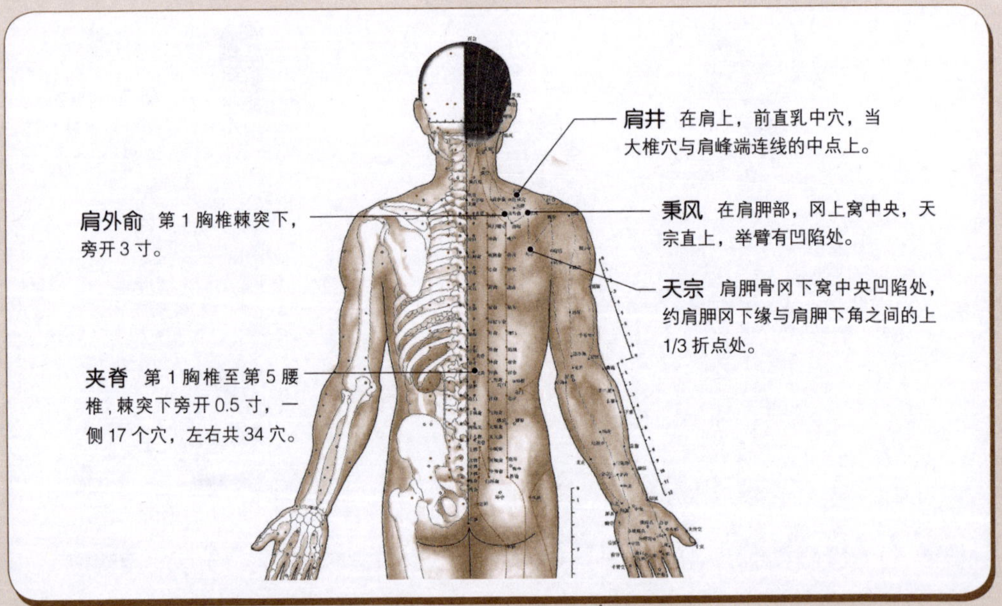

预防腰背疼痛

腰背部疼痛在临床上非常常见，主要是由于急性扭挫伤、长期慢性劳损和外感风寒湿之邪导致经络气血不通所致。腰背部疼痛疾患不仅存在于脑力劳动者中，也广泛地存在于体力劳动者中，是临床中最常见的症状。腰背部疼痛因治疗困难、疗程长、容易复发的特点，已成为现代社会难以医治的痼疾，严重地影响着人们的生活质量。

取穴：

夹脊、命门、委中、腰俞、腰眼、阿是穴

拔罐方法：

人体背部主要是督脉和膀胱经所循行，所以取穴以取督脉和膀胱经的穴位以及夹脊穴和阿是穴为主，手法多采用走罐法或多罐留罐法。以疏通腰背部的经络，促进腰背部的气血运行，缓解局部肌肉的痉挛状态，所以对于预防和治疗腰背部疼痛有一定的疗效。

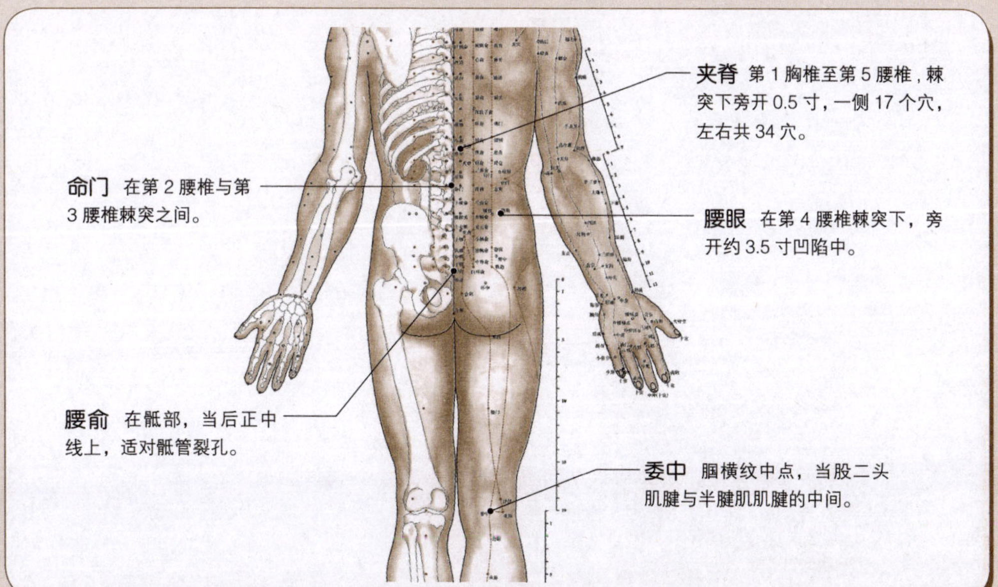

轻松好学的家庭治病法

5—艾灸

艾灸在传统医学中占有举足轻重的地位。它通过对人体穴位施灸，产生温热刺激作用，从而达到防病治病的作用。

现代的年轻人生活紧张，工作压力大，身心时常处于亚健康状态。此时，他们正需要一种简单方便的方法放松身心。而艾灸当是最好的选择。

“一针二灸三用药”，艾灸不仅受到青年人的欢迎，也受到老年人的青睐，艾灸的长寿保健作用为老年朋友提供了有益的指导。

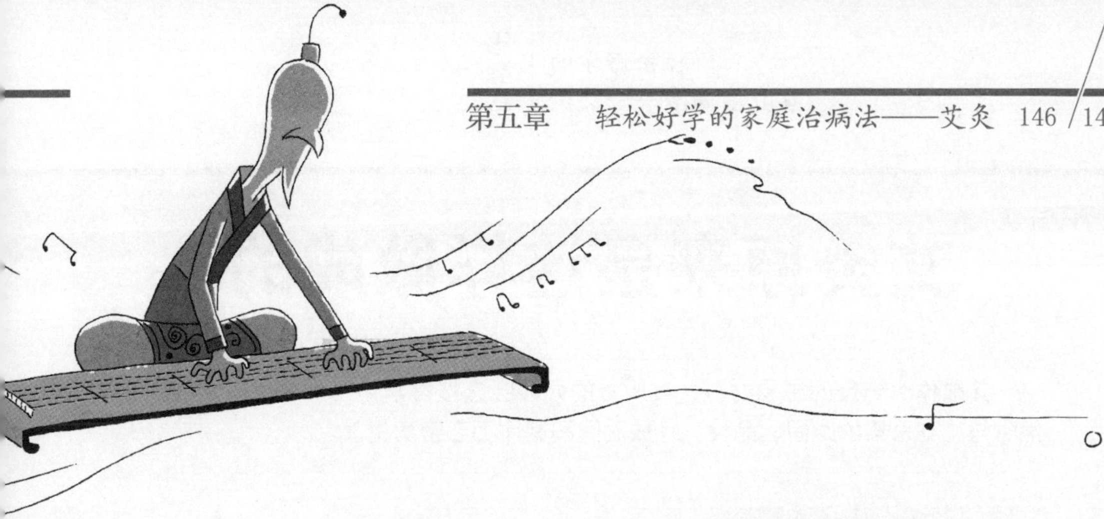

艾灸原来是这样做成的

艾绒作为施灸的主要材料，其质量的好坏会直接影响治疗的效果。艾绒的优劣与艾叶采集的时间、品种、存放时间和制作工艺密切相关。

艾绒的制法、选择和贮藏

1. 艾绒的制法 每年 3 ~ 5 月间，采集鲜嫩肥厚的艾叶，放在日光下暴晒，干燥后放在石臼中捣碎，筛去泥沙杂梗，即成为艾绒了。如需要细绒，就要继续精细加工。粗绒经数十次晾晒、研磨、筛拣后，变成土黄色，就成为细绒了。

2. 艾绒的选择 优质艾绒燃烧时火力温和耐燃，不易散裂，因此，热力能穿透皮肤，直达病患。反之，质劣或新艾绒燃烧时火力强烈，灼痛感强烈；含杂质多的艾绒，燃烧时容易散裂。因此，选择艾绒时应选择质纯、柔软、绒细、干燥无杂质、黄白略带青色、存放时间久的优质艾绒，切勿选择存放时间短且混有杂质、粗糙成块、生硬潮湿、黑褐色的劣质艾绒。

3. 艾绒的贮藏 艾绒制成后，要存放一定时间才能使用，但由于艾绒易吸水，容易受潮、虫蛀霉变。因此，应将艾绒晾晒后放在干燥密闭的容器内，不可透气，放在干燥处贮存。霉雨季节注意防潮，晴天需常晾晒。

艾炷的制作方法

艾炷主要用于艾炷灸疗中，其做法是将制好的艾绒放在平板上，用拇指、食指、中指边捏边旋转，把艾绒捏紧成规格大小不同的圆锥形艾炷，捏得越紧越好。艾炷的规格有大、中、小三种，大艾炷如半截橄榄大；中艾炷如半截枣核大；小艾炷如麦粒大。小炷或中炷一般用于直接灸，大炷一般用于间接灸。

艾条的制作方法

普通艾条是取纯艾绒 24 克，平铺在长 26 厘米、宽 20 厘米的桑皮纸上，将其卷成直径约 1.5 厘米的圆柱形，卷得越紧越好，然后用糨糊粘贴牢固，两头余纸拧成结，即成艾条。再在纸上画上刻度，每寸为一度，以此作为施灸时的标准。如在艾绒中掺入药物而制成的艾条，就称药物艾条。药物艾条所用药物处方很多，一般药物处方有：肉桂、干姜、丁香、木香、独活、细辛、白芷、雄黄、苍术、乳香、没药、川椒各等份；或藿香、沉香、松香、硫黄、细辛、桂枝、川芎、羌活、杜仲、枳壳、白芷、茵陈、巴豆、川乌、斑蝥、全蝎等。

艾灸的制作

艾叶的采集与艾灸的制作

《本草纲目》记载："艾以叶入药，性温、味苦、无毒、纯阳之性、通十二经、具回阳、理气血、逐湿寒、止血安胎等功效，亦常用于针灸。"

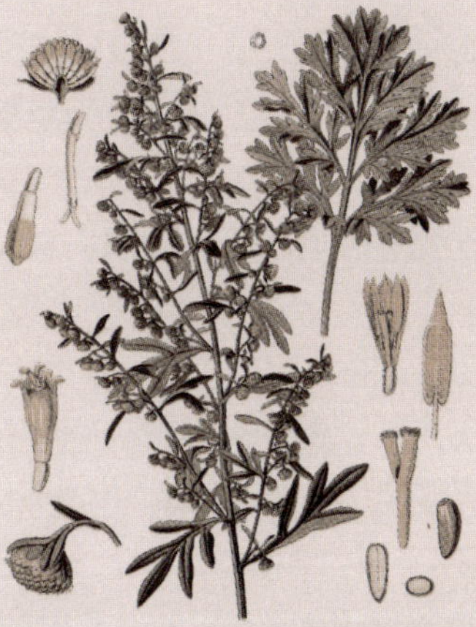

艾蒿

艾是一种多年生的草本植物，艾叶又有冰台、遏草、香艾、蕲艾、艾蒿等别称。艾叶的品种主要有两种，一种为蕲艾，另一种为野艾。蕲艾多生长在江北，叶片宽而厚，绒毛多，可以制出优质艾绒。野艾江南较多，绒质较硬，香味也不如蕲艾，制成艾绒品质不高。

艾炷与艾条的制作方法

❶

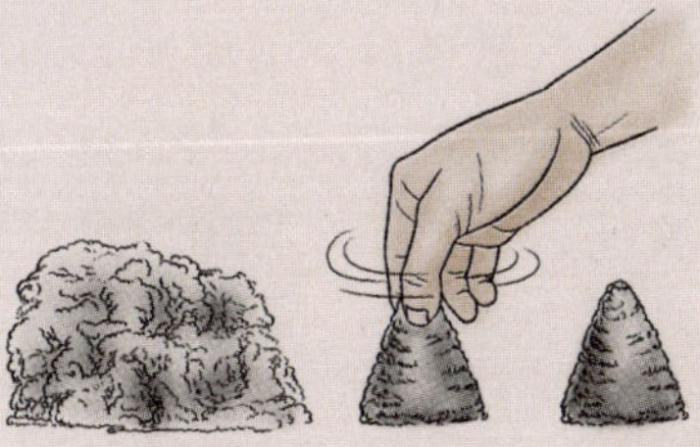

艾炷的制作方法： 将制好的艾绒放在平板上，用拇指、食指、中指边捏边旋转，把艾绒捏紧成规格大小不同的圆锥形艾炷。

❷

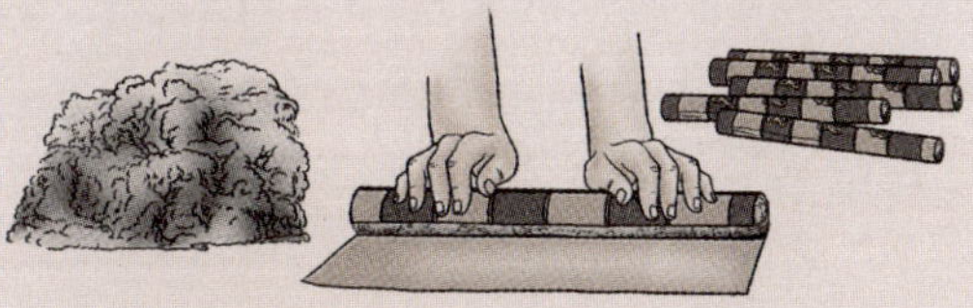

艾条的制作方法： 取纯艾绒24克，平铺在长26厘米、宽20厘米的桑皮纸上，将其卷成直径约1.5厘米的圆柱形。

常用艾灸疗法一览

艾灸法是将艾绒置于体表穴位或患处烧灼施灸的方法，是中医最常用的一种治病方法。包括艾炷灸、艾条灸、艾饼灸、艾熏灸四类。

艾炷灸

艾炷灸是用艾绒制成圆锥形艾炷，直接或间接置于穴位上施灸的方法。施灸时，用火柴或燃着的线香点燃艾炷顶部即可。根据操作方法可分为直接灸与间接灸两类。

1. 直接灸 直接灸是把艾炷直接安放在皮肤上施灸的一种方法。直接灸又可分为瘢痕灸、无瘢痕灸两种。

瘢痕灸：施灸时穴位上涂抹蒜汁粘牢艾炷，点燃艾炷施灸，待艾炷燃尽，除去艾灰，更换新炷再灸。当燃艾炷烧到皮肤，患者感到灼痛时，施灸者可用手轻轻拍打施灸部位，以减轻疼痛。这种灸法常用于治疗哮喘、慢性肠胃病、肺痨等疾病。

无瘢痕灸：施灸时，在选好的穴位上涂些凡士林黏附艾炷，从上端点燃。当艾炷燃烧至患者感到皮肤发烫时，即将艾炷压灭或用镊子取下，更换新炷再灸。这种灸法适用于治疗哮喘、眩晕等。

2. 间接灸 间接灸是在艾炷与皮肤之间隔垫某种物品而施灸的方法，又称隔物灸。常用的有隔姜灸、隔蒜灸、隔葱灸等方法，下面介绍隔姜灸和隔蒜灸。

隔姜灸：是用姜片做隔垫物的一种施灸方法。施灸时，取鲜生姜切成0.2 ~ 0.3 厘米的薄片，中间用针扎数孔，放在施灸穴位上，然后将艾炷置于姜片上点燃。施灸过程中患者感到灼烫时，可将姜片略微提起，待灼烫感消失后放下再灸。这种灸法可用于治疗腹痛、遗精、痛经、面瘫等。

隔蒜灸：是用蒜片或蒜泥做隔垫物的一种施灸方法。取独头大蒜切成厚约0.2 ~ 0.3 厘米薄片或捣成蒜泥，制成蒜饼，中间用针扎数孔，放在施灸穴位上，上置艾炷点燃。为防止起疱，施灸过程中可将蒜片慢慢提起。这种灸法可治疗肺结核、胃溃疡、皮肤红肿等。

艾灸疗法的种类

瘢痕灸

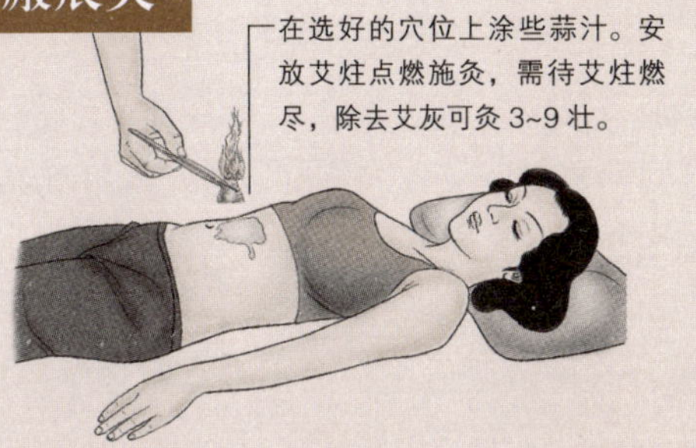

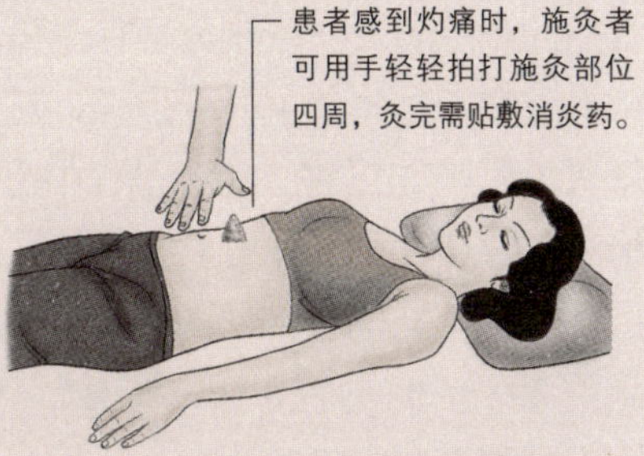

瘢痕灸：用小艾炷直接安放在穴位上施灸，灸后局部皮肤被烧伤，产生无菌性化脓现象，故又称化脓灸。这种灸法常用于治疗哮喘、慢性肠胃病、肺痨、瘰疬、痞块、癫痫以及久治不愈的皮肤溃疡病。

无瘢痕灸

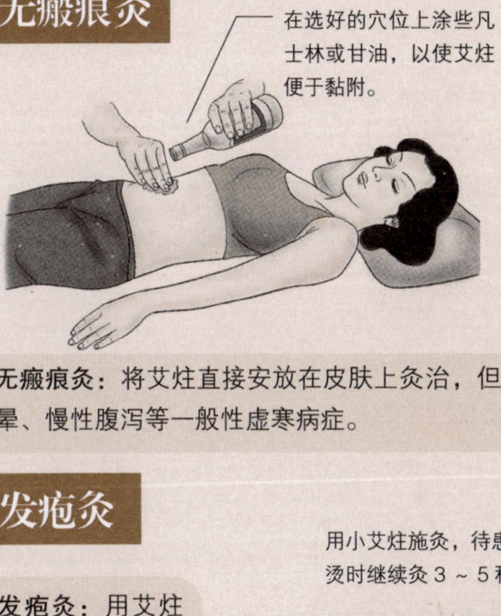

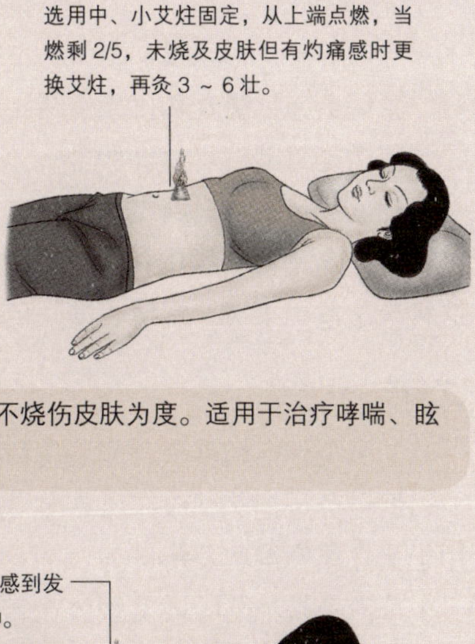

无瘢痕灸：将艾炷直接安放在皮肤上灸治，但以不烧伤皮肤为度。适用于治疗哮喘、眩晕、慢性腹泻等一般性虚寒病症。

发疱灸

发疱灸：用艾炷在人体特定的穴位上施灸，使局部皮肤充血、潮红，甚至起疱如灸疮。适用于一般慢性虚寒疾病。

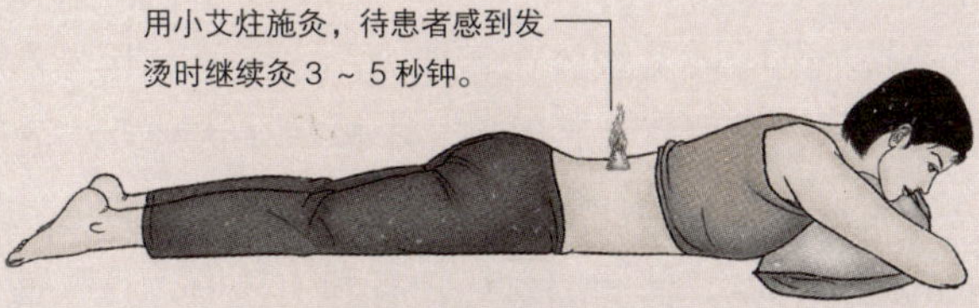

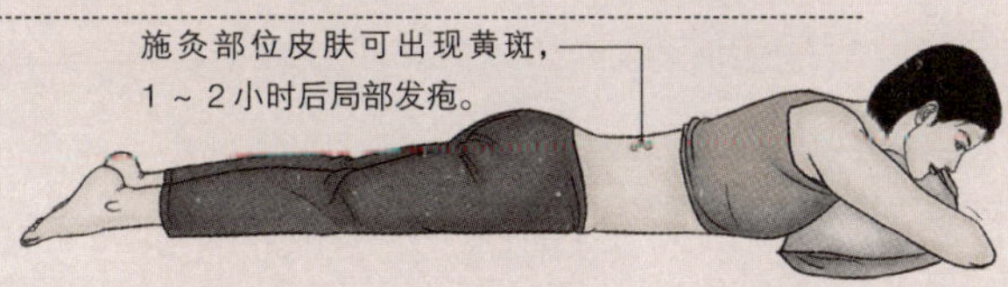

艾条灸

艾条灸是用棉纸把艾绒包裹卷成圆筒形的艾卷，点燃一端，在穴位或患处进行熏灸的一种施灸方法。艾条灸包括悬起灸、触按灸、间接灸三种，其中最常用的是悬起灸。悬起灸又有温和灸、回旋灸、雀喙灸三种方法。

温和灸是将艾条一端点燃，对准施灸部位，距皮肤 3 ～ 5 厘米进行熏灸，每次 10 ～ 15 分钟。施灸过程中患者局部有温热感但无灼痛，灸至皮肤稍起红晕为止。这种灸法多用于风寒湿痹及慢性病。

回旋灸是将点燃的艾条悬于施灸部位距皮肤 3 ～ 5 厘米处，平行往复回旋施灸 20 ～ 30 分钟，使皮肤有温热感。这种灸法适用于面积较大的风湿痹痛、软组织劳损及皮肤病等。

雀喙灸是将点燃的艾条对准施灸部位，一上一下摆动，像麻雀啄食一样，忽近忽远地施灸 5 ～ 20 分钟。施灸时应避免烫伤皮肤。这种灸法多适用于治疗急性病、昏厥等疾病。

艾饼灸

艾饼灸包括熨灸和日光灸两种。

熨灸是将艾绒平铺在腹部、穴位上或患处上面，然后覆盖几层棉布，用熨斗或热水袋在布上面温熨。这种灸法多用于风寒湿痹、痿证、寒性腹痛、腹泻等。

日光灸是将艾绒铺在患处或穴位上，在日光下暴晒，每次 10 ～ 20 分钟。这种灸法适用于风寒湿痹、皮肤色素变性等。

艾熏灸

艾熏灸包括烟熏灸、蒸汽灸和温灸器灸三种。

烟熏灸是把艾绒放在容器内燃烧，用艾烟熏灸患处或穴位的一种治病方法。用于治疗风寒湿痹及痿证。

蒸汽灸是把艾叶或艾绒放在容器内用水煮沸，用蒸汽熏患处的一种治疗方法，可边煮边熏，也可煮开后倒入盆中再熏。这种灸法适用于风寒湿痹。

温灸器灸是利用专门器具施灸的一种方法。这种方法可以长时间连续给患者以舒适的温热刺激，使局部发热，有利于气血运行，使用方便，适用于风寒湿痹、胃痛腹胀等。

隔姜灸、隔蒜灸

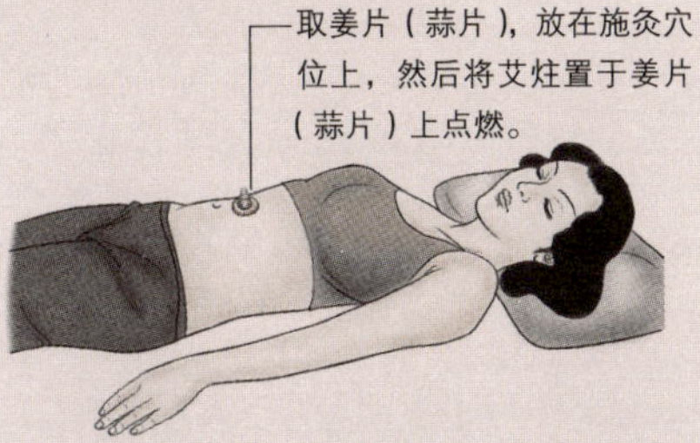

隔姜灸、隔蒜灸：用蒜片或姜片做隔垫物的一种施灸方法。

隔盐灸

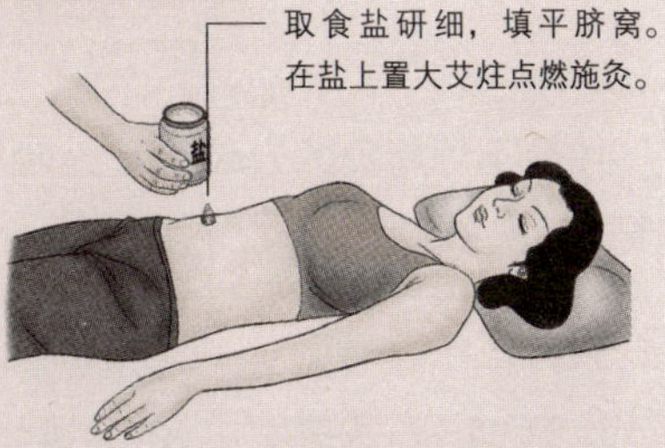

隔盐灸：用食盐填平脐窝（神阙）做隔垫物的一种施灸方法。

艾条灸

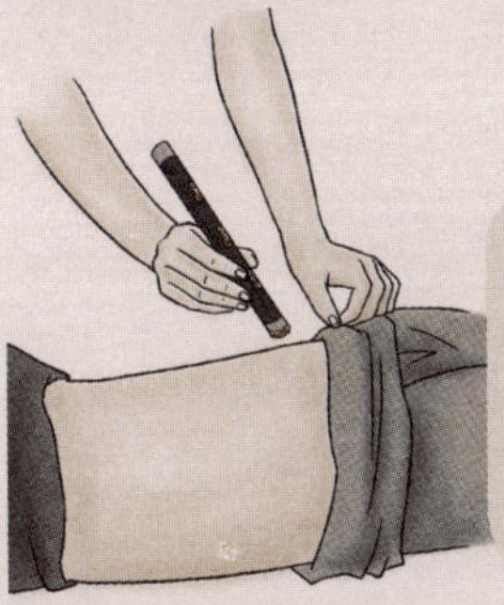

温和灸：将艾条一端点燃，对准施灸部位，距皮肤3～5厘米处进行施灸。

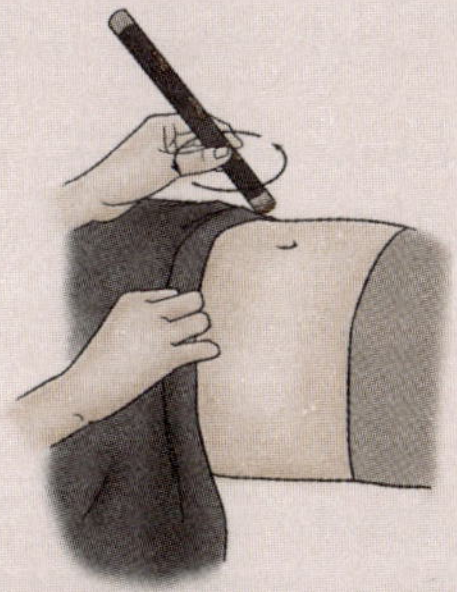

回旋灸：将点燃的艾条悬于施灸部位，距皮肤3～5厘米处，平行往复回旋。

艾饼灸

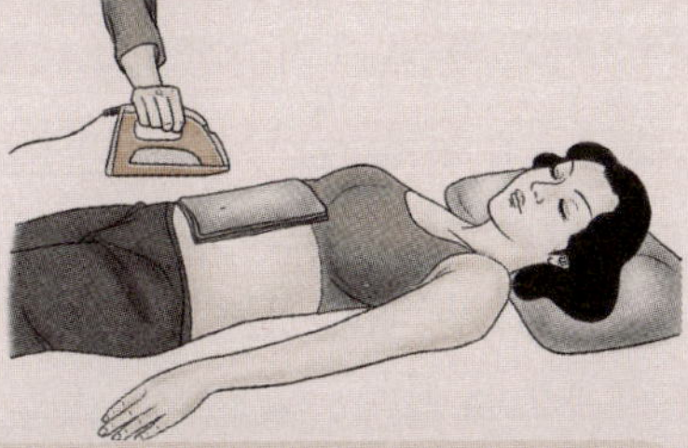

熨灸：将艾绒平铺在腹部、穴位上或患处上面，然后覆盖几层棉布，用熨斗或热水袋在布上面温熨。

日光灸：将艾绒铺在患处或穴位上，在日光下暴晒，每次10～20分钟。为防止中暑可以借助聚光镜聚焦。

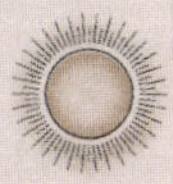

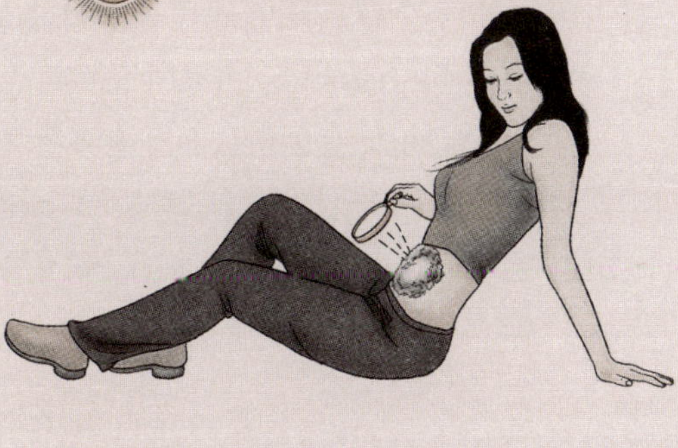

禁灸穴——这些穴位千万不能灸

凡是不可施灸的穴位称之为禁灸穴。关于禁灸穴我国诸多医学古籍中均有记载。

我国医学古籍首次明确提出禁针禁灸穴的为《针灸甲乙经》，其中记载禁灸穴位有 24 穴：头维、承光、风府、脑户、喑门、下关、耳门、人迎、丝竹空、承泣、白环腧、乳中、石门、气冲、渊腋、经渠、鸠尾、阴市、阳关、天府、伏兔、地五会、春巾、瘈脉等。

清代人做禁灸穴歌，介绍禁灸穴达 45 个之多，分别为：哑门、风府、天柱、承光、头临泣、头维、丝竹空、攒竹、睛明、素髎、禾髎、迎香、颧髎、下关、人迎、天牖、天府、周荣、渊液、乳中、鸠尾、腹哀、肩贞、阳池、中冲、少商、鱼际、经渠、地五会、阳关、脊中、隐白、漏谷、阴陵泉、条口、犊鼻、阴市、伏兔、髀关、申脉、委中、殷门、承扶、白环俞、心俞。

清代医学著作《针灸逢源》又加入脑户、耳门二穴为禁灸穴。至此，禁灸穴总计为 47 穴。

观察上述禁灸穴位的部位归属，均分布于头面部，重要脏器和表浅大血管的附近，以及皮薄肌少筋肉结聚的部位。因此，使用艾炷直接对这些穴位施灸，会产生相应的不良效果。如在头面部穴位施灸会留下疤太难看，大血管浅表处瘢痕灸容易损伤到血管，还有一些穴位位于手或足的掌侧，如中冲、少商、隐白，这类可能在施灸时较疼痛，易造成损伤，而且容易引起脏器的异常活动。

禁灸穴是艾灸应用过程中避免事故发生的根据，是我国古人多年临床实践的经验之谈。但是，随着现代医学的进步，通过人体解剖学，人们更加深入地了解人体各部位的结构。古人所说的禁灸穴大都可以用艾条或者灸盒温和施灸，这样既不会对机体有创伤，而且能够使艾灸疗法很好地为我们服务。

现代中医临床认为，所谓禁灸穴只有四个，即睛明穴、素髎穴、人迎穴、委中穴。不过妇女妊娠期小腹部、腰骶部、乳头、阴部等均不宜施灸。

古今禁灸穴对比

古籍中记载的禁灸穴共有47个，随着医学进步，艾灸方法的改进，这些禁灸穴都成为可灸穴，现代医学认为只有睛明、素髎、人迎、委中四穴为禁灸穴。

名称	头面颈部	胸腹胁部	肩背腰骶部	四肢部
古代禁灸穴	哑门、风府、天柱、承光、头临泣、头维、丝竹空、攒竹、睛明、素髎、禾髎、迎香、颧髎、下关、人迎、天牖	周荣、渊液、乳中、鸠尾、腹哀	肩贞、脊中、白环俞、心俞	天府、阳池、中冲、少商、鱼际、经渠、地五会、隐白、漏谷、阴陵泉、条口、犊鼻、阴市、伏兔、髀关、申脉、委中、殷门、承扶
现代禁灸穴	睛明、素髎、人迎	无	无	委中

现代禁灸穴

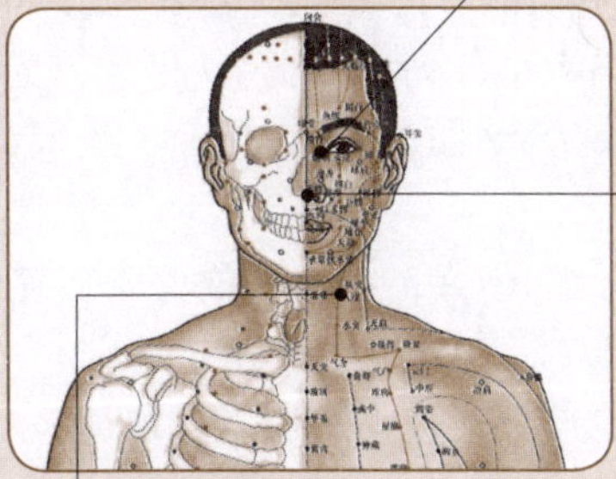

睛明穴

部位：属于足膀胱经经脉的穴道，在目内眼角外1分处，鼻梁旁的凹陷处。

主治：急慢性眼结膜炎、眼睛充血红肿、假性近视、轻度近视、散光、老花眼、夜盲症、早期轻度白内障、迎风流泪等眼疾。

素髎穴

部位：位于人体的面部，鼻尖的正中央。

主治：鼻塞、鼻出血、鼻流清涕、鼻中肉、鼻渊、酒鼻、惊厥、昏迷、新生儿窒息。

人迎穴

部位：位于颈部，在前喉结外侧大约3厘米处。

主治：对咽喉肿痛、气喘、瘰疬、瘿气、高血压具有良好的疗效。

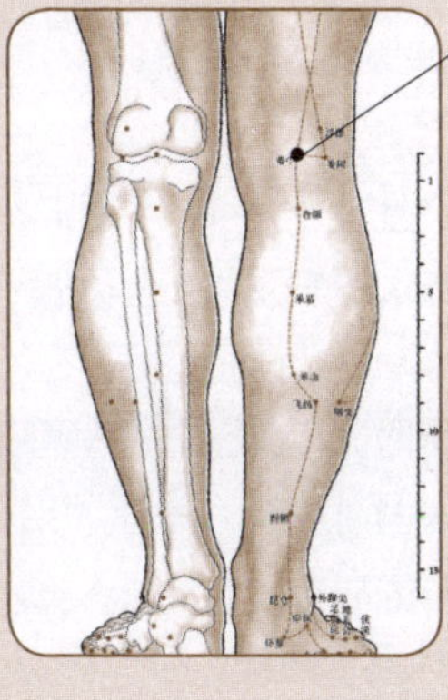

委中穴

部位：属足膀胱经经脉的穴道，在膝盖里侧中央。

主治：腰腿无力、腰痛、四肢发热、热病汗不出、小便难，以及中暑、急性胃肠炎、坐骨神经痛、小腿疲劳、颈部疼痛、下肢瘫痪、臀部疼痛、膝关节疼痛、腓肠肌痉挛等病症。

丰富多样的艾灸器具

在用艾灸治疗病痛的时候，除了要用到艾炷、艾条和一些草药外，有些艾灸方法还需要使用一些艾灸器具。常用的艾灸器具主要有三种：温灸筒、温灸盒、温灸管。

温灸筒

温灸筒是一种特制的筒状金属灸具，大多数温灸筒底部有数十个小孔，筒壁也有许多圆孔;上部有盖，可以随时取下。筒壁上安有一长柄，便于手持，筒壁内部有一小筒，可装置艾绒和药物。温筒灸器有多种，常用的有平面式和圆锥式两种。平面式适用于较大面积的灸治，圆锥式作为小面积的点灸用。

使用方法：将艾绒或在艾绒中掺入适量药物，燃着后放在施灸部位上反复温灸，以局部发热发红，患者感觉舒适为度，一般可灸 15 ～ 30 分钟。

适用病症：风寒湿痹、慢性病、软组织劳损，皮肤病。

温灸盒

温灸盒是一种特制的盒形木制或竹制灸具。用厚约 0.5 厘米的木板或竹板，制成长方形盒子，下面不装底，上面制作一个可以取下的盒盖，在盒内距底边 3 ～ 4 厘米处安装铁纱网一块。温灸盒按规格大小分为大（长 20 厘米、宽 14 厘米、高 8 厘米）、中（长 15 厘米、宽 10 厘米、高 8 厘米）、小（长 11 厘米、宽 9 厘米、高 8 厘米）三种。

使用方法：施灸时，把温灸盒放在施灸部位的中央，把点燃的艾条放在铁纱窗上，对准穴位，盖上盒盖灸 15 ～ 30 分钟。温度可用盒盖进行调节。

适用病症：适用于风寒湿痹、痿证、腹痛、腹泻、挫伤肿痛及虚寒证等。

温灸管

温灸管是用特制温灸管（古代用苇管，也有用竹管的）插入耳道内施灸的一种方法，目前临床上应用的温灸管有两种：一种是一节管状器，另一种是两节管状器。

使用方法：施灸时取大艾炷放在管灸器半个鸭嘴形处，点燃后用胶布封闭温灸管内端，插入耳道中，以施灸时耳内有温热感为度，每次 3 ～ 9 壮，每日 1 次，10 次为 1 个疗程。

适用病症：用于治疗面瘫。

艾灸器具

用艾灸疗法中的温灸法需要借助器具，温灸器主要有三种，即温灸筒、温灸盒、温灸管。

温灸筒

❶ 平面式温灸筒

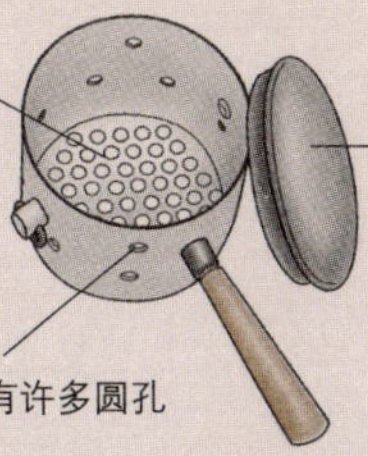

❷圆锥式温灸筒

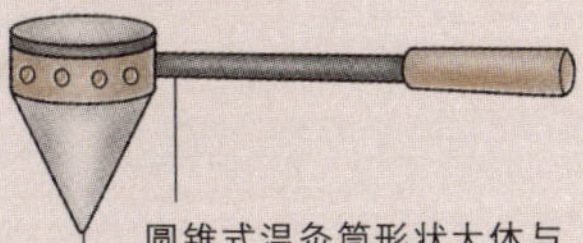
圆锥式温灸筒形状大体与平面式温灸筒类似。
底部为锥形，可用于小面积的点灸。

温灸盒

❸温灸盒

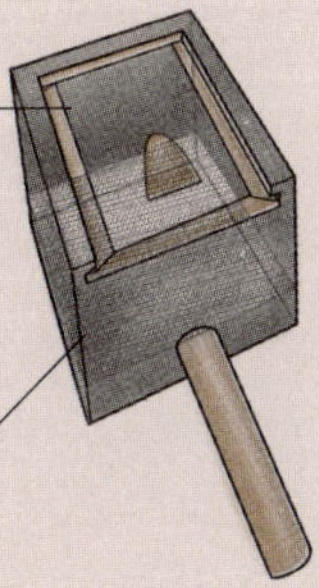

❹多孔温灸盒

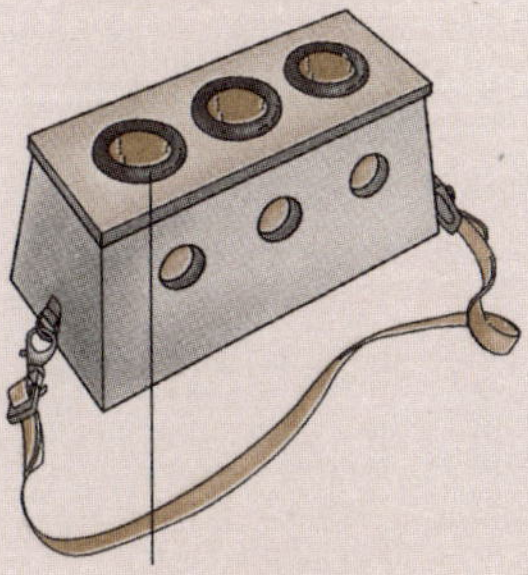

温灸管

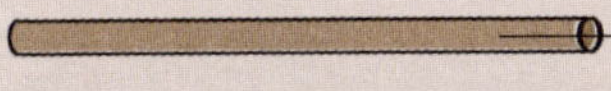
一节管状器

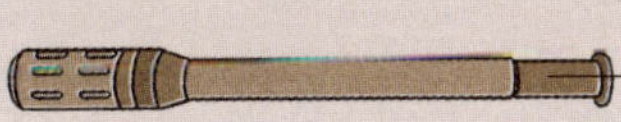

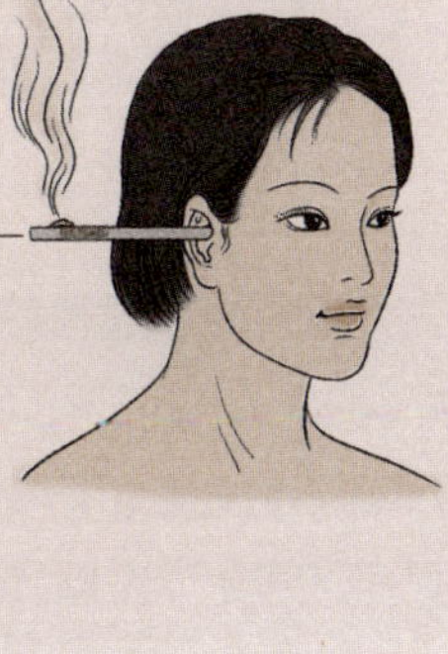

艾灸的用量有讲究

施灸时用量的掌握是决定灸治成功与否的重要因素。灸量的掌握看似很容易，实际上很有讲究，施灸人必须经过长时间的观察和经验积累，才能更好地掌握艾灸的用量。

艾灸的用量

所谓灸量就是施灸时向体内导入的热量，这主要取决于施灸时间长短，施灸的面积大小及施灸时所达到的热度。施灸的时间长短主要由疾病种类、病情轻重、患者体质等多方面因素决定；施灸的面积大小和施灸时所达到的热度主要由施灸时所用艾炷的大小，壮数的多少决定。

艾炷的大小，壮数的多少，可根据疾病的性质，病情的轻重，体质的强弱，年龄的大小及施灸部位的不同，全面考虑，全方位衡量，不能太过也不能不足。

一般按照每次施灸累积总和数来算，施灸壮数少则 1 ~ 3 壮，多则数十壮乃至数百壮。前 3 日每日灸 1 次，以后每隔 2 ~ 3 日灸 1 次，急性病每日可灸 2 ~ 3 次；慢性病隔 3 日、5 日或 7 日灸 1 次，保健灸每月可灸 3 ~ 4 次，终身坚持施灸，可延年益寿。身体健壮、生病频率低的青壮年患者，所用艾炷宜大，壮数宜多。小儿、妇女、老人及久病体弱之人，所用艾炷宜小，壮数宜少。在肌肉丰厚的腰背、臀腹、臂等处宜用大炷多灸；在肌肉浅薄的头面、颈项，四肢末端宜用小炷少灸。直接着肤灸，一般以麦粒大小艾炷为宜，每穴灸 5 ~ 7 壮，小儿 3 ~ 5 壮，每次灸 3 ~ 5 穴。使用艾灸急救时，不用具体计算壮数，直到患者心跳正常、恢复神志为止。

此外，在施灸时，还须结合病情，对沉寒痼冷、元气将脱等证宜大炷多灸，以温散寒凝，振奋阳气；对外感风寒则宜小炷，不宜重灸，即可达到温经通络，驱散外邪之功效，否则火邪内郁产生不良效果。

施灸的顺序

施灸的一般顺序：先灸上部，后灸下部；先灸背部；后灸腹部，先灸头身，后灸四肢，先灸阳经，后灸阴经；施灸壮数先少后多，施受艾炷先小后大。如不按顺序施灸，先灸下部，后灸头面，患者可能会出现头面烘热、口干咽燥等不适的感觉。在施灸时还需结合病情，因病制宜，不可拘泥于施灸顺序不变。

艾灸的用量

艾灸的用量与所用艾灸方法相关，使用不同的方法艾灸用量也不同。

不同灸法的用量

- 艾柱灸
  - 直接灸
    - 瘢痕灸 每日7～9壮
    - 无瘢痕灸 每日3～7壮
  - 间接灸
    - 隔姜灸 每日5～10壮
    - 隔蒜灸 每日5～7壮
    - 隔葱灸 每日5～10壮
    - 隔盐灸 每日3～7壮
    - 隔胡椒饼灸 每日5～7壮
    - 隔豆豉饼灸 每日3～5壮
- 艾条灸
  - 悬起灸
    - 温和灸 每日10～15分钟
    - 回旋灸 每日20～30分钟
    - 雀啄灸 每日5～20分钟
- 艾饼灸
  - 日光灸
- 艾熏灸
  - 温灸器灸
    - 温灸筒 每日15～30分钟
    - 温灸盒 每日5～20分钟
    - 温灸管 每日10～30分钟
      - 头面部穴 灸20分钟
      - 背部及四肢穴 灸25分钟
      - 胸腹部穴 灸30分钟

不同人群的用量

人群	艾炷量	艾条量	壮数
儿童	小艾炷	细艾条	壮数少
成人	大艾炷	粗艾条	壮数多
妇女	小艾炷	细艾条	壮数少
肥胖者	大艾炷	粗艾条	壮数多
瘦人	小艾炷	细艾条	壮数少
体弱者	小艾炷	细艾条	壮数少
体壮者	大艾炷	艾条粗	壮数多
初次灸者	小艾炷	细艾条	壮数少
体弱或年老者	小艾炷	细艾条	壮数少
敏感者	小艾炷	细艾条	壮数少
感觉迟钝者	大艾炷	粗艾条	壮数多
功能亢进之疾患	大艾炷	粗艾条	壮数多
功能减退之疾患	小艾炷宜	细艾条宜	壮数少

艾灸结束需调理

施灸结束后根据身体的变化应进行一些处理，在生活上也要配合进行调理，以巩固治疗效果。现在普遍流行使用艾条进行温和灸，施灸后，皮肤有红晕灼热感，但无灸瘢，因此不需处理即可恢复。如使用艾炷直接灸后可能会损伤皮肤组织，产生化脓、水疱现象。此时，应当注意疮面护理，同时灸后也应从饮食起居方面加以调护。

灸后处理

使用直接灸，施灸后局部出现水疱。水疱小时，切记不可挑破，5 ~ 8 天即可自然吸收。如水疱较大可用注射器或消毒针将疱内液体抽出，涂上龙胆紫药水或消炎膏、烫伤膏，然后用消毒纱布覆盖固定加以保护，直至水疱吸收愈合。

若灸火较重，发生灸疮，除要放液外，还要保护灸疮，为避免感染要做适当处理。可以用消毒液、酒精、生理盐水清洗；也可以在灸疮化脓后，每天用葱头、薄荷煎水清洗，每天可清洗 2 ~ 3 次，每次清洗后需贴上玉红膏。从化脓到收口每日不可间断，以促进疮口愈合。持续 20 ~ 30 天疮口便可愈合。如果灸疮疼痛难忍，疮口难以愈合，可用桃枝、柳枝、芫荽、黄连各适量煎汤温洗；灸疮久不收口，多为气虚，可以内服内托黄芪丸。灸疮脱痂后，应继续用柳枝汤温洗，同时注意保护局部皮肤，免受风寒侵袭。

灸后调理

施灸后，应当从有利于灸疮愈合或保护机体正气出发，注意调理。施灸产生灸疮后为了促进灸疮的正常透发，可适量食用有助于透发的食物，如鸡肉、鲤鱼、笋、豆类、香蕈、蘑菇等。当灸疮开始愈合后，便应当减少有助透发食物的摄入，以免延长灸疮愈合的时间。

使用化脓灸后，灸疮处在化脓期间，应当避免重体力劳动。灸疮受到污染而发炎时，可用消炎药膏涂敷疮口并口服抗生素消炎。疮口未愈合时饭菜宜清淡，忌食鱼、虾、蟹、鹅、鸡、羊肉、辛辣食物，忌烟酒。否则易生痰涎，致病气滞留，灸疮不能外透。同时，性生活过度也会有碍灸疮收口。由此可见，灸后要从饮食、起居等多方面加以调护，才能取得较好疗效。

灸伤的等级与处理

施灸后根据伤势程度的不同，将灸伤分为三级：1度灸伤、2度灸伤、3度灸伤。不同的灸伤有不同的处理方法。

灸伤的等级与处理表

灸伤等级	症状	痊愈过程	处理方法
1度灸伤	对表皮基底层以上的皮肤组织造成伤害发生水肿或水疱。	灸伤的皮肤可以在5～8天内结痂并自动脱落，愈后不留瘢痕。	1度灸伤后，发直径为1厘米左右的水疱，不需任何处理，待其吸收即可。直径2～3厘米的水疱多数会破裂，待水流尽，可涂龙胆紫药水以防感染（切忌剪去疱皮），待结痂自愈。
2度灸伤	灸治温度对皮肤基底层造成破坏，但未损伤真皮组织而发生水肿、溃烂、体液渗出。	受损伤的皮肤在7～20天内结痂并自动脱落，留有永久性浅在瘢痕。	如有水疱，在第5天可剪开疱皮放水，并剪去疱皮，暴露被破坏的基底层。为了延长伤面愈合时间，不使用外伤收敛药物及干燥疗法，为了防止感染，可用含有薄荷的杀菌软膏敷贴，每4日换药1次，待其自愈。
3度灸伤	所灸部位的大部分或全部真皮组织被破坏，皮肤发生干枯变白，而后水肿、溃烂，形成无菌性化脓。	伤面在20～50天结厚痂自动脱落，愈后留有较厚的永久性瘢痕。	伤面不加任何处理，只直接敷贴含薄荷的杀菌软膏即可，每4日换药1次。伤面的无菌脓液不必清理，直至结痂自愈。

皮肤组织结构

表皮：表皮为皮肤的最外层。表皮有许多微小的神经末梢，没有血管。表皮按细胞形态可分为5层，由外至内依次为：角质层、透明层、颗粒层、棘细胞层、基底层。

皮下组织：皮下组织在真皮下，由疏松结缔组织和脂肪组织构成，内含丰富的血管、淋巴管、神经、汗腺和深部毛囊。

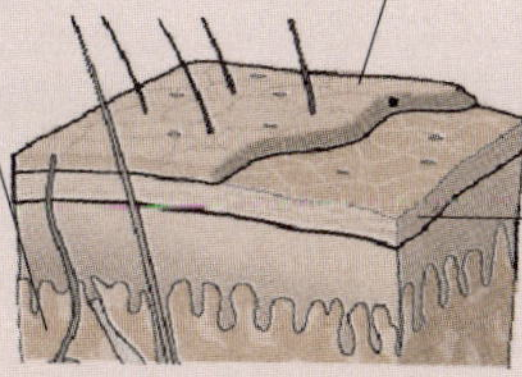

真皮：真皮为排列致密而不规则的结缔组织，由浅部的乳头层和深部的网状层构成，由中胚层分化而来。

酸、麻、胀、痛是“灸感”

灸感，是施灸时自我所感知的热、风、凉、寒、麻、胀、酸、沉、痛等感觉。灸感的发生是艾火的热力与药力的双重作用的结果，是艾火循环和经气与病气在体内斗争的表现。

灸感产生原理

施灸时体内的经气被艾火激发和推动，经气在运行的过程中与患病处的邪气抗衡，经气战胜邪气后，邪气会外泻，因而引发的一系列灸感现象。灸感的发生与否会直接关系到灸疗效果的好坏。

灸感种类

具体来讲，灸感共有七种：第一是透热，灸热从施灸点皮肤表面直接向深部组织穿透，甚至直达胸腹腔脏器；第二是扩热，灸热以施灸点为中心向周围扩散；第三是传热，灸热以施灸点开始循经络向远部传导，甚至直达病灶；第四是局部不热（或微热）而远部热，也就是施灸部位不热（或微热），而远离施灸部位感觉很热；第五是表面不热（或微热），而皮肤下深部组织，甚至胸腹腔脏器感觉很热；第六是施灸部位或远离施灸部位产生酸、胀、麻、热、重、痛、冷等非热感觉；第七是上述灸感传导之处，病症随之缓解，施灸部位产生的热、胀、痛等感觉发生深透远传，所到之处病症随之缓解。

第六、七种感觉说明艾灸的纯阳之气沿着经络传导，艾灸达到预期疗效。灸感并非局限在施灸的部位，而是会沿着经络传导的。灸感的强弱一般代表了经络阻塞的程度。有灸感、灸感强，说明自身的经络通畅，作用立竿见影；没有灸感表示经络中邪气淤积严重，需要时间开淤散阻，因此，见效较慢。

在正常人之中，灸感因时、因地、因人而异。一般刺激越强，时间愈长，刺激次数愈多，则感传愈易出现；“经络敏感人”灸感相对强烈；在温暖安静的环境里，同时皮肤湿润，思想集中，则灸感较易发生，传递速度也较快。反之，施灸时间短，次数少，室内又寒冷、喧闹，皮肤干燥，经络不敏感，则灸感多迟钝或不能被感知。

灸感的种类与阶段

灸感一共有七种：即透热、扩热、传热、局部不热远部热、表面不热内部热、施灸部位或远离施灸部位产生非热感觉、施灸部位发生深透远传。这七种灸感在灸疗过程中依次深入，第六、七种感觉的出现，表明艾灸的作用发挥到了极致。

灸感的种类

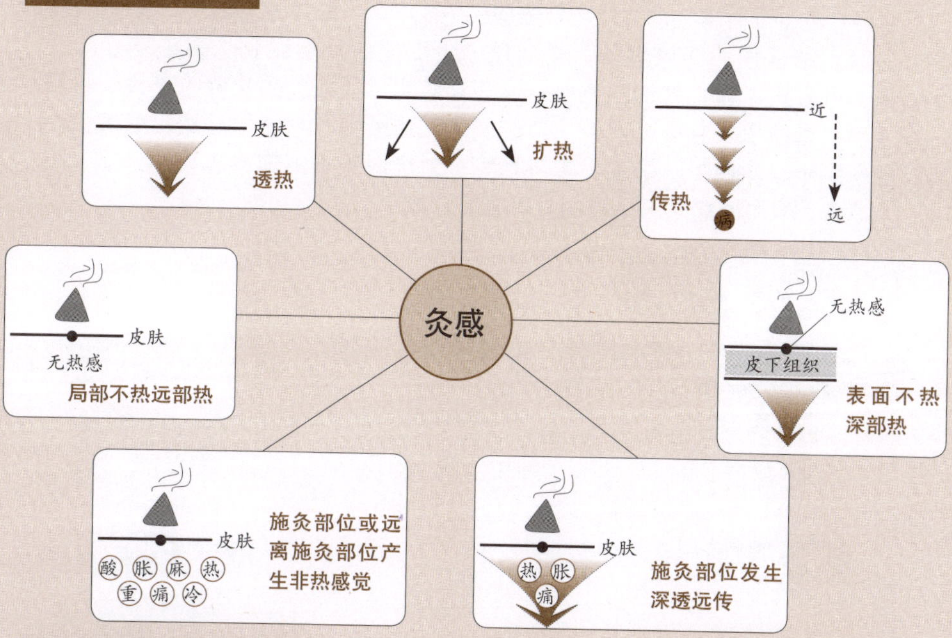

灸感的不同阶段

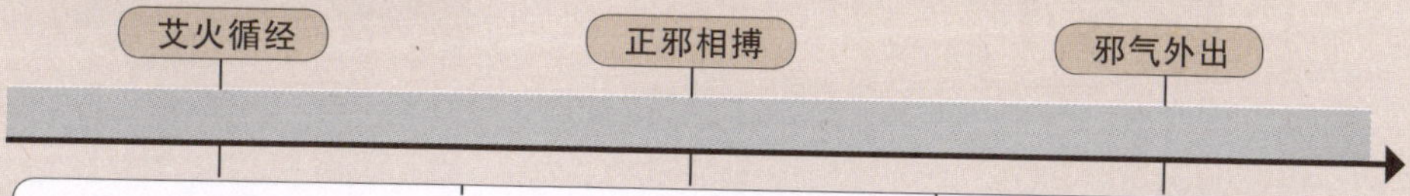

温热是施灸时第一阶段出现的动态灸感，是艾火自动循经促使气血升温、循环运行的良性反应。

麻、胀、酸、沉、痛是施灸时第二阶段出现的静态灸感，是体内正气与邪气作斗争的正常反应。

风、凉、寒是施灸时第三阶段出现的动态灸感，是体内正气强而邪气弱，邪气被排出体外的良性反应。

十大艾灸保健穴

无敌长寿穴——足三里

作用：此穴有养生保健的功能，能够增强体力、消除疲劳、强壮神经、预防衰老；能够理脾胃、调气血、补虚弱；还能增强下肢体力，防治四肢肿胀。

主治：结核病、伤风感冒、高血压、低血压、动脉硬化、冠心病、心绞痛、风心病、肺心病、脑溢血后遗症；腹泄、便秘、消化吸收不良、肝脏疾患、胃痉挛、急慢性胃炎、口腔及消化道溃疡、急慢性肠炎、胰腺炎、腹水膨胀、肠梗阻、痢疾、胃下垂等；对胫腓骨神经痛、坐骨神经痛、小儿麻痹、风湿痹痛、末梢神经炎等都有疗效。

足三里穴艾灸法

灸　法	灸　量	时间/次数
艾炷直接灸	每次5～7壮	每日1～2次
艾条温和灸	每日5～20分钟	每日1次

精确取穴

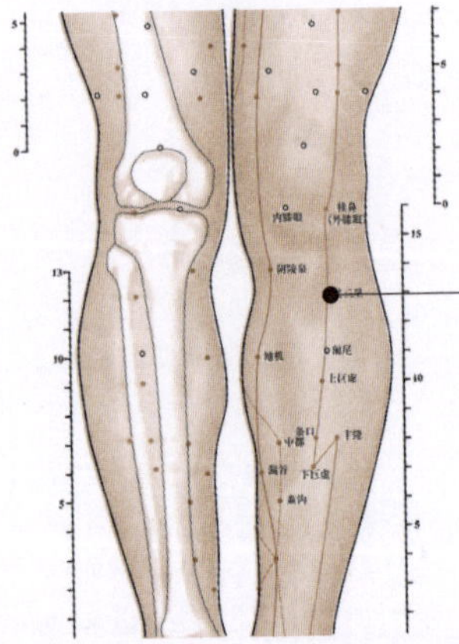

足三里 位于小腿前外侧，当犊鼻穴下3寸，距胫骨前一横指处。

取穴妙招

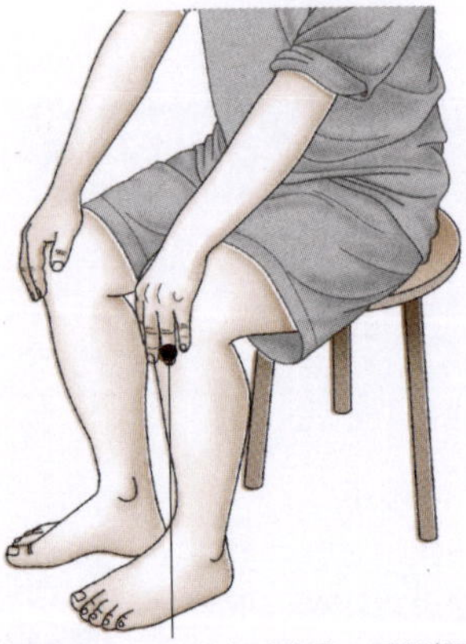

正坐，屈膝90°，手心对髌骨，手指朝下，无名指端处。

益气补肾穴——神阙

作用：有温阳固脱、健运脾胃的作用，对小儿泻痢有特效。
主治：能够治疗急慢性肠炎、痢疾、脱肛、子宫脱垂、水肿、中风、中暑、不省人事、肠鸣、腹痛、泻痢不止等疾患。

神阙穴艾灸法

灸　法	灸　量	时间/次数
艾炷隔盐灸	每次5～7壮	每日1～2次

精确取穴

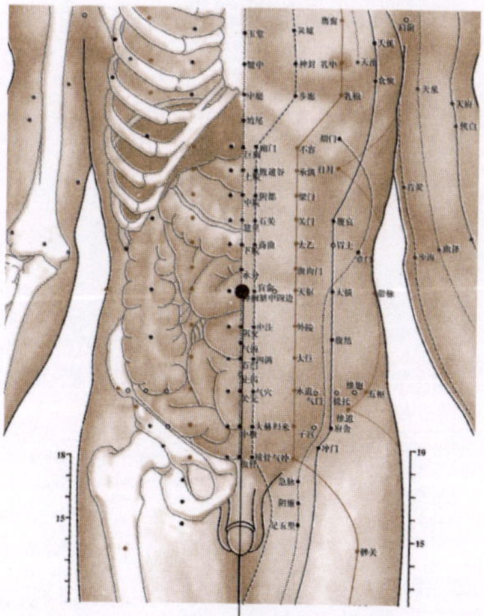

神阙 在人体的腹中部，肚脐中央。

取穴妙招

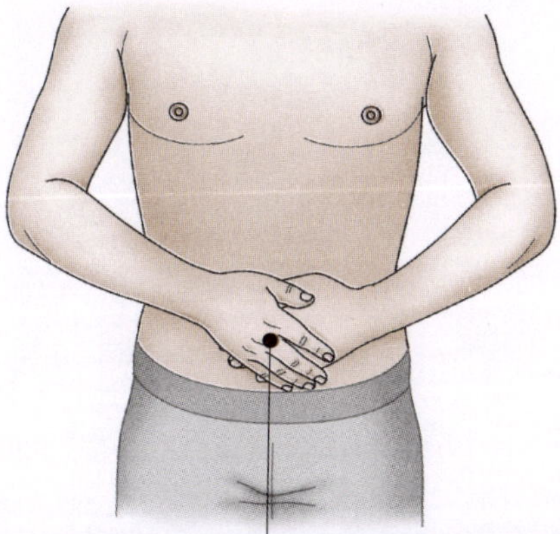

在肚脐正中取穴即可。

培肾固本穴——关元

作用：有培肾固本、调气回阳的作用。

主治：能够治疗阳痿、早泄、月经不调、崩漏、带下、不孕、子宫脱垂、闭经、遗精、遗尿、小便频繁、小便不通、痛经、产后出血、小腹痛、腹泻、腹痛、痢疾、完谷不化等症状；对全身衰弱、尿路感染、肾炎、疝气、脱肛、中风、尿道炎、盆腔炎、肠炎、肠粘连、神经衰弱、小儿消化不良等疾患，都有很好的疗效，而且有调理、改善的功能。

关元穴艾灸法

灸　法	灸　量	时间/次数
艾炷直接灸	每次7～15壮	每日1～2次
艾条温和灸	10～20分钟	隔日1次

精确取穴

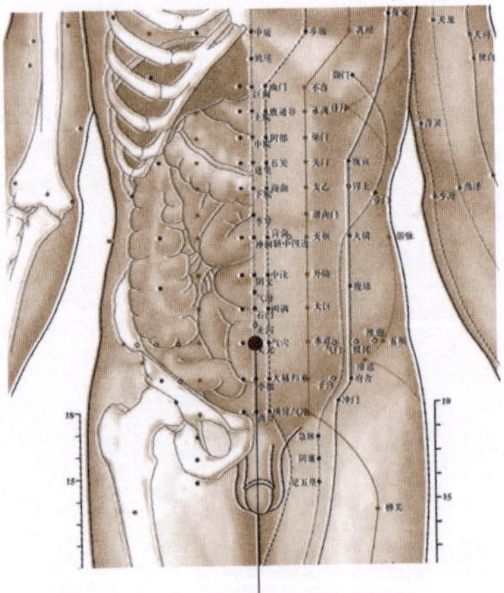

关元 在人体的下腹部，前正中线上，脐下3寸处。

取穴妙招

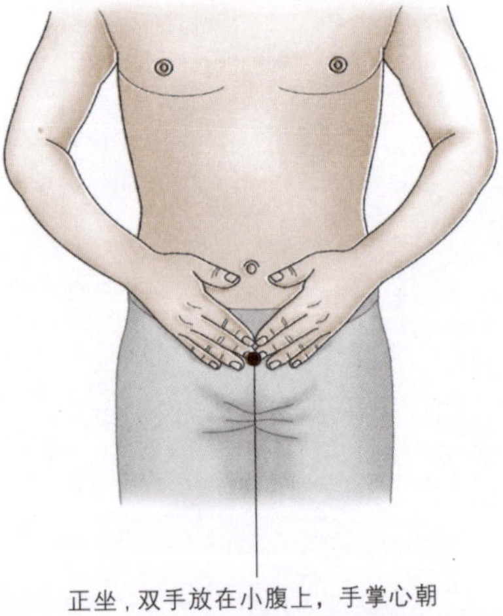

正坐，双手放在小腹上，手掌心朝下，左手中指的指腹所在位置即是。

健胃奇穴——中脘

作用：健脾益胃，培补后天。

主治：胃痛，腹痛，腹胀，呕逆，反胃，食不化；肠鸣，泄泻，便秘，便血，胁下痛；喘息不止，失眠，脏燥，癫痫，尸厥；胃炎，胃溃疡，胃扩张，子宫脱垂，荨麻疹，食物中毒。

中脘穴艾灸法

灸 法	灸 量	时间/次数
艾条温和灸	10～15分钟	每日1次或隔日1次

精确取穴

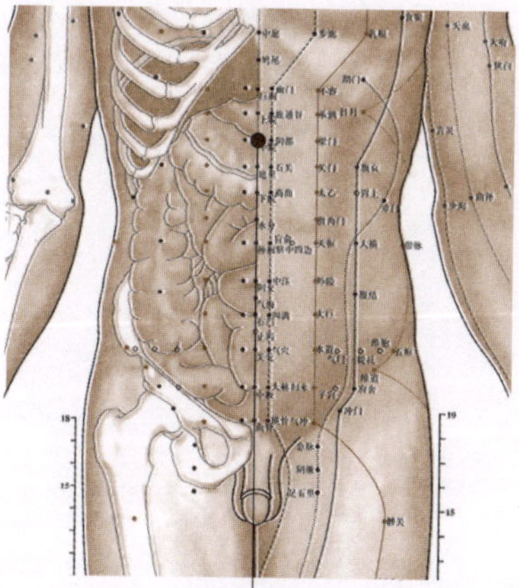

中脘 在上腹部，前正中线上，当脐中上4寸。

取穴妙招

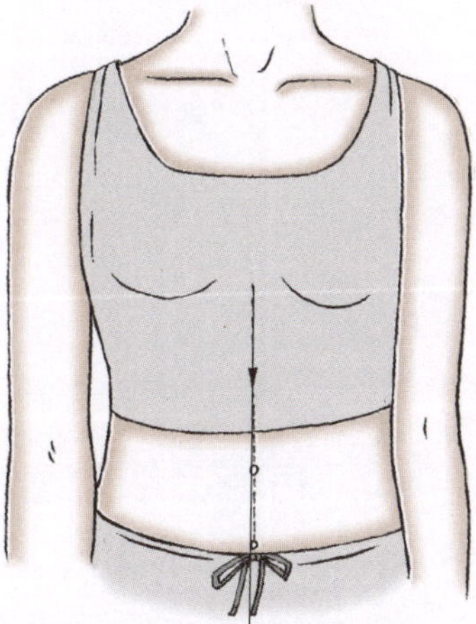

取剑骨突与肚脐的中点即是。

补肾壮阳穴——命门

作用：对肾气不足、精力衰退，有固本培元的作用。

主治：对腰痛、腰扭伤、坐骨神经痛有明显疗效；还能治疗阳痿、遗精、月经不调、头痛、耳鸣，四肢冷等疾患，对小儿遗尿也有疗效。

命门穴艾灸法

灸　法	灸　量	时间/次数
艾炷隔姜灸	每次3～5壮	每日1次或隔日1次

精确取穴

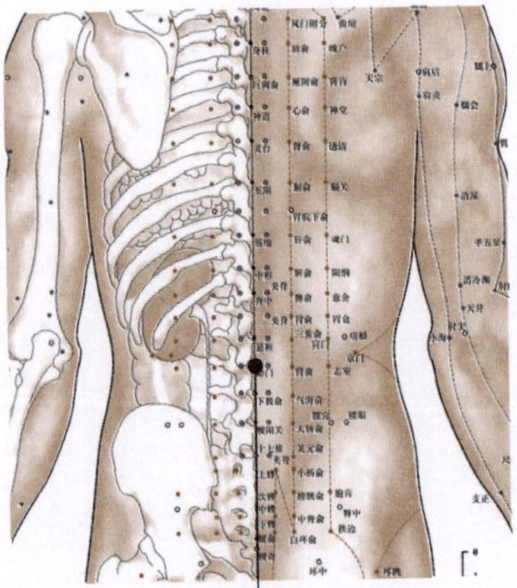

命门 在人体腰部，当后正中线上，第2腰椎棘突下凹陷处。

取穴妙招

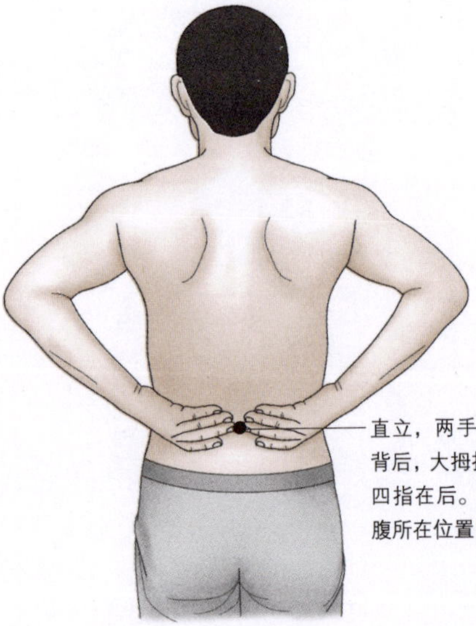

直立，两手伸到腰背后，大拇指在前，四指在后。中指指腹所在位置即是。

强身健心穴——涌泉

作用：具有散热生气的作用，能够益肾、清热、开郁。

主治：治疗咽喉肿痛、头痛、目眩、失音、失眠、小便不利、休克、中暑、中风、高血压、癫痫、女子不孕、月经不调、阴痒、阴挺等疾病，具有特效；还能缓解并治疗神经衰弱、糖尿病、更年期综合征、肾脏等疾病。

涌泉穴艾灸法

灸　法	灸　量	时间/次数
艾炷直接灸	每次3～7壮	每日1次或隔日1次

精确取穴

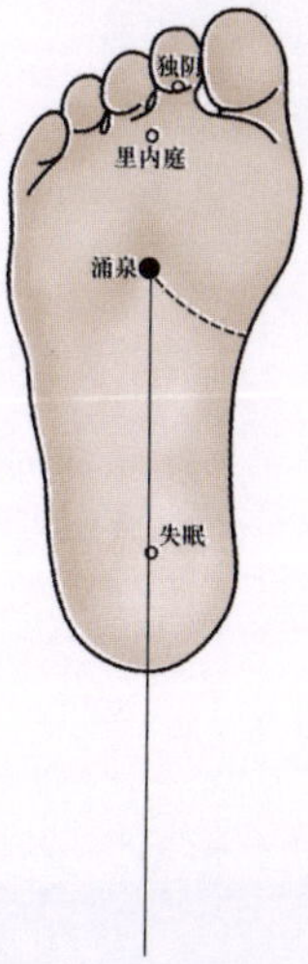

涌泉 在足底足前部的凹陷处，第二、三趾的趾缝纹头端和足跟连线的前 1/3 处。

取穴妙招

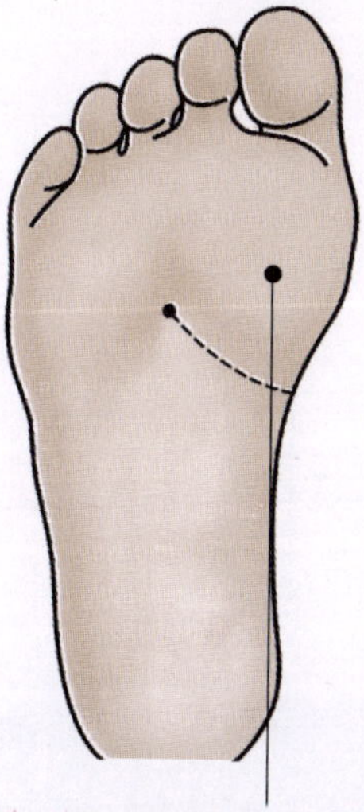

正坐，把一只脚跷在另一只脚的膝盖上，脚掌尽量朝上，脚心最凹处即是。

清脑宁神穴——大椎

作用：有解表通阳、清脑宁神的作用。

主治：能够快速退烧，还能够治疗感冒、肩背痛、头痛，咳嗽、气喘、中暑、支气管炎、湿疹、血液病等疾患；还能够有效治疗体内寄生虫、扁桃腺炎、尿毒症等。

大椎穴艾灸法

灸　法	灸　量	时间/次数
艾条灸温和灸	20分钟	每日1次或隔日1次

精确取穴

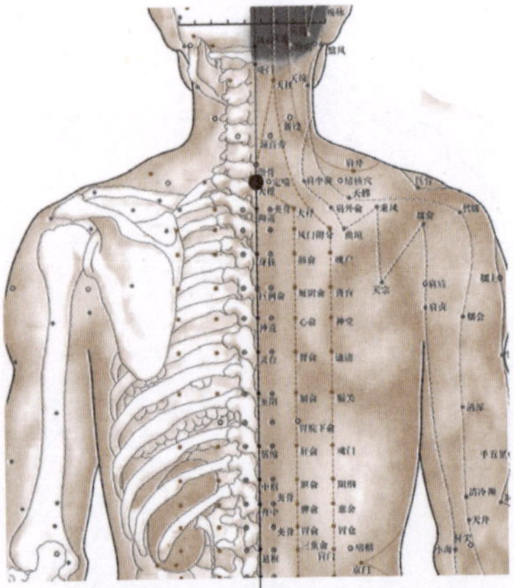

大椎 人体颈部后正中线上，第 7 颈椎棘突下凹陷中。

取穴妙招

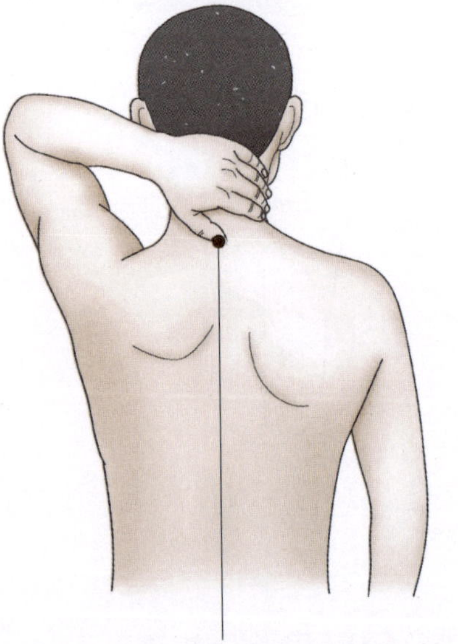

头尽量向下低，颈部最凸出处即是。

清热解毒穴——曲池

作用：有清热解毒、凉血润燥的作用。

主治：此穴对大肠功能障碍、肠炎、肚腹绞痛等，有很好的保健调理效果；缓解皮肤过敏、奇痒难忍或被蚊虫叮咬之后的红肿状况；对结膜炎、眼睑炎、荨麻疹、湿疹，齿槽出血、甲状腺肿等疾病，有很好的调理保健效果。现代中医临床常用来治疗肩肘关节疼痛、上肢瘫痪、流行性感冒、扁桃体炎、急性胃肠炎等。

曲池穴艾灸法

灸　法	灸　量	时间/次数
艾条灸温和灸	10～20分钟	每日1次或隔日1次

精确取穴

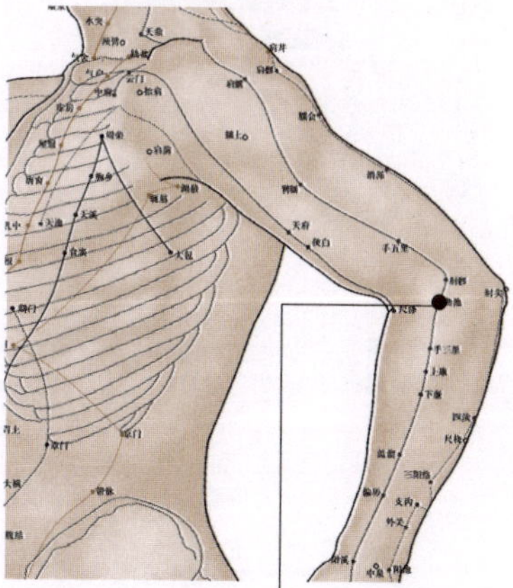

曲池 屈肘呈直角，在肘弯横纹外侧尽头筋骨间凹陷处。

取穴妙招

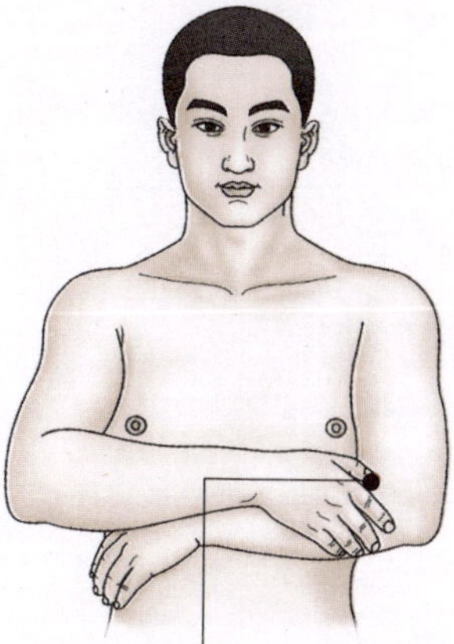

正坐，轻抬左臂与肩高，手肘内屈，大约成直角，将手肘内弯，用另一只手按压此处凹陷即是。

生发阳气穴——气海

作用：具有生发阳气的作用。

主治：绕脐腹痛、水肿膨胀、脘腹胀满、水谷不化、大便不通、泄痢不禁、癃闭、遗尿、遗精、阳痿、疝气、月经不调、痛经、经闭、崩漏、带下、阴挺、产后恶露不止、胞衣不下、脏气虚惫、形体羸瘦，四肢乏力。妇科病、腰痛、食欲不振、夜尿症、儿童发育不良等。

气海穴艾灸法

灸法	灸量	时间/次数
艾条灸温和灸	10～20分钟	每日1次或隔日1次

精确取穴

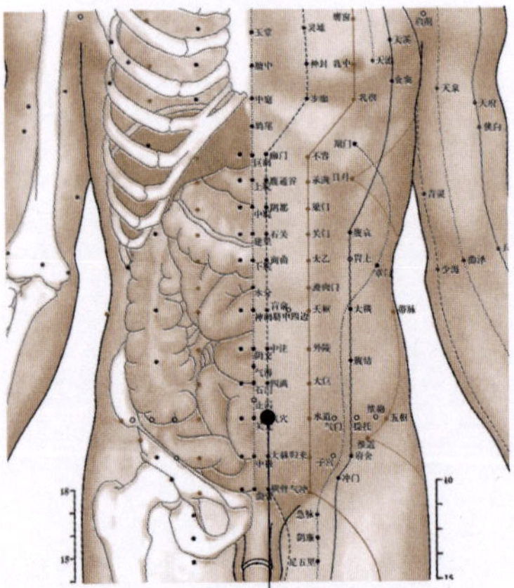

气海 下腹部，前正中线上，脐中下 1.5 寸处。

取穴妙招

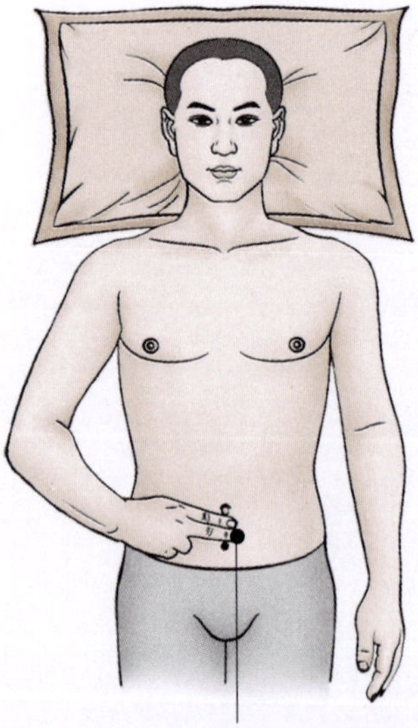

仰卧，食指与中指并拢，将食指横放正中线处，位于肚脐下缘，与之相对中指下缘即是。

妇科病杀手——三阴交

作用：此穴是妇科主穴，对妇科疾病很有疗效。

主治：可治疗子宫功能性出血、月经不调、经痛、带下、不孕、崩漏、闭经、子宫脱垂、难产、产后血晕、恶露不行等；还能治疗男女生殖器官的疾病，如遗精、遗尿、阳痿等；能够使腹胀、消化不良、食欲不振、肠绞痛、腹泻、失眠、神经衰弱、全身无力、下肢麻痹、神经痛、脚气病、更年期综合征等得到缓解。

三阴交穴艾灸法

灸 法	灸 量	时间/次数
艾条灸温和灸	10～20分钟	每日1次或隔日1次

精确取穴

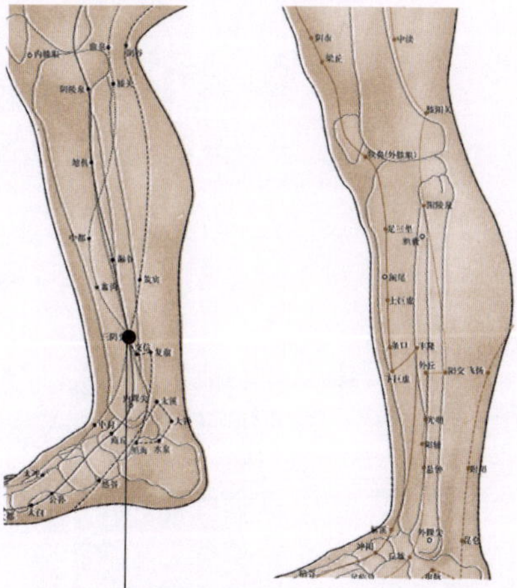

三阴交 踝尖上3寸，胫骨内侧面后缘。

取穴妙招

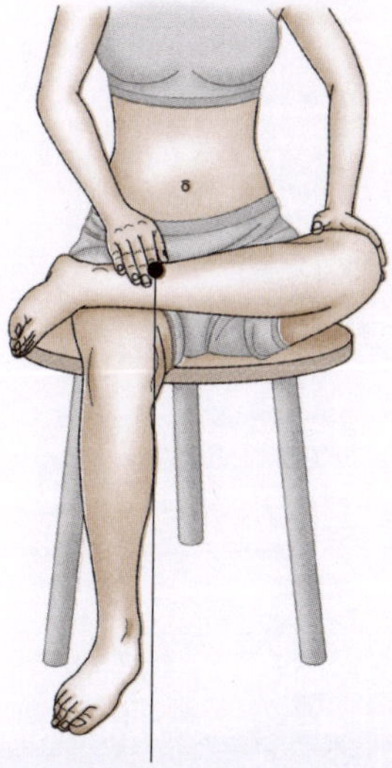

正坐，抬起一只脚，放置在另一条腿上，另一侧手的大拇指除外，其余四指并拢伸直，并将小指置于足内踝上缘处，则食指下，踝尖正上方胫骨边缘凹陷处即是。

闲时艾灸保健康

调和脾胃灸法

脾胃功能正常是气血充足，身体健康的反应；反之则是气血不足，体质虚弱。

中医认为脾胃的功能是消化、吸收、转化人体所需的气血精微，故称为“后天之本”、“气血生化之源”。常使用艾灸疗法能增强脾胃的运化功能，调节胃肠道，促进营养物质的消化吸收和新陈代谢，起到养生保健的作用。调和脾胃灸法适用于任何年龄的人，是防病保健的常用方法。

艾灸治疗方法

灸法	选穴	灸治时间/次数	材料	疗程	主治
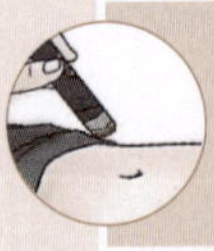 艾条悬起灸	脾俞、胃俞、中脘、天枢	10～20分钟，每日或隔日1次	艾条若干	不限	消化不良，食欲不佳，胃胀腹泻
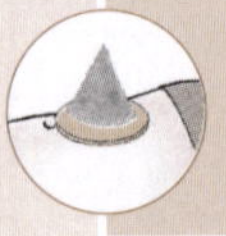 艾炷隔姜灸	脾俞、胃俞、中脘、天枢	1～7壮，每日或隔日1次	大艾炷、姜片若干	20～30天	胃寒怕冷，胃肠功能较差

精确取穴

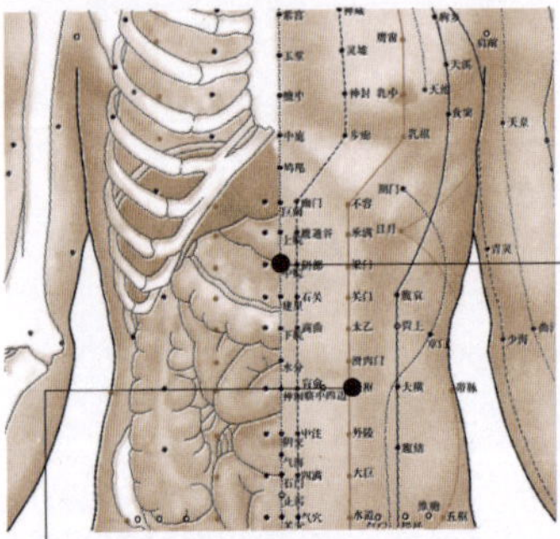

中脘 在上腹部，前正中线，据脐中上4寸处。

天枢 在中腹部，肚脐左右两侧2寸处。

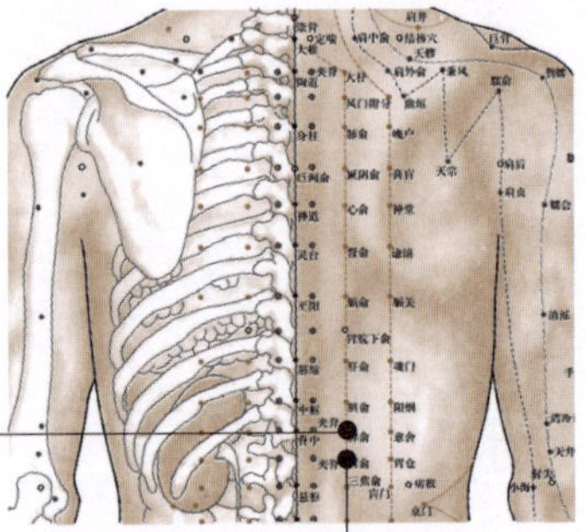

脾俞 在第11胸椎棘突下，脊中旁开1.5寸处。

胃俞 在背部，第12胸椎棘突下，旁开1.5寸。

预防感冒灸法

中医认为易患感冒、流感、咳嗽气喘等呼吸系统疾病者，是由于肺气不足，抗御外邪侵袭的功能失调，易被外邪所伤而致。

艾灸通过温热刺激和艾叶的药理作用，作用相关人体穴位，能够增强肺功能，提高机体免疫力，达到防病保健的作用。

艾灸治疗方法

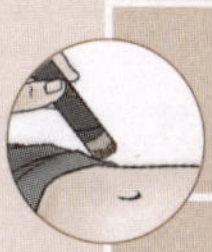
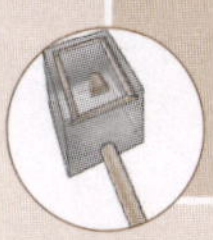

灸法	选穴	灸治时间/次数	材料	疗程	主治
艾条温和灸	足三里、风门	20～30分钟，每日或隔日1次	艾条若干	不限	消化或减轻感冒症状
温灸盒灸	大椎、风门、肺俞	每次20～30分钟，隔日或3日1次	艾绒若干	不限	预防感冒

精确取穴

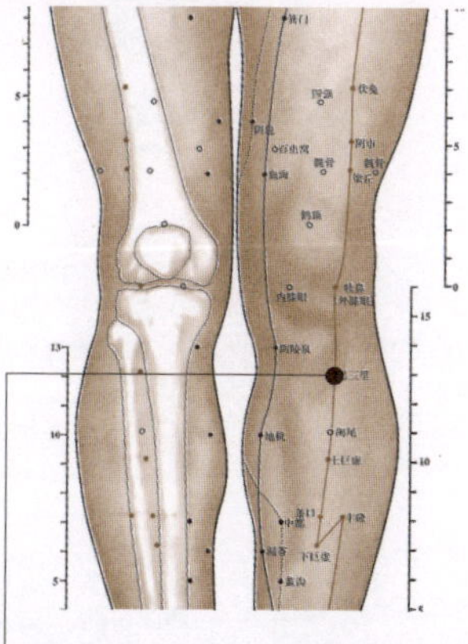

足三里 位于小腿前外侧，当犊鼻穴下3寸，距胫骨前后一横指（中指）处。

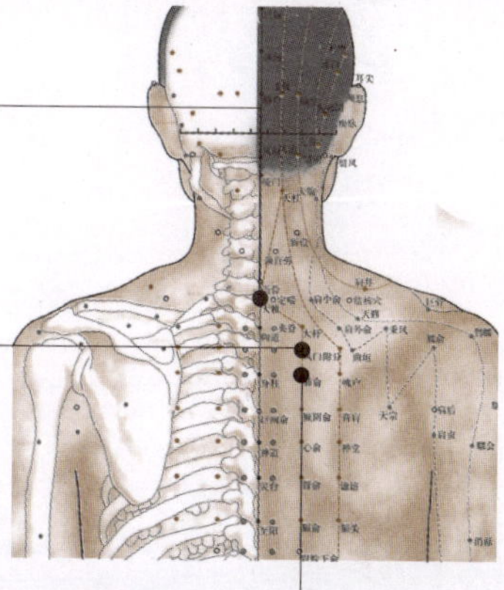

大椎 人体颈部后正中线上，第7颈椎棘突下凹陷中。

风门 在第2胸椎棘突下，旁开1.5寸处。

肺俞 第3胸椎棘突下，旁开1.5寸。

养心安神灸法

养心安神是一种治疗阴虚及心神不安的方法。

使用养心安神灸法能活血通脉，补养心肌，改善心脏功能，镇静安神，促进睡眠；使人的血脉充盈，心神气血调和，精力充沛，思维敏捷。是预防心脏疾病，养生保健，延年益寿的常用方法之一。对各种心血管疾病所致的心慌、失眠、健忘也有疗效。

艾灸治疗方法

灸法	选穴	灸治时间/次数	材料	疗程	主治
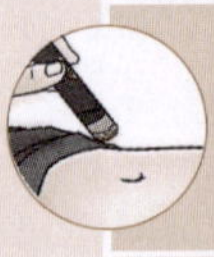 艾条温和灸	内关、心俞、神门、膻中	5～10分钟，每日1次	艾条若干	20～30天，间歇7～10日再灸	心慌、失眠、健忘
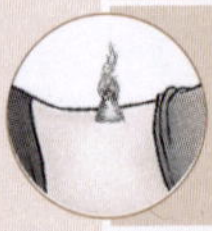 艾炷直接灸	心俞、膻中	3～5壮，每周或10日1次	艾炷若干	不限	心慌、失眠、健忘

精确取穴

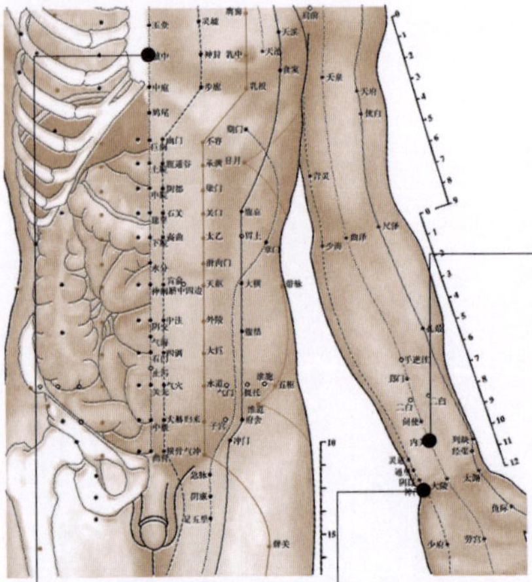

内关 在人体的前臂掌侧，从近手腕的横皱纹的中央，往上大约3指宽的中央部位。

膻中 在人体的胸部，人体正中线上，两乳头之间连线的中点。

神门 在手腕关节的手掌一侧，尺侧腕屈肌腱的桡侧凹陷处。

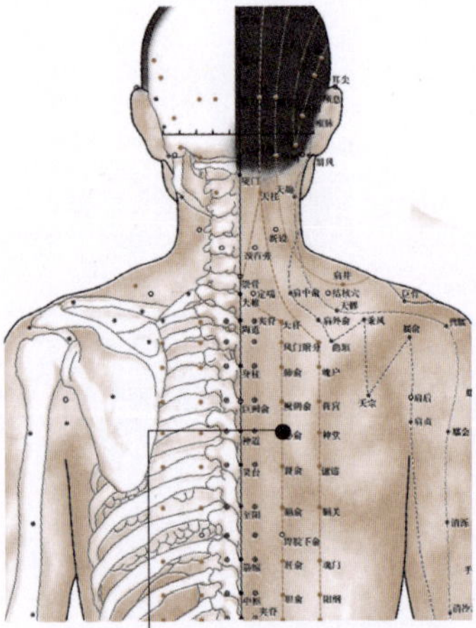

心俞 第5胸椎棘突下，旁开1.5寸处。

调畅情志灸法

所谓“情志”，实际上是指人的精神心理状态。人的情感活动主要与肝的疏泄、藏血等功能有关。

压抑到一定程度，使心理调节机制不能发挥作用时，就会出现疾病。这时使用艾灸有能调节肝的疏泄功能，提高藏血调气的能力，疏肝解郁，调畅气机，从而保持人体气血流通，心情平和，精神舒畅，能够起到养肝护肝、调节情志的作用。

艾灸治疗方法

灸法	选穴	灸治时间/次数	材料	疗程	主治
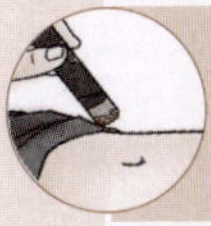 艾条悬起灸	阳陵泉、章门、期门、三阴交、支沟、膻中	10～15分钟，隔日或3日1次	艾条若干	不限	精神紧张、心情抑郁
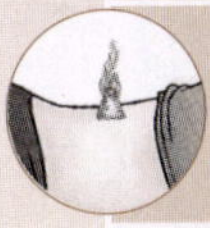 艾炷直接灸	阳陵泉、章门、期门、三阴交、支沟、膻中	3～5壮，每周2次	艾炷若干	15～20天	精神紧张、心情抑郁

精确取穴

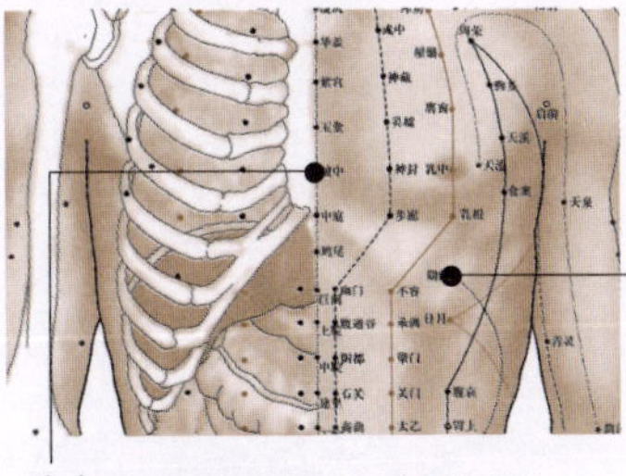

章门 在人体的侧腹部，当第11肋游离端的下方。

期门 在人体的胸部，乳头直下，与巨阙穴齐平。

膻中 在人体的胸部，人体正中线上，两乳头之间连线的中点。

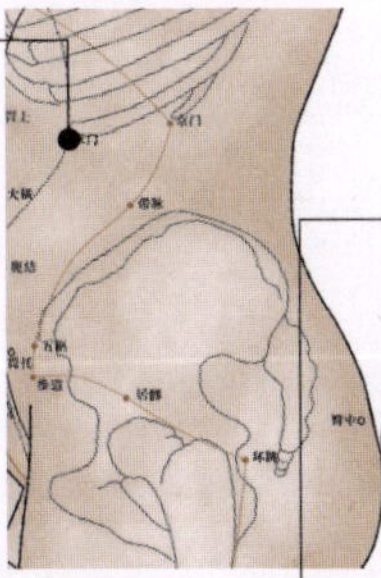

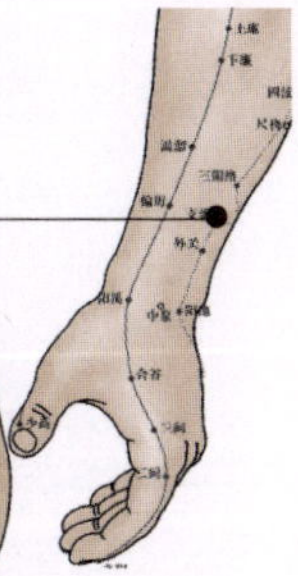

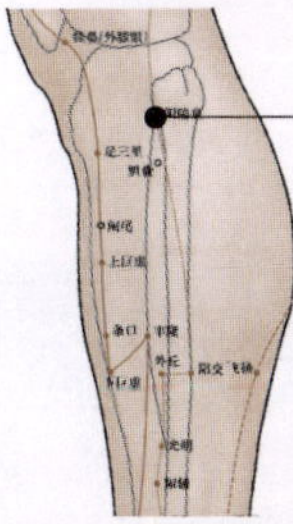

支沟 在前臂背侧，当阳池穴与肘尖的连线上，腕背横纹上3寸。

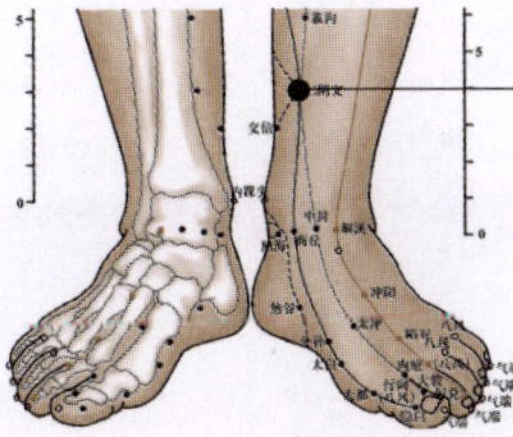

三阴交 踝尖上3寸，胫骨内侧面后缘。

阳陵泉 在人体膝盖斜下方，小腿外侧的腓骨小头稍前的凹陷中。

健脑益智灸法

健脑益智是通过疏通经络气血，增加大脑血流量，调节入脑神经进而有效地提升大脑功能的治疗方法。

健脑益智灸能振奋精神，消除疲劳，提高大脑的思维和记忆能力。尤其在紧张的学习上和工作中用本法进行自我保健，可保持清醒的头脑，充沛的精力。

艾灸治疗方法

灸法	选穴	灸治时间/次数	材料	疗程	主治
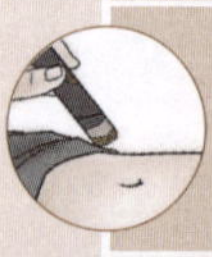 艾条悬起灸	百会、太阳、风池、风府、大椎、合谷、足三里	10～15分钟，隔1～2天1次	艾条若干	1～3个月	脑部功能衰退
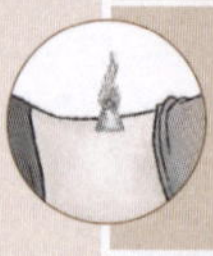 艾炷直接灸	百会、太阳、风池、风府、大椎、合谷、足三里	2～3壮，3日或每周1次	艾炷若干	1～3个月	脑部功能衰退

精确取穴

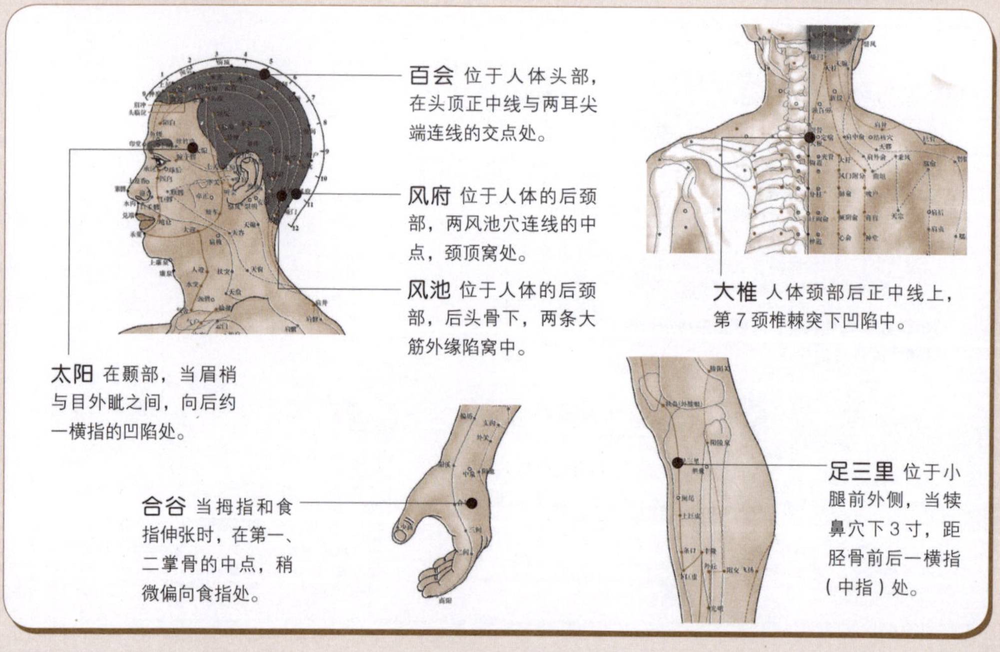

百会 位于人体头部，在头顶正中线与两耳尖端连线的交点处。

风府 位于人体的后颈部，两风池穴连线的中点，颈顶窝处。

风池 位于人体的后颈部，后头骨下，两条大筋外缘陷窝中。

太阳 在颞部，当眉梢与目外眦之间，向后约一横指的凹陷处。

大椎 人体颈部后正中线上，第7颈椎棘突下凹陷中。

合谷 当拇指和食指伸张时，在第一、二掌骨的中点，稍微偏向食指处。

足三里 位于小腿前外侧，当犊鼻穴下3寸，距胫骨前后一横指（中指）处。

补肾强身灸法

肾是人的先天之本。肾不仅有主水液代谢的作用，还有主骨、生髓、补肾强身的作用。肾能滋补肾精肾气，培补元气，补养气血，平衡阴阳，调节内分泌。

补肾强身穴小儿、中年人、老年人皆可使。用于小儿，能促进儿童的身体发育；用于中年人，肾之精气亢盛则精力旺盛，身强体壮；用于老年人，能强壮筋骨，防老抗衰，为养生保健的重要方法。对人体的呼吸、消化、心血管、生殖泌尿、神经、内分泌等系统的许多脏腑组织器官均有调整作用。

艾灸治疗方法

灸法	选穴	灸治时间/次数	材料	疗程	主治
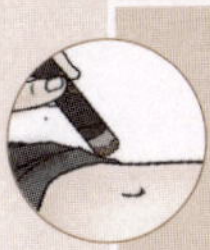 艾条悬起灸	肾俞、太溪、命门、关元、涌泉、膏肓俞、关元俞	10～20分钟，隔日或3日1次	艾条若干	1～3个月	呼吸、消化、心血管、生殖泌尿、神经、内分泌等系统病症
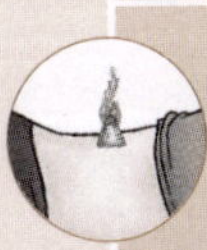 艾炷直接灸	肾俞、太溪、命门、关元、涌泉、膏肓俞、关元俞	2～3壮，每周或10日1次	小艾炷若干	1～3个月	精神紧张、心情抑郁

精确取穴

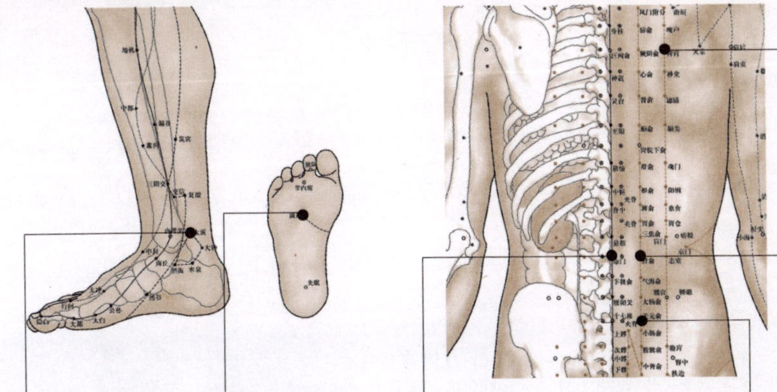

眼睛保健灸法

眼睛，被人喻为“心灵的窗户”。它是五官之首，是人的重要器官，对于人们的工作、学习和生活均至关重要。明目保健措施多以养肝肾之阴、补心肝血分、平肝潜阳、泻降肝火为主。

眼睛保健灸重在疏通眼部的经脉气血，保护眼睛，恢复视力，养血明目，亦能防治多种眼疾，任何年龄均可使用。

艾灸治疗方法

灸法	选穴	灸治时间/次数	材料	疗程	主治
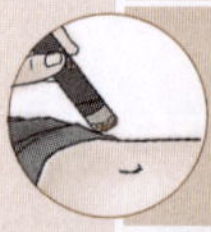 艾条悬起灸	曲池、肝俞、合谷、太阳、阳白、四白	10分钟，每周1～2次	艾条若干	不限	眼疾
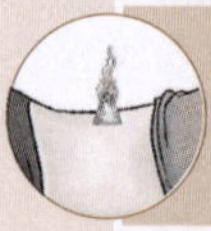 艾炷直接灸	曲池、肝俞、合谷、太阳、阳白、四白	2～3壮，隔2～3日1次	艾炷若干	不限	眼疾

精确取穴

阳白 在人体面部，瞳孔的直上方，距离眉毛上缘约2厘米处。

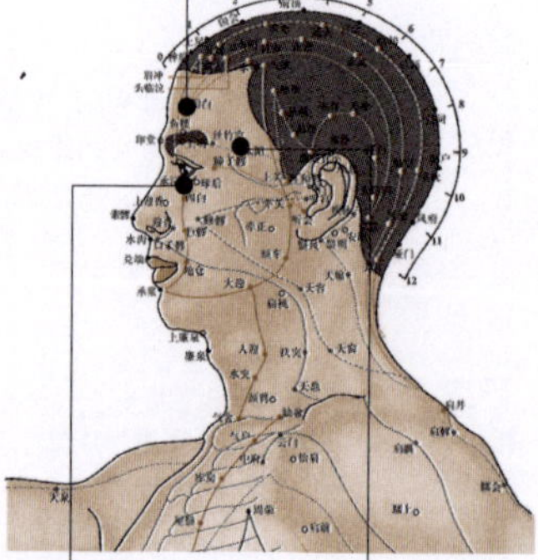

四白 于人体面部，瞳孔直下，当眶下孔凹陷处。

太阳 在颞部，当眉梢与目外眦之间，向后约一横指的凹陷处。

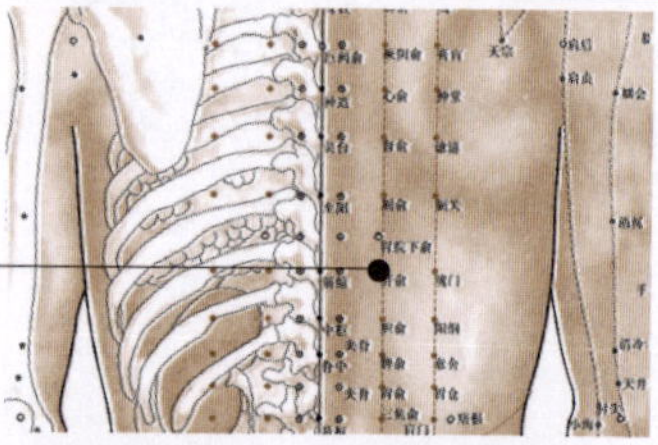

肝俞 在背部，当第9胸椎棘突下，旁开1.5寸。

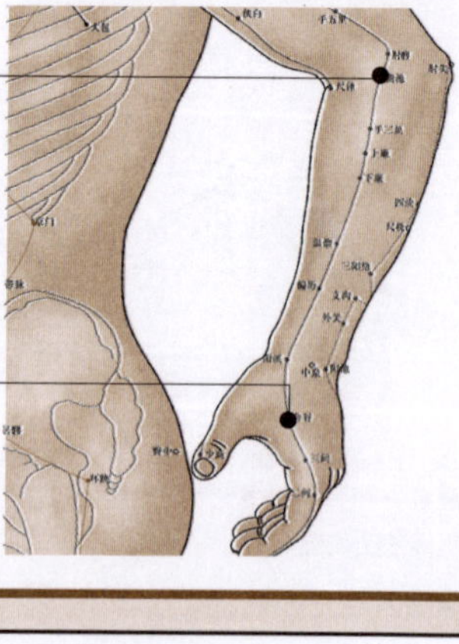

曲池 屈肘成直角，在肘弯横纹尽头筋骨间凹陷处。

合谷 当拇指和食指伸张时，在第一、二掌骨的中点，稍微偏向食指处。

小儿保健灸法

小儿在生长发育过程中，许多脏腑的功能还不够健全，中医称之为脏腑娇嫩，形气未充。因此，通过外部方式增强体质。

通过使用小儿保健灸可以强身保健、健脾和胃、补肺益气、健脑益智，同时加快儿童机体发育。

艾灸治疗方法

灸法	选穴	灸治时间/次数	材料	疗程	主治
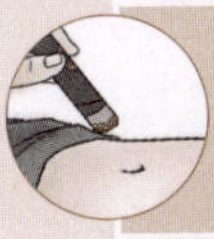 艾条悬起灸	身柱、天枢、中脘、脾俞、风门、肺俞、大椎	5～10分钟，每周1次或每月1～2次	艾炷若干	3～12个月	营养不良、体弱多病
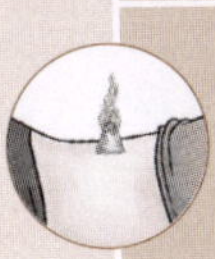 艾炷直接灸	身柱、天枢、中脘、脾俞、风门、肺俞、大椎	1～2壮，每月1～2次	小艾炷若干	3～12个月	营养不良、体弱多病
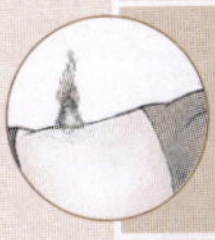 艾炷隔盐灸	神阙	3～10壮，隔日或每周1次	艾炷若干、食盐若干	3～12个月	营养不良、体弱多病

精确取穴

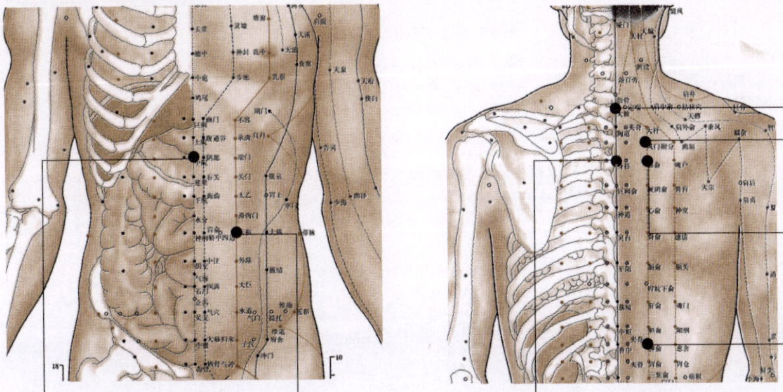

大椎 人体颈部后正中线上，第7颈椎棘突下凹陷中。

风门 在第2胸椎棘突下，旁开1.5寸处。

肺俞 第3胸椎棘突下旁开1.5寸。

脾俞 在第11胸椎棘突下，脊中旁开1.5寸处。

中脘 在上腹部，前正中线，距脐中上4寸处。

天枢 在中腹部，肚脐左右两侧3指宽处。

身柱 背部，当后正中线上，第3胸椎棘突下凹陷中。

青壮年保健灸法

青壮年一般指18～39岁之间的人群。这类人群是机体发育成熟后最富有活力的一类人群，也是最需要保健的人群。

在青壮年时期坚持保健灸可通调气血、滋补阴精、增强体质、延缓衰老，使人气血旺盛、精力充沛、筋骨坚实、肌肉丰满、延年益寿。同时，还能缓解工作压力。

艾灸治疗方法

灸法	选穴	灸治时间/次数	材料	疗程	主治
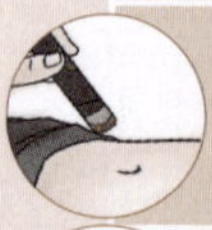 艾条温和灸	关元、肾俞、三阴交、风门、肺俞	5～7壮，隔日或3日1次	艾条若干	1个月	增强体质，缓解压力
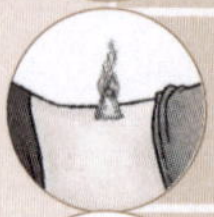 温灸器灸	关元、肾俞	20～30分钟，2~3日1次	艾绒若干	1～3个月	增强体质，缓解压力
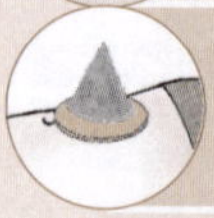 艾炷隔姜灸	关元、肾俞、三阴交、风门、肺俞	5～7壮，隔日1次	艾炷若干	1～3个月	脾肾不足，形体虚寒

精确取穴

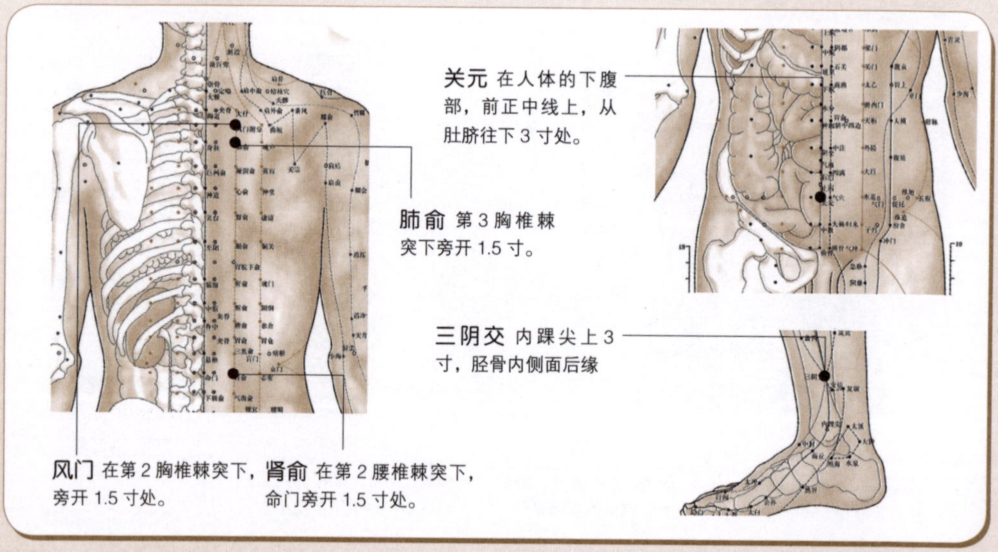

中老年保健灸法

中老年是指正常生命历程中青年之后的阶段，包括中年和老年。一般指男子55岁之后，女子50岁之后到生命结束的这一阶段。这一阶段人体机能逐步走向衰退，因此，加强保健十分重要。

艾灸又有滋补肝肾，益气壮阳，行气活血，舒通经络的作用。调节血压，预防和治疗中风，降低血脂，增强脏腑功能，防病保健，延续衰老，是中老年人防病治病、延年益寿的必用之法。

艾灸治疗方法

灸法	选穴	灸治时间/次数	材料	疗程	主治
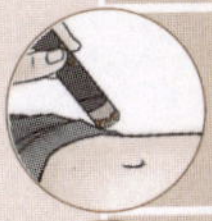 艾条悬起灸	气海、肺俞、风门、大椎、肾俞、关元	10~20分钟，每日或隔日1次	艾条若干	常年	能调节血压、预防和治疗中风
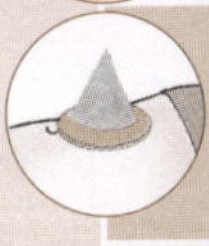 艾炷隔姜灸	气海、肺俞、风门、大椎、肾俞、关元	5~7壮，隔日或每周1次	大艾炷若干	不限	脾肾虚寒

精确取穴

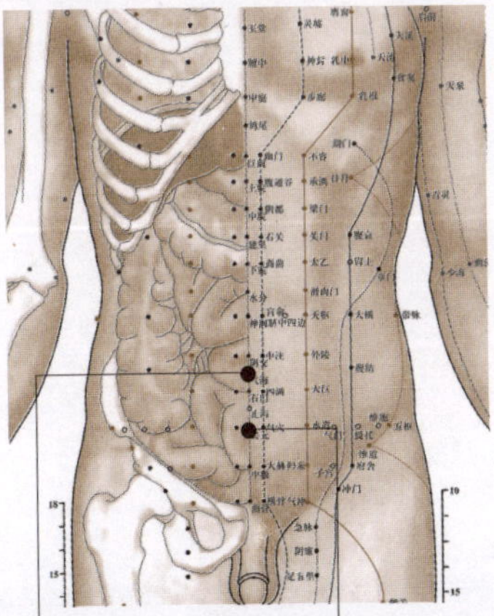

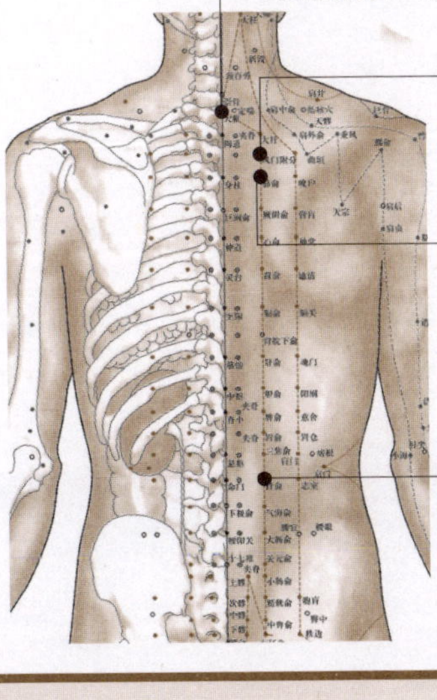

传统养生秘诀

6——刮痧

刮痧作为中国传统中医疗法之一，具有驱邪、排毒、化瘀的特殊功效。它建立在中医对人体深层次了解的基础之上。

按照各个经络穴位与人体脏器互为表里、相互影响的原理，使用对人体有益无害的中性刮痧板，对各个穴位与经络进行合乎气血运行的刮拭，通过开张毛孔，刺激穴位，达到排瘀、祛邪、保健的疗效。

本章继续以文字与图片结合的形式，循序渐进地引导读者了解和掌握刮痧方法，从而使这一传统保健的良法在日常生活中起到应有的作用。

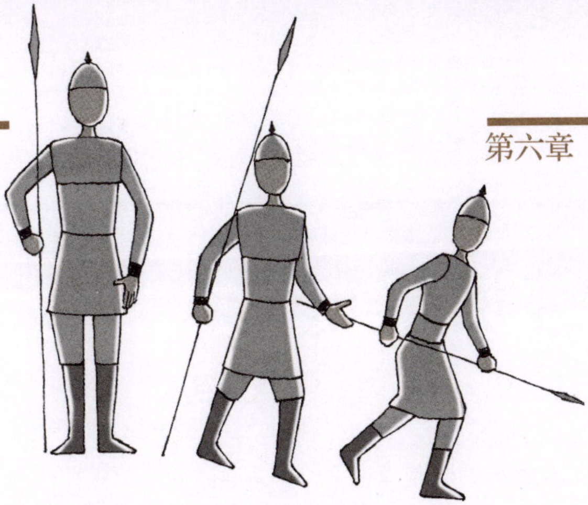

哪种刮痧板最好

在古代，铜钱、汤勺、嫩竹板都做过刮痧工具，如今一般都用刮痧板来进行刮痧。常见的刮痧板有牛角刮痧板和玉质刮痧板两类。

广泛地说，凡是边缘圆钝、质地较硬，但不会对皮肤造成意外损伤的物品都可用来刮痧，如家庭中的汤匙、瓷碗边儿、梳子背儿等都是可就地取材的工具。在古代，石器、陶器、苎麻、硬币都曾充当过刮痧的工具。但是，如果长期使用或作为治疗工具，还是用正规一些的刮痧板比较好。现在主要的刮痧工具就是刮痧板。刮痧板一般为长方形，边缘较为光滑，四角为钝圆。刮痧板的两个长边，一边厚，一边薄。薄的那一面常用于人体平坦部位，厚面适合进行按摩保健刮痧，刮痧板的角适合在人体凹陷部位刮拭。根据刮痧板的材质不同，分为不同类别的刮痧板。中国传统医学认为，犀牛角或是牛角最好，玉、石次之，瓷片亦好，塑料不宜。

目前在市面上可以看到各种形状的刮痧板、集多种功能的刮痧梳，主要有水牛角制品和玉制品。刮痧板选用天然水牛角为材料，对人体肌表无毒性刺激和不良化学反应，而且水牛角味辛、咸，性寒。中医认为，辛可发散，行气活血，润养肌肤，咸可软坚润下，寒可清热解毒。因此用水牛角质地的刮痧板可达到发散行气、清热解毒、活血化瘀的作用。此外，水牛角刮痧板质地坚韧，光滑耐用，其药性与犀牛角相似，不过药力稍逊。因为犀牛为保护动物，所以，水牛角常常作为犀牛角的代用品。

中医认为，玉性味甘平，入肺经，能够润心肺，清肺热；玉具则有清音哑、止烦渴、定虚喘、安神明、滋养五脏六腑的功效，是具清纯之气的良药，可避秽浊之病气。因此，玉质刮痧板有助于行气活血、疏通经络而无副作用。

不管是水牛角质地的还是玉制品，刮拭完毕后，都应该将刮痧板用肥皂水清洗擦干或用酒精擦拭消毒。最好固定专人专板使用，避免发生交叉感染。如果水牛角刮板长时间受潮、长时间浸泡、长时间暴露在干燥的空气中，都会发生裂纹而影响其使用寿命。因此，每次刮痧完毕后都要洗净然后立即擦干，最好放在塑料袋或皮套内保存。玉质板在保存时应避免磕碰而发生破损。

刮痧的适用症与禁忌

刮痧疗法的治疗范围非常广泛，但是，刮痧也不是万能的，有些病症不宜进行刮痧。

刮痧适应症

内科病症：感冒发热、头痛、咳嗽、呕吐、腹泻、高温中暑、急慢性支气管炎、肺部感染、哮喘、心脑血管疾病、中风后遗症、遗尿症、急慢性胃炎、肠炎、便秘、腹泻、高血压、眩晕、糖尿病、胆囊炎、肝炎、水肿、消化性溃疡、肾炎、慢性肝炎、肺心病、神经性头痛、血管性头痛、三叉神经痛、坐骨神经痛、胆绞痛、胃肠痉挛和失眠、多梦、神经官能症等病症。

外科病症：急性扭伤、腰椎间盘突出症、足跟痛、脉管炎、毛囊炎、坐骨神经痛、肩周炎、落枕、慢性腰痛、风湿性关节炎、类风湿性关节炎、关节骨质增生、股骨头坏死、痔疮、皮肤瘙痒、荨麻疹、痤疮、湿疹等病症。

儿科病症：营养不良、食欲不振、生长发育迟缓、小儿感冒发热、腹泻、遗尿等病症。

五官科病症：牙痛、鼻炎、鼻窦炎、咽喉肿痛、视力减退、弱视、青少年假性近视、急性结膜炎、耳聋、耳鸣等病症。

妇科病症：痛经、闭经、月经不调、乳腺增生、产后缺乳、带下病、盆腔炎、乳腺炎、人工流产综合征。

保健：预防疾病、病后恢复、强身健体、减肥、美容等。

刮痧禁忌

禁刮病症：白血病、血小板减少、严重贫血、皮肤高度过敏、破伤风、狂犬病、心脑血管病急性期、肝肾功能不全。

禁刮人群：久病年老的人、极度虚弱的人、极度消瘦的人、囟门未合的小儿。

禁刮部位：皮肤破损溃疡、疮头、未愈合的伤口、韧带及肌腱急性损伤部位，孕妇的腹部和腰骶部、妇女乳头、孕妇和经期妇女的三阴交、合谷、足三里等穴位，肝硬化腹水者的腹部、眼睛、耳孔、鼻孔、舌、口唇、前后二阴、肚脐。

禁刮情况：醉酒、过饥、过饱、过渴、过度疲劳等。

一定要掌握的几种刮痧方法

刮痧法根据刮拭的角度、身体适用范围等方面可以分为面刮法、平刮法、角刮法、推刮法、厉刮法、点按法、按揉法等。

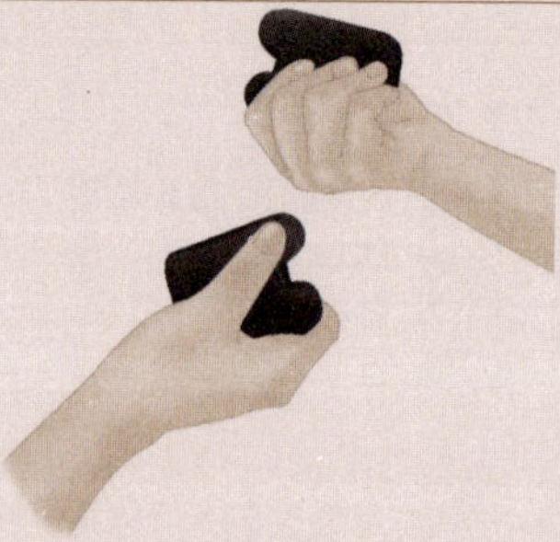

握板法：要刮痧首先要学会正确的持板方法，也就是握板法，否则刮痧时容易疲惫且效果不佳。正确的握板方法是：刮痧板的长边横靠在手掌心，大拇指和其他四个手指分别握住刮痧板的两边，刮痧时用手掌心的部位向下按压。

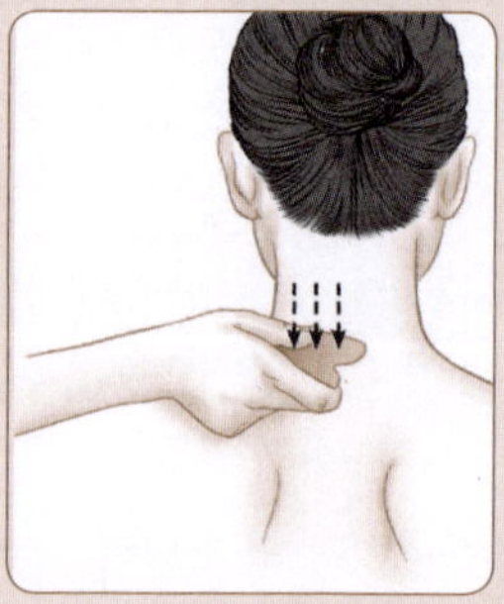

◀面刮法

面刮法是最常用的刮拭方法。手持刮痧板，向刮拭的方向倾斜 30°～60°，以 45° 最为普遍，依据部位的需要，将刮痧板的 1 / 2 长边或全部长边接触皮肤，自上而下或从内到外均匀地向同一方向直线刮拭。面刮法适用于身体平坦部位的经络和穴位。

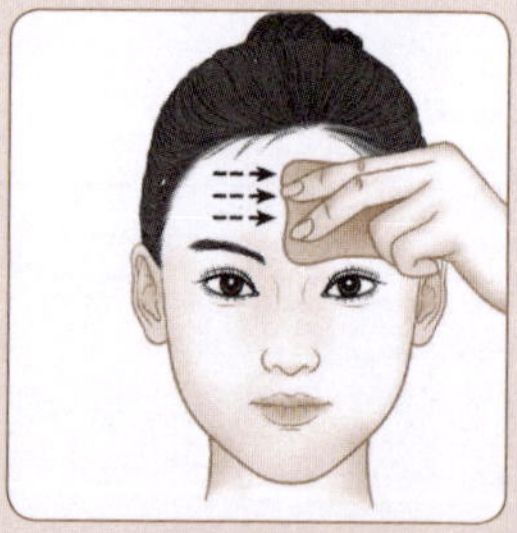

平刮法▶

手法与面刮法相似，只是刮痧板向刮拭的方向倾斜的角度小于 15°，而且向下的渗透力也较大，刮拭速度缓慢。平刮法是诊断和刮拭疼痛区域的常用方法。

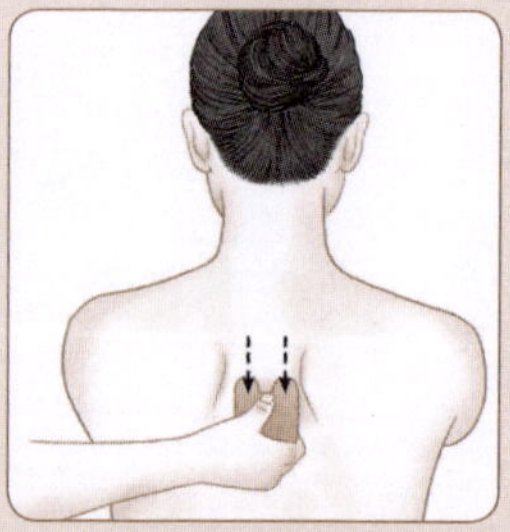

◀角刮法

使用刮板的角部在穴位处自上而下进行刮拭，刮板面与皮肤呈 45°，适用于肩部、胸部等部位或穴位的刮痧。刮拭时要注意不宜过于生硬，因为角刮法比较便于用力，所以要避免用力过猛而伤害皮肤。

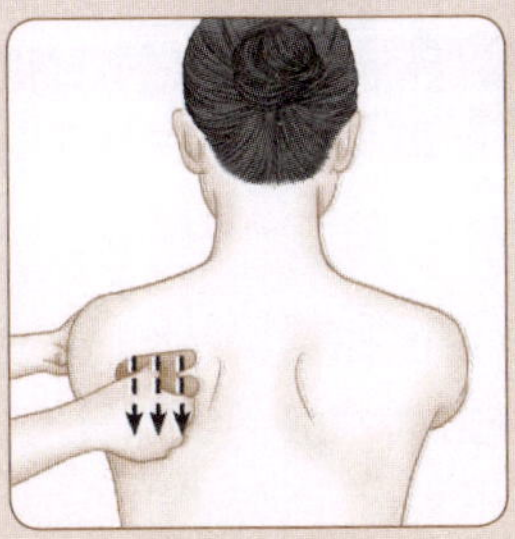

推刮法

推刮法的操作手法与面刮法大致相似，刮痧板向刮拭的方向倾斜的角度小于 45° ，压力大于平刮法，速度也比平刮法慢一点。

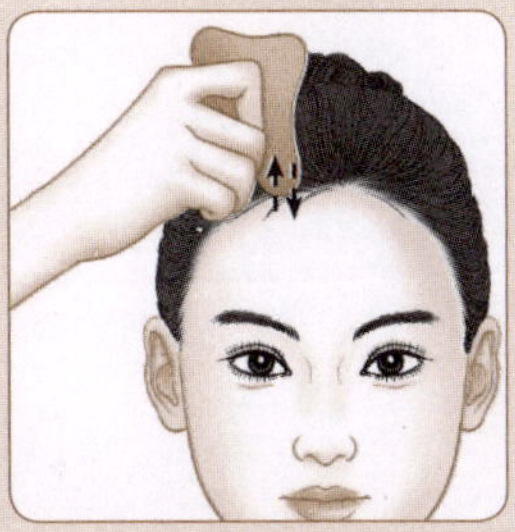

厉刮法

刮痧板角部与刮拭部位呈 90° 垂直，刮痧板始终不离皮肤，并施以一定的压力，在约 1 寸长的皮肤上做短间隔前后或左右的摩擦刮拭。这种刮拭方式主要用于头部穴位的刮拭。

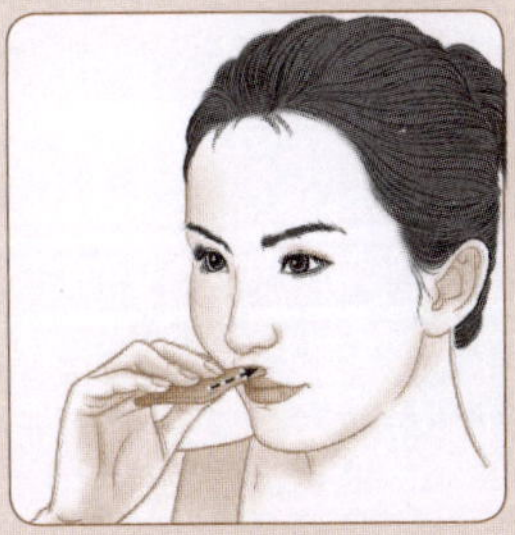

点按法

将刮痧板角部与要刮拭部位呈 90° 垂直，向下按压，由轻到重，逐渐加力，片刻后快速抬起，使肌肉复原，多次反复。这种方法适用于无骨骼的软组织处和骨骼缝隙、凹陷部位。要求手法连贯自如，这种手法刺激性较强，具有镇痛止痛、解除痉挛的作用，多用于实证的治疗。

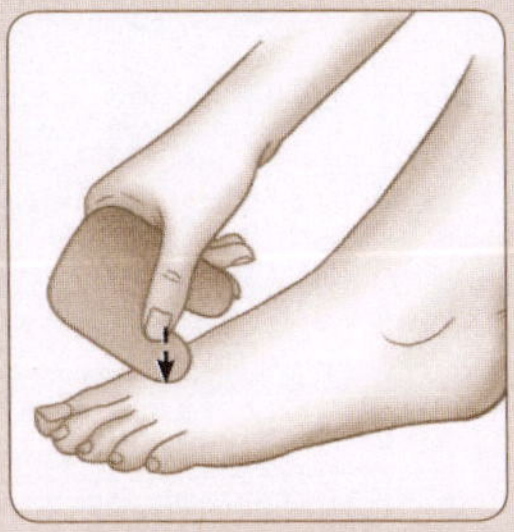

垂直按揉

垂直按揉法将刮痧板的边沿以 90° 按压在穴区上，刮痧板与所接触的皮肤始终不分开，做柔和的慢速按揉。垂直按揉法适用于骨缝部穴位以及第二掌骨桡侧的刮拭。

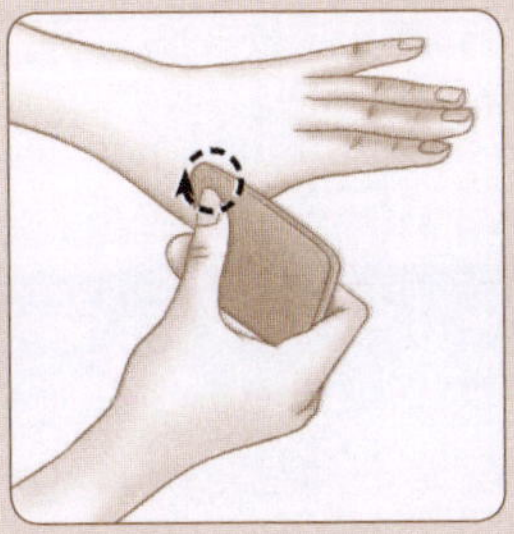

平面按揉

用刮痧板角部的平面以小于 20° 按压在穴位上，做柔和迟缓的旋转，刮痧板角部平面与所接触的皮肤始终不分开，按揉压力应当渗透到皮下组织或肌肉。这种刮法常用于手足全息穴区、后颈、背腰部全息穴区中疼痛敏感点的刮拭。

刮痧需要润滑剂

刮痧的介质其实就是刮痧用的润滑剂。润滑剂有两方面的作用，一方面是增加润滑度，减少刮痧阻力， 避免刮痧时刮伤皮肤；另一方面刮痧润滑剂具有一定的药物治疗作用，可以增强刮痧的功效。

明清以前刮痧常用的介质是香油、食用油、酒、猪脂、水或药汁等，现在比较常用的刮痧介质有以下几种：

1. 冬青膏 冬青膏是把冬绿油（水杨酸甲酯）和凡士林按 1:5 的比例调成的。多用于一切跌打损伤的肿胀、疼痛以及陈旧性损伤和寒性病症的刮痧治疗。

2. 白酒 刮痧时一般选用浓度较高的粮食白酒或药酒。多用于损伤疼痛、手足痉挛、腰膝酸软等病症的刮痧治疗。值得一提的是，对发热病人还具有降温的功效。

3. 麻油 即从胡科植物芝麻种子中榨取的脂肪油，也叫做“胡麻油”、“香油”。多用于久病劳损、年老体弱者及婴幼儿等的刮痧治疗。

4. 鸡蛋清 把生鸡蛋一头磕开一个小口，将蛋清倒出。多用于热病、手足心热、烦躁失眠、嗳气吐酸等病症的刮痧治疗。

5. 刮痧活血剂 以天然植物油为原料，经提炼、浓缩调配而成，具有活血化瘀，促进血液循环、扩张毛细血管、促进出痧等作用。主要成分是当归、川芎、赤芍、红花、桃仁、乳香、穿山甲等。主要用于痛症的刮痧治疗。

6. 薄荷水 把新鲜的薄荷叶泡在水里 1 天后，去渣取汁。多用于发热或局部红肿等病。

7. 扶他林 是一种比较常用的镇痛抗炎乳胶剂，强效镇痛抗炎药物双氯芬酸二乙胺含量丰富。多用于运动性损伤、腰酸背痛、肩周炎、类风湿性关节炎、骨关节炎等病症的刮痧治疗。值得一提的是，扶他林也可以单独使用，具有抗炎镇痛的功效。

8. 刮痧油 由芳香药物的挥发油与植物油提炼、浓缩而成，具有行气开窍、祛风除湿、止痛的作用。

9. 止痛灵 用天然中药丹参、桃仁、血竭、蜈蚣、三七、麝香、酒精提炼而成，具有消毒杀菌、活血止痛的作用。

刮痧后的反应

刮痧后会出现一些“痧象”，患者也会出现一些身体反应，对于这些“痧象”和反应要区别对待，遇到不正常的反应要进行及时处理和补救。

刮痧后，对于局部皮肤有微热感、出现颜色不同、形状不一的痧象等反应，患者都不必惊慌，这些都是刮痧的正常反应。而对于出现疲劳、痧象两天后仍未消退甚至当场晕刮等现象则应积极防治，这些都是刮痧出现的不良反应。

刮痧反应	出现原因	正常／异常	如何处理	如何预防
刮拭部位出现不同颜色形态的痧，颜色有鲜红色、暗红色、紫色及青黑色。形态有斑块状、水疱样、包块状或结节状。	/	正常	/	/
刮痧半小时后皮肤表面的痧逐渐融合，呈现出一片的痧，深部色块样的痧逐渐消失。12 小时后，色块样的痧变成青紫色或青黑色。	/	正常	/	/
5 ~ 7 天后痧点慢慢消退。胸背部、上肢部、颜色较浅的痧都容易消退，腹部、下肢部、颜色较深的痧则不容易消退。	/	正常	/	/
刮痧 24 小时内有短时间的疲劳反应，全身低热。	体质虚弱、刮痧时间过长、力度过重。	异常	适度休息即可恢复正常。	不用采取特别的预防措施，平时注意增强体质即可。
刮痧治疗结束后，刮拭部位皮肤出现肿胀、灼热等不适的感觉，两天后还没有消退。	刮拭时间太长，力度太重。	异常	可在刮痧 24 小时后进行局部热敷。	适当减少刮拭时间，减小刮拭力度。
患者出现头晕目眩、面色苍白、心慌出冷汗、四肢发冷、恶心欲吐，甚至出现血压下降、神志昏迷，这种情况就是晕刮。	患者存在紧张情绪，或者在空腹、过度疲劳等情况下进行刮痧，或者刮拭时间太长、力度太重，刮拭部位太多。	严重异常	停止刮拭，给患者喝温开水或糖水，用刮痧板角部点按百会穴、水沟穴、内关穴、足三里穴、涌泉穴。	消除对刮痧的紧张情绪；不要在空腹、熬夜、过度疲劳的状态下刮痧。

人体不同部位的不同刮痧方法

整体刮拭的顺序是自上向下，先头部，背、腰部或胸、腹部，后四肢。背、腰部及胸、腹部可根据病情决定刮拭的先后顺序。基本上按照头颈部→脊柱→胸部→腹部→四肢和关节的顺序来进行刮拭。每个部位一般先刮阳经，再刮阴经，先刮拭身体左侧，再刮拭身体右侧。

头部

头部有头发覆盖，所以刮拭时不用涂刮痧润滑剂。可使用刮痧板薄面边缘或刮痧板角部刮拭来增强刮拭效果，每个部位刮 30 次左右即可，刮至头皮有发热感为宜。

1 刮拭头部两侧：从头部两侧太阳穴开始至风池穴，经过穴位为头维穴、额厌穴、悬颅穴、悬厘穴、率谷穴、天冲穴、浮白穴、脑空穴等。

2 刮拭前头部：从百会穴至前发际。经过穴位为前顶穴、通天穴、囟会穴、上星穴、神庭穴等。

3 刮拭后头部：从百会穴至后发际。经过穴位为后顶穴、脑户穴、风府穴、哑门穴等。

4 刮拭全头部：以百会穴为中心，呈放射状向全头发际处刮拭。经过全头穴位和运动区、语言区、感觉区等。

头部刮痧可以改善头部血液循环，疏通全身阳气；能够有效预防和治疗中风及中风后遗症、头痛、脱发、失眠、感冒等病症。

面部

因为面部出痧会影响美观，所以进行面部刮痧时，方向应该是由内向外按肌肉走向刮拭。手法一定要轻柔，以不出痧为度，最好使用性质柔和、渗透性能好的面部刮痧油。刮拭时通常用补法，忌用重力进行大面积刮拭。

（1）刮拭前额部：以前额正中线为基准分开，向两侧分别由内向外刮拭。经过的穴位包括鱼腰穴、丝竹空穴等。

（2）刮拭两颧部：由内向外刮拭。经过的穴位包括承泣穴、四白穴、下关穴、听宫穴、耳门穴等。

（3）刮拭下颌部：以承浆穴为中心，经过的穴位包括地仓穴、大迎穴、颊车穴等。

刮拭面部有养颜祛斑美容的功效。对眼病、鼻病、耳病、面瘫、雀斑、痤疮等颜面五官的病症有很好的疗效。

颈部

颈后高骨是大椎穴，为“诸阳之会”，刮拭时，用力要轻柔，应用泻法，不可用力过重，可以用刮板棱角刮拭，以出痧为度。肩部肌肉丰富，用力可以重些，从风池穴到肩髃穴，一次刮拭，中间不要停顿，一般用平补平泻手法。

（1）刮拭颈部正中线：从哑门穴到大椎穴。

（2）刮拭颈部两侧到肩部：从风池穴经肩井穴、巨骨穴至肩髃穴。

刮拭颈部，具有育阴潜阳、补益正气、防止风邪侵入人体的作用。

背部

刮拭背部时要按照由上向下的方向，一般先刮后背正中线的督脉，然后再刮两侧的夹脊穴和膀胱经脉。应用轻柔的补法刮拭背部正中线，千万不可用力过大，以免伤及脊椎，最好用刮板棱角点按棘突之间。刮拭背部两侧时，要采用补法或平补平泻法，而且用力还要均匀，刮拭时最好一气呵成，中间不要停顿。

（1）刮拭背部正中线：从大椎穴至长强穴。

（2）刮拭背部两侧：背部足太阳膀胱经循行路线，也就是脊背旁开 1.5 寸以及 3 寸的位置。

刮拭背部主治心、肺等疾病。对预防和治疗黄疸、胆囊炎、胆道蛔虫、急慢性肝炎、肠鸣、泄泻、便秘、脱肛、痢疾、肠痈等疾病有很好的疗效。

胸部

胸部的刮拭方向有两种，正中线是从上向下，胸部两侧的刮拭是从内往外。对胸部正中线进行刮拭时，用力要轻柔，宜用平补平泻法，乳头处禁刮。

（1）刮拭胸部正中线：用刮板角部自上而下刮拭，从天突穴经膻中穴向下刮至鸠尾穴。

（2）刮拭胸部两侧：从正中线由内向外刮，用刮板整个边缘由内向外沿肋骨走向刮拭，先刮左侧再刮右侧。刮拭中府穴时宜用刮板角部从上向下刮拭。

胸部主要有心肺二脏。因此刮拭胸部可防治冠心病、慢性支气管炎、支气管哮喘、肺气肿等心、肺疾病，另外还可预防和治疗妇女乳腺炎、乳腺癌等。

腹部

腹部的刮拭方向大致是从上往下的。但是有内脏下垂的患者在刮拭时应从下往上，以免加重病情。空腹或饱餐后禁刮，急腹症忌刮，神阙穴禁刮。

（1）刮拭腹部正中线：从鸠尾穴经中脘穴、关元穴刮至曲骨穴。

（2）刮拭腹部两侧：从幽门、不容、日月向下、经天枢、青俞至气冲、横骨穴。

腹部有肝胆、脾胃、膀胱、肾、大肠、小肠等脏腑。因此刮拭腹部可治疗胆囊炎、慢性肝炎、胃及十二指肠溃疡、呕吐、胃痛、慢性肾炎、前列腺炎、便秘、泄泻、月经不调、不孕等脏腑病变。

四肢

刮拭四肢时，遇关节部位不可强力重刮。对下肢静脉曲张、水肿应从下向上刮拭。皮肤如有感染、破溃、痣瘤等，刮拭时应避开。如急性骨关节创伤、挫伤之处不宜刮痧，但在康复阶段做保健刮痧可提前康复。

（1）刮拭上肢内侧部：方向是由上向下，尺泽穴可重刮。

（2）刮拭上肢外侧部：方向是由上向下，在肘关节处可作停顿，或分段刮至外关穴。

（3）刮拭下肢内侧：方向是从上向下，委中穴可重刮。

（4）刮拭下肢外侧部：方向是从上向下，从环跳穴到膝阳关穴，由阳陵泉穴到悬钟穴。

四肢刮痧可主治全身病症。如手少阴心经主治心脏疾病，足阳明胃经主治消化系统疾病。

膝关节

膝关节刮痧时宜用刮板棱角刮拭，刮拭关节时动作应轻柔。

（1）刮拭膝眼：刮拭前可用刮板的棱角点按膝眼。

（2）刮拭膝关节前部：膝关节以上的刮拭，从伏兔穴至梁丘穴，膝关节以下的刮拭，从犊鼻穴至足三里穴。

（3）刮拭膝关节内侧部：从血海穴刮至阴陵泉穴。

（4）刮拭膝关节外侧部：从膝阳关穴刮至阳陵泉穴。

（5）刮拭膝关节后部：从上往下刮拭，委中穴可重刮。

刮拭膝关节主治风湿性关节炎、膝关节韧带损伤、肌腱劳损等膝关节的病变，另外对腰背部疾病、胃肠疾病的治疗也有很好的疗效。

人体各部位的刮拭方向和顺序图表

顺序	人体	刮拭部位	方法	功效	防治	注意事项
1	头部	头部两侧 前头部 后头部 全头部	用刮板薄面边缘或刮板角部刮拭	改善头部血液循环，疏通全身阳气	中风、头痛、脱发、失眠、感冒等	每个部位刮30次左右即可
2	面部	前额部 两颧部 下颌部	补法，刮拭方向为由内向外	养颜祛斑美容	眼病、鼻病、耳病、面瘫、雀斑、痤疮等	手法轻柔，以不出痧为度
3	颈部	颈部后面正中线	泻法	育阴潜阳、补益正气	颈椎病、肩周炎	用力轻柔
		颈部两侧到肩部	平补平泻			一气呵成，中间不停顿
4	背部	背部正中线	补法	预防脏腑疾病	黄疸、胆囊炎、肝炎、肠鸣、泄泻、便秘、脱肛、痢疾、肠痈	用力轻柔
		背部两侧	补法或平补平泻法			一气呵成，中间不停顿
5	胸部	胸部正中线 胸部两侧	从上向下，平补平泻：从内向外，平补平泻	预防脏腑疾病	冠心病、慢性支气管炎、支气管哮喘、乳腺炎、乳腺癌	用力要轻柔，乳头处禁刮
6	腹部	腹部正中线 腹部两侧	从上往下	预防脏腑疾病	胆囊炎、慢性肝炎、胃及十二指肠溃疡、呕吐、胃痛、慢性肾炎、前列腺炎、便秘、泄泻、月经不调、不孕	空腹或饱餐后禁刮，急腹症忌刮，神阙穴禁刮，有内脏下垂的患者在刮拭时应从下往上
7	四肢	上肢内侧 上肢外侧 下肢内侧 下肢外侧	从上往下	通经活络	全身疾病	关节部位不可重刮，感染、破溃、痣瘤等处刮拭时应避开
8	膝关节	膝眼 膝关节前部 膝关节内侧 膝关节外侧 膝关节后部	用刮板棱角刮拭	舒筋理气	膝关节的病变、腰背部疾病、胃肠疾病	刮拭关节时动作应轻柔

刮痧既可诊病又可治病

» 面部刮痧测健康

面部的皮肤、血脉、肌肉、筋骨都分别受五脏的支配。面部形态、皮肤的变化与内脏有着密切的关联，无论哪个脏腑气血失调都会在面部留下痕迹，所以，刮拭面部检查经脉穴位及全息穴区的阳性反应，可以帮助我们了解全身的健康状况，发现亚健康的部位。而且，刮拭面部不仅可以预测身体的健康状况，还可以美容和间接保健全身。

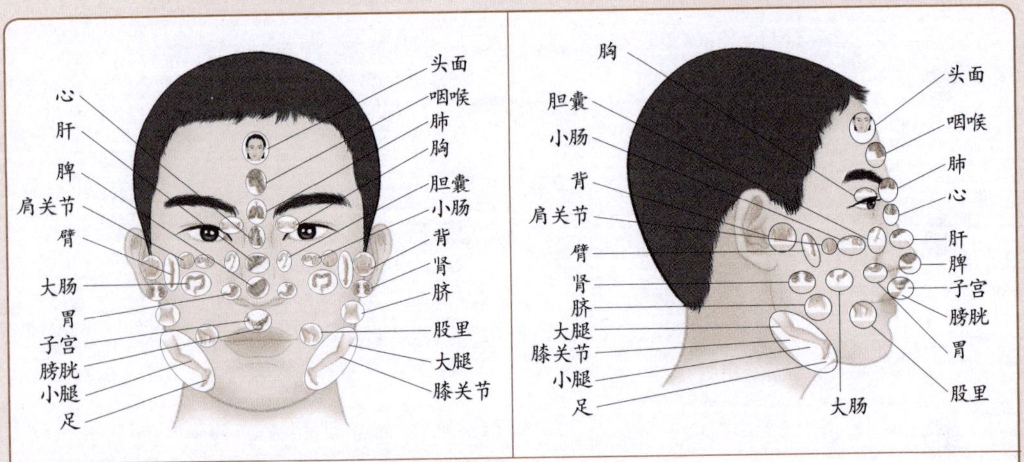

刮拭部位：头区、咽喉区、大小肠区、肺区、心区、肝区、脾区、胆区、胃区

亚健康 → 刮拭反应 → 亚健康程度

- 皮肤有涩感和细小砂砾 → 气血瘀滞时间较短
- 气泡 → 气血失调，多为慢性炎症
- 肌肉紧张、僵硬 → 血脉瘀滞严重，有功能障碍
- 肌肉松弛、痿软 → 脏腑器官气血不足，功能减弱
- 有结节、疼痛 → 气血瘀滞时间较长
- 有结节、无疼痛 → 以前病变留下的痕迹

面部刮痧——诊断气血、养颜美容

经常做保健刮痧，可及时清洁面部肌肤，避免代谢产物蓄积，将肤色晦暗、斑痘等肌肤问题消灭在萌芽状态。重点穴位的保健刮痧有保健五官，缓解眼疲劳、预防眼耳鼻口腔疾病的作用。刮拭刺激全息穴区和经络穴位，能激发和调动经络的整体调节功能，起到间接调节、保健脏腑的作用。

面部刮痧方法

1. 额头区　先以刮痧板角部平面按揉额正中头区，然后用短弧边以平刮法从额头正中向两侧刮拭，最后以平面按揉太阳穴结束。

2. 眼周区　先以刮痧板角部垂直按揉睛明穴，然后用长弧边以平刮法从睛明穴沿上眼眶刮至外眼角瞳子髎穴，并以平面按揉瞳子髎穴结束上眼眶刮拭。再以同样的方法刮拭下眼眶。

3. 面颊区　平面按揉上迎香穴，向外刮至太阳穴，按揉太阳穴。再平面按揉迎香穴，用刮痧板长弧边沿颧骨下缘经颧髎穴平刮至下关穴、听宫穴，平面按揉下关穴、听宫穴。

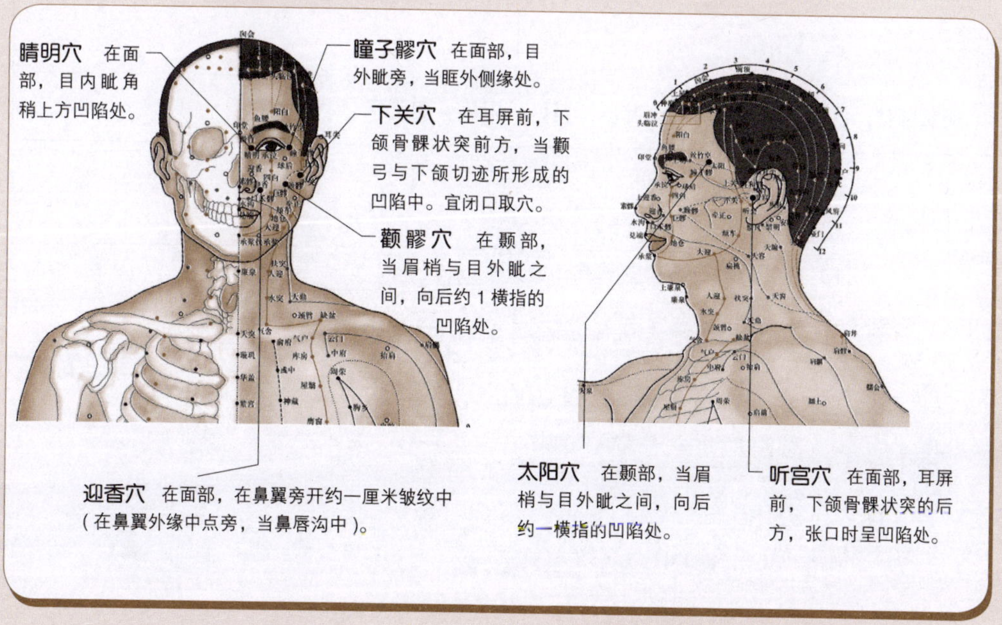

» 手掌刮痧测健康

手与人体内脏、经络和神经都有着密切联系，而各种疾病或多或少跟内脏器官也有联系，所以，如果体内潜在有病理变化时，不论是早期的、发展中的，还是晚期的，都会或隐或现地在手上反映出来，留下不同的印记，从而给我们观察提供诊断依据。

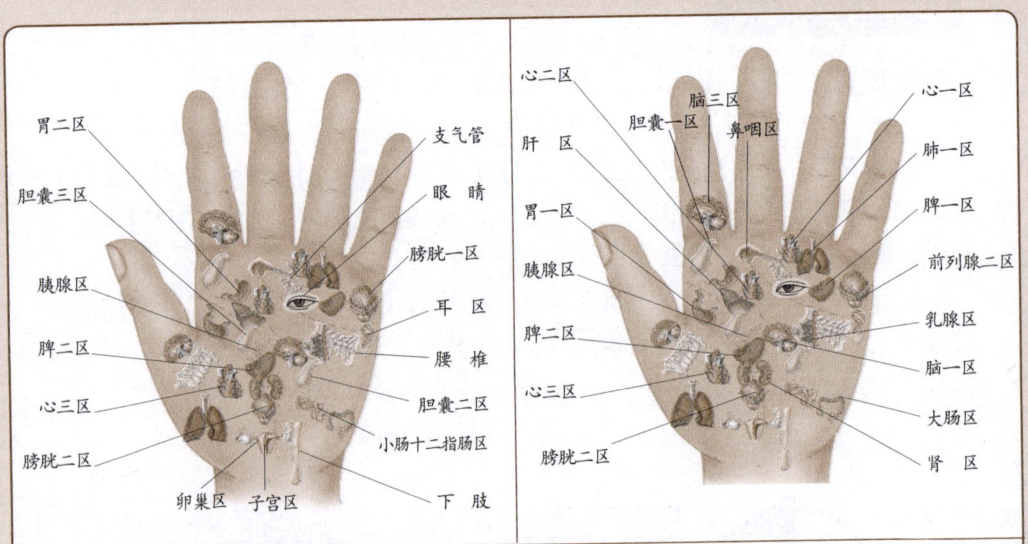

刮拭部位：心区、肝区、脾区、肺区、肾区、胃区、胆囊区

亚健康 → 刮拭反应 → 亚健康程度：

- 心区、中指、小指疼痛或有结节 → 心脏气血瘀滞，呈现亚健康
- 拇指和肺区疼痛或有结节 → 肺气血瘀滞，呈现亚健康
- 食指和大肠区疼痛或有结节 → 大肠气血瘀滞，呈现亚健康
- 无名指和肝区疼痛或有结节 → 肝气血瘀滞，呈现亚健康
- 掌心疼痛或有结节 → 胃气血瘀滞，呈现亚健康
- 小指根部和肾区疼痛或有结节 → 肾气血瘀滞，呈现亚健康

手掌刮痧——诊断五脏，畅达气血

每天刮拭手部经脉腧穴1～2次，可疏通十二经脉，畅达气血，增强经络系统的调控功能，有利于脏腑健康。每天刮拭手部全息穴区1～2次，可对全身肌腑器官、脊椎、身体的各部位起到很好的保健作用。刮拭手部可以改善微循环，预防手部发凉、冻疮及皮肤疾患，维护手部的正常生理功能。

手部刮痧方法

1. 刮拭手指经脉 用刮痧板的凹槽部位依次刮拭各手指，从指根部一直刮至手指尖，重点刮拭指甲根部两侧井穴以及合谷、劳宫、四缝、中渚、养老、后溪穴。

2. 刮拭手掌和手背全息穴区 用面刮法将整个手掌及手指刮热。手背皮肤应先涂刮痧油或刮痧乳，再用面刮法刮拭第 3 掌骨和中指背脊椎的全息穴区。用垂直按揉法依次刮拭第 2 掌骨桡侧的各全息穴区。

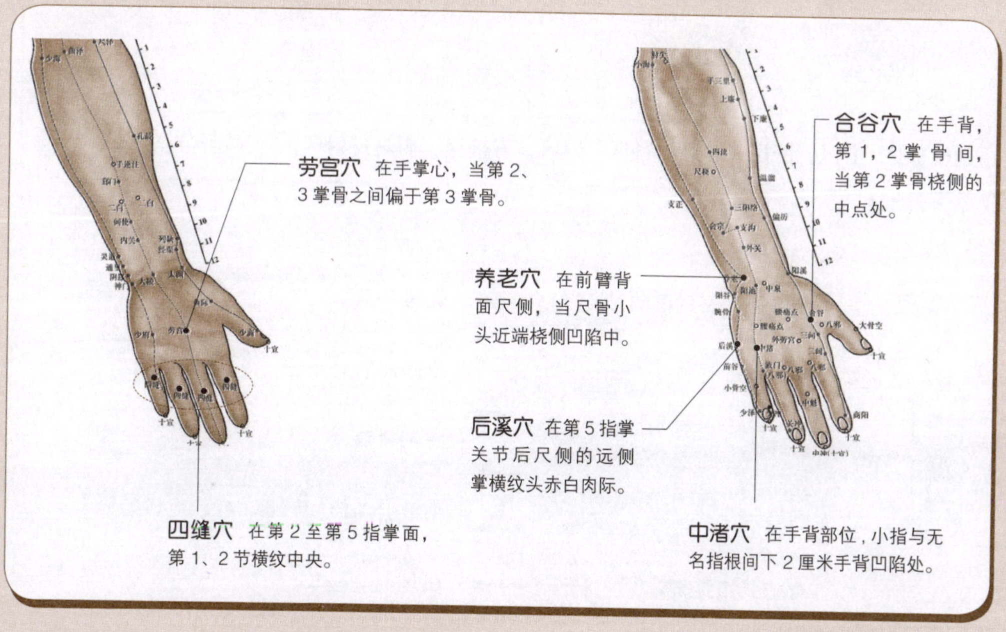

» 足部刮痧测健康

人体各器官和部位在足部都有着相对应的区域，可以反映相应脏腑器官的生理病理信息，这就是所谓的“足部反射区”。经常刮拭足部，可以使足掌皮肤润泽，不会出现干裂、厚趼或者足部不适的感觉。经常刮拭足部，还可以预防亚健康状态（比如疼痛和砂砾、气泡、结节等阳性反应的脏腑器官为亚健康状态）的产生。

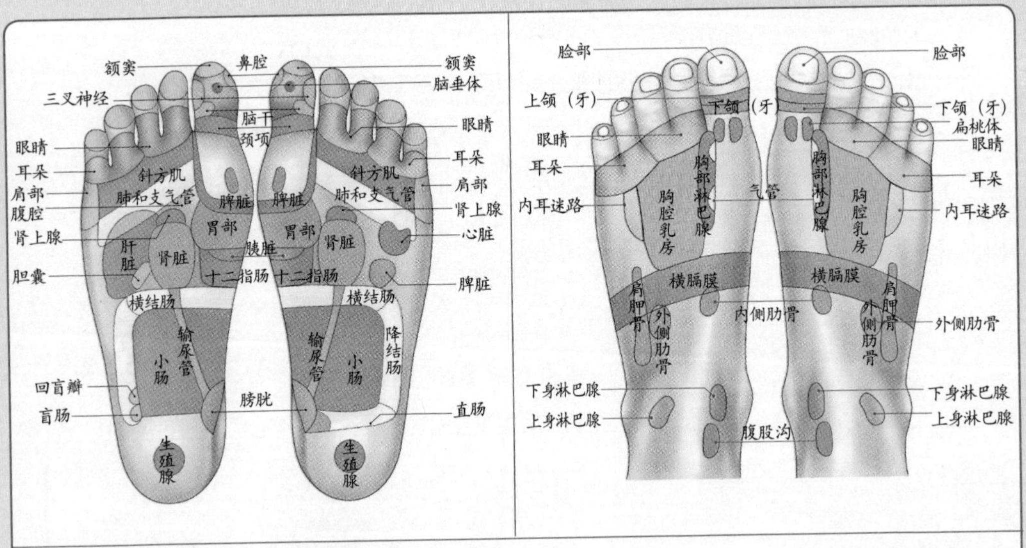

刮拭部位：心区、肝区、肺区、肾区、胃区、脊椎区、胆囊反射区、三叉神经反射区

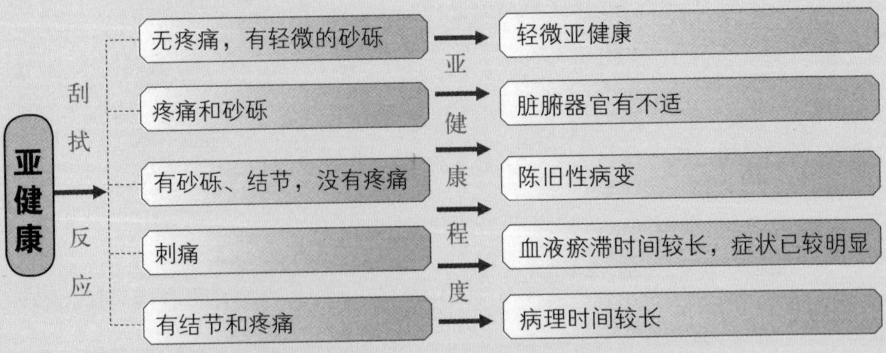

足部刮痧——诊断全身，强身健体

足部是人体的缩影，人体各个脏腑器官的健康都可以在足部反映出来。每天刮拭足部能够疏通血脉，使全身经脉保持通畅，增强全身的抵抗力。同时，给足部刮痧还能改善血管的微循环，预防冻疮。

足部刮痧方法

1. 刮拭脚心 用面刮法沿各经脉循行向趾尖刮拭，并用单角刮法刮拭涌泉穴。

2. 刮拭脚背 用面刮法将整个足掌、足背刮热，用平面按揉法重点刮拭冲阳穴、太冲穴、公孙穴、太白穴。足背应涂刮痧油或刮痧乳后，用较轻的按压力刮拭。

3. 刮拭脚趾 用角刮法逐个刮拭脚趾，重点刮大敦穴、厉兑穴。

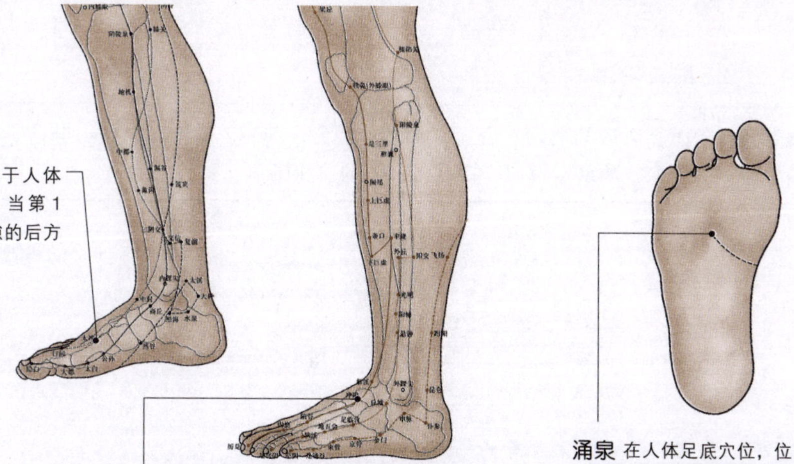

太冲 位于人体足背侧，当第1跖骨间隙的后方凹陷处。

冲阳 在足背最高处，当踇长伸肌腱与趾长伸肌腱之间。

涌泉 在人体足底穴位，位于足前部凹陷处第2、3趾趾缝纹头端与足跟连线的前三分之一处。

» 背部刮痧测健康

背俞穴是足太阳膀胱经行于背部两侧的俞穴。心肺之气流注于上背部，肝胆、胰腺、脾胃之气流注于中背部，肾、膀胱、大肠、小肠、生殖器官之气流注于腰部、腰骶部。

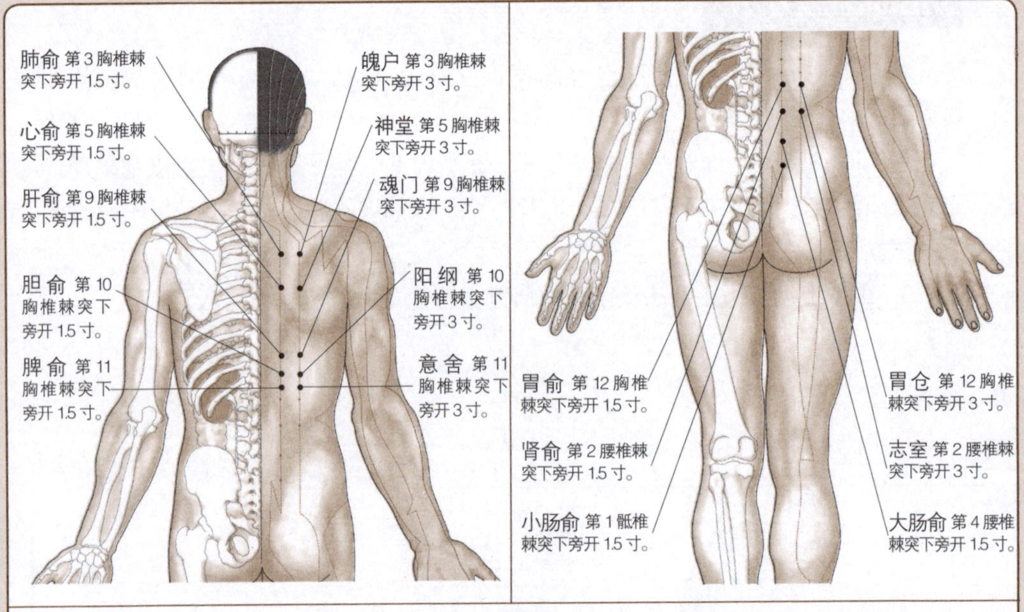

刮拭部位：各脏腑对应的俞穴，心俞、神堂、肝俞、魂门、脾俞、意舍、肺俞、魄户、肾俞、志室、胆俞、阳纲、胃俞、胃仓、大肠俞、小肠俞

亚健康 → 刮拭反应 → 亚健康程度

刮拭反应	亚健康程度
痧斑为密集的暗红色、紫红色，无疼痛	短期的气血瘀滞或身体较为疲劳
疼痛，但不严重，痧斑没有或轻度	轻度气血不足
痧象颜色晦暗，多而密集，无光泽	机体正气不足或有陈旧性的疾病
俞穴处的痧斑为密集的暗红色、紫红色，有疼痛	气血瘀滞时间较长
痧色深而密集，俞穴有结节，有刺痛	气血瘀滞时间很长，警惕脏腑病变
无痧，俞穴有结节，有刺痛	脏腑亚健康或病理改变，应到医院检查

背部刮痧——诊断脏腑，疏通经脉

刮拭背部，疏通畅达督脉和膀胱经的阳气，可以及时清洁体内环境，调节各脏腑功能，延缓衰老。刮拭背部脏腑器官的体表投影区和脊椎对应区，畅达神经传导通路，可以快速调节和改善脏腑器官的功能，改善亚健康症状，预防相关脏腑病症，促进脏腑病症的康复。同时还可以预防和治疗肌肉劳损和外感风寒湿邪引起的背痛。

背部刮痧方法

1. 不涂刮痧油经脉保健法　隔衣刮拭，使用面刮法自上而下刮拭腰背正中线的督脉，再用双角刮法刮拭两侧的夹脊穴，然后用面刮法自上而下刮拭督脉两侧膀胱经。腰背部较长，要分段刮拭，每次刮拭 4 ~ 5 寸长。分段刮拭完毕，应从上到下大面积快速连续对经气进行整体疏理。自己做腰部保健刮拭时，可以双手同时握住刮痧板，在背部自上而下地刮拭。

2. 涂刮痧油经脉保健法　定期刮拭，顺序、方法同上，只是背部、腰部保健分次进行，每次刮拭部位不可过多。1 ~ 2 个月刮拭 1 次。重点刮拭大椎、至阳、命门、长强、肺俞、心俞、腰眼等穴位。

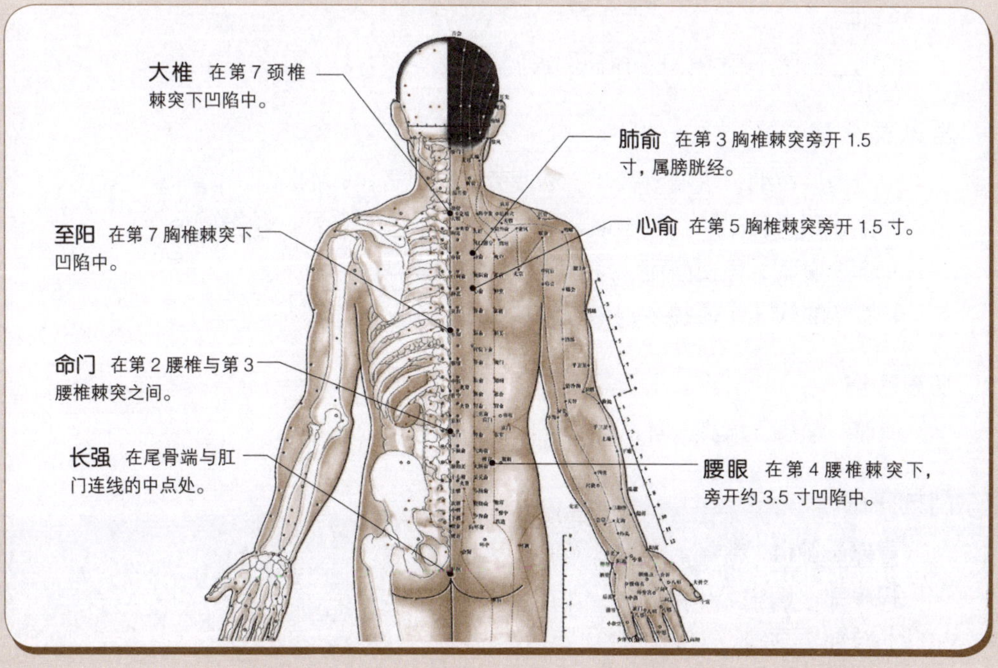

根据自身体质来刮痧

» 气虚体质刮痧法

“气”、“血”、“津液”支撑健康，而其中起主导作用的是“气”。气虚的症状便是“气”不足。常会感到疲劳、倦怠、发冷等，造成免疫力低下，易患感冒且长时间不愈。

成因

先天不足，后天失养，如孕妇体弱或早产都可能导致出生后的婴儿形成气虚体质，还有人工喂养不当，或者偏食、厌食，或者病后气亏、年老气弱等都会造成气虚气质。

形体特征

肌肉松软。

性格特征

内向，情绪不稳定，胆小不爱冒险。

常见表现

1. 无力，声细，气喘，多汗，易疲劳，脸色青白，怕冷。
2. 身体稍胖且浮肿，气短懒言，咳喘无力、心悸怔忡，精神疲惫。
3. 食少腹胀、大便溏泄，或脱肛、子宫脱垂。
4. 腰膝酸软，小便频多，男子滑精早泄、女子白带清稀。

易患疾病

溏便、痢疾、尿频、性高潮功能障碍、不孕症、阳痿。

刮拭要点

背部：肺俞、脾俞、胃俞、肾俞、志室

胸腹部：膻中、中庭

上肢部：列缺、太渊、内关

刮痧保健

刮痧取穴

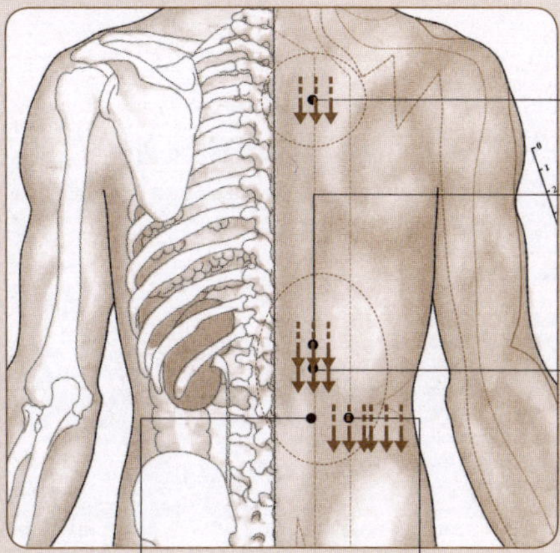

肺俞 背部，第 3 胸椎棘突下，旁开 1.5 寸。

脾俞 当第 11 胸椎棘突下，旁开 1.5 寸。

胃俞 第 12 胸椎棘突下，旁开 1.5 寸。

肾俞 当第 2 腰椎棘突下，旁开 1.5 寸。

志室 当第 2 腰椎棘突下，旁开 3 寸。

刮法	刺激程度	次数
面刮、平面按揉	轻度	30

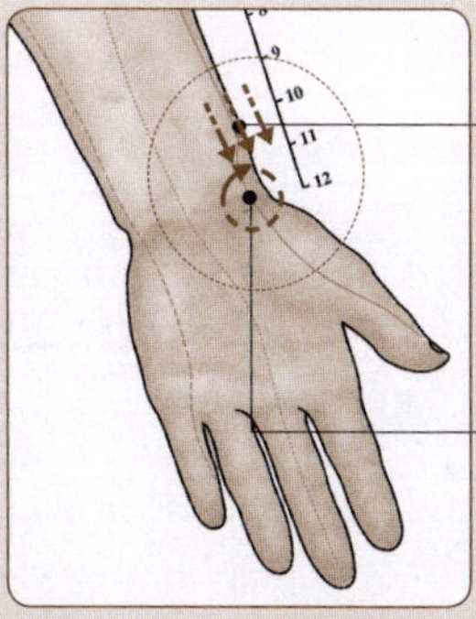

列缺 桡骨茎突上方，腕横纹上 1.5 寸，当肱桡肌与拇长展肌腱之间。

太渊 仰掌、腕横纹之桡侧凹陷处。

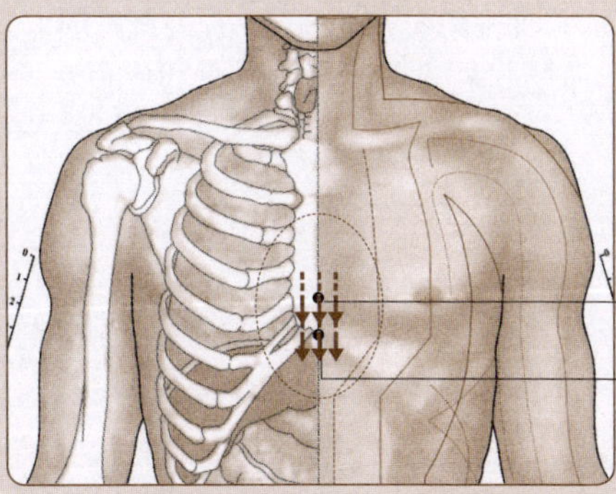

膻中 在体前正中线，两乳头连线之中点。

中庭 在体前正中线上，平第 5 肋间，即胸剑结合部。

食疗保健

金沙玉米粥

玉米粒80克，糯米40克(玉米粒和糯米各用清水浸泡2小时)，红糖40克。锅中加水适量，放入糯米、玉米粒，用大火煮沸后，再用小火煮至软熟，加入红糖再煮5分钟即可。

» 阳虚体质刮痧法

阳虚体质是阳气不足，不能温煦人体，以肢体寒冷等虚寒现象为特征的体质形态。阳虚体质的人多脏腑机能活动低下，新陈代谢缓慢。

成因

先天不足，后天失养。体弱的孕妇所生产的胎儿长大后如果没有调养好，那么也容易形成阳虚体质，或者年长受孕、早产，另外，年老也容易阳气衰竭而成阳虚体质。

形体特征

形体白胖，肌肉松软。

性格特征

沉静内向。

常见表现

1. 畏寒喜暖，手足不温，喜热饮食，精神不振，倦怠无力。
2. 面色发白，目光黯淡，嘴唇颜色发淡，睡眠偏多，舌淡胖，舌边有齿痕。
3. 毛发易落，易出汗。
4. 大便溏薄，小便清长，耐夏不耐冬。

易患疾病

感冒、慢性胃肠道疾病、水肿、哮喘、心律失常、甲状腺功能减退、性功能低下、窦性心律过缓、风湿性关节炎。

刮拭要点

背部：大椎、至阳、心俞、肾俞、命门
胸部：膻中
下肢：大钟、公孙、太白

刮痧保健

刮痧取穴

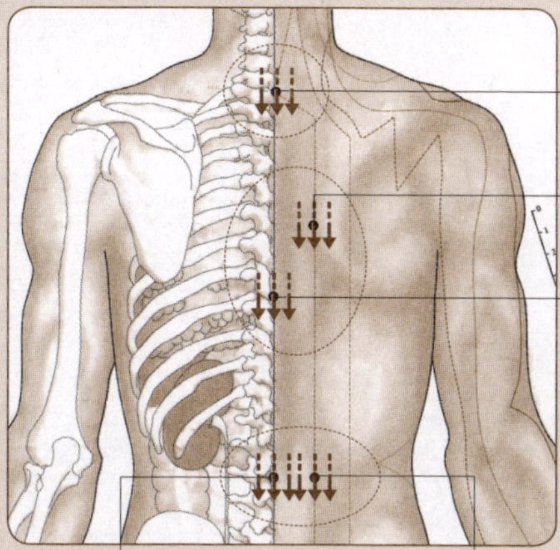

大椎 第7颈椎棘突下凹陷中。

心俞 背部，当第5胸椎棘突下，旁开1.5寸。

至阳 背部，当后正中线上，第7胸椎棘突下凹陷中。

刮法	刺激程度	次数
面刮、按揉	轻度	50

命门 在第2腰椎棘突下，肚脐正后方处。

肾俞 腰部，当第2腰椎棘突下，旁开1.5寸。

大钟 足内侧，内踝下方，当跟腱附着部的内侧前方凹陷处。

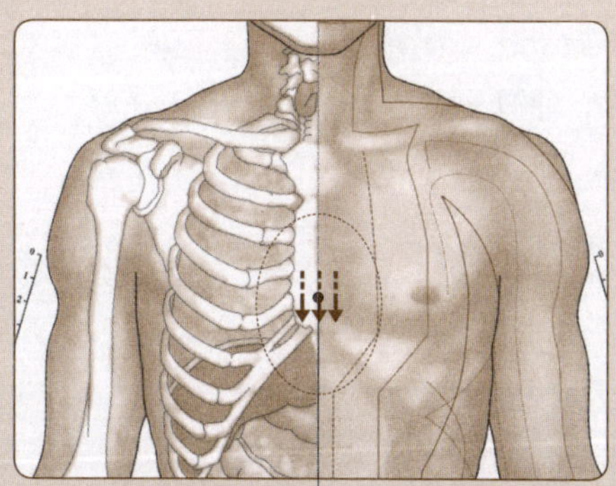

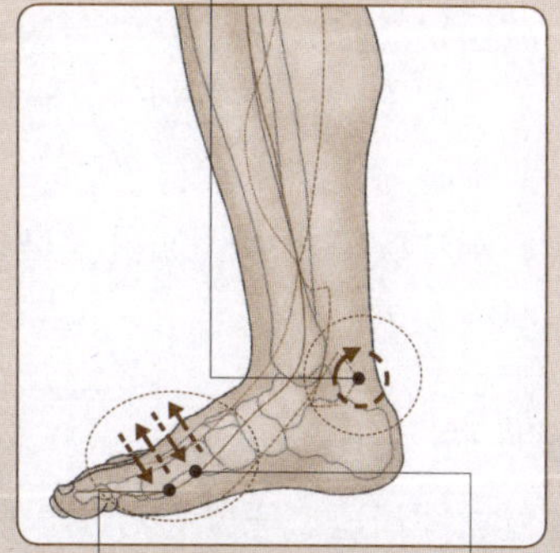

膻中 在体前正中线，两乳头连线之中点。

太白 足内侧缘，当足大趾本节第1跖趾关节后下方，赤白肉际凹陷处。

公孙 足内侧第1跖骨基底部前下缘，第1趾关节后1寸处。

食疗保健

杏仁当归炖猪肺

杏仁15克，当归15克，猪肺250克。将猪肺洗净切片，在沸水中汆后捞起，与杏仁、当归同放入沙锅内，加清水适量煮汤，煮熟后调味即可。每日1次，吃猪肺饮汤。可连续食用数日。

» 阴虚体质刮痧法

由于体内津液精血等阴液亏少，以干燥少津、阴虚内热为主要特征的体质状态。表现为机体水液不足，机体降温功能不足。

成因

先天不足，如孕育时父母体弱，或年长受孕、早产等原因，此外还有纵欲过度、积劳阴亏、后天失养等原因。

形体特征

体形瘦长。

性格特征

性情急躁好动，活泼外向。

常见表现

1. 手足心热，平素易口燥咽干，鼻微干，口渴喜冷饮。
2. 大便干燥，面色潮红，有烘热感，小便短涩。
3. 睡眠差，目干涩，视物花，眩晕耳鸣。
4. 唇红微干，皮肤偏干，易生皱纹。
5. 耐冬不耐夏。

易患疾病

复发性口疮、三叉神经痛、慢性咽炎、习惯性便秘、肺结核、干燥综合征、支气管扩张、甲状腺功能亢进、系统性红斑狼疮。

刮拭要点

背部：厥阴俞、心俞、肾俞
上肢部：列缺、太渊、内关
下肢部：三阴交

刮痧保健

刮痧取穴

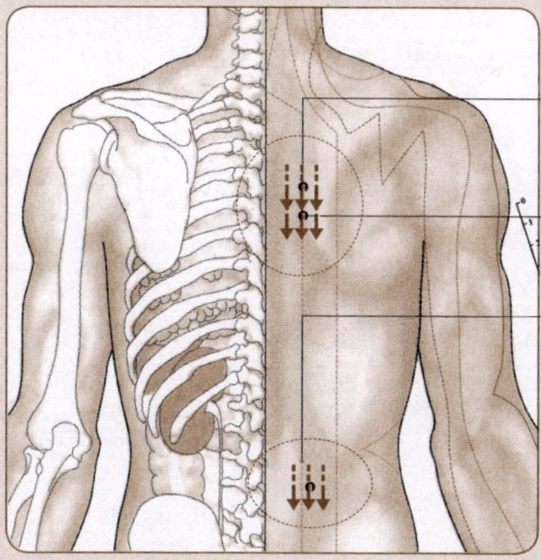

厥阴俞 背部，第 4 胸椎棘突上方，旁开 1.5 寸。

心俞 背部，当第 5 胸椎棘突下，旁开 1.5 寸。

肾俞 腰部，当第 2 腰椎棘突下，旁开 1.5 寸。

刮法	刺激程度	次数
平刮、平面按揉	中度	30

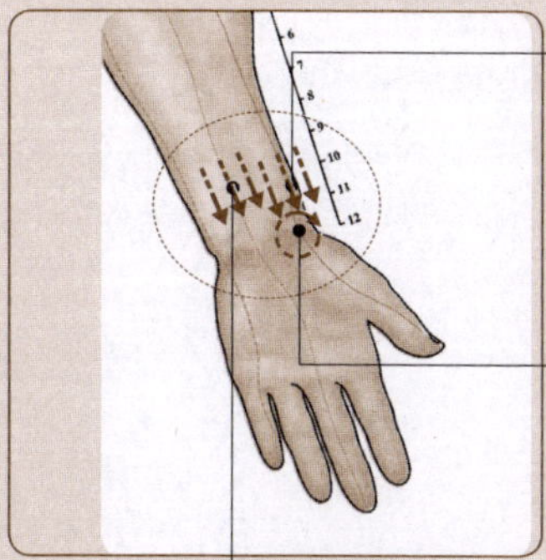

列缺 桡骨茎突上方，腕横纹上 1.5 寸，当肱桡肌与拇长展肌腱之间。

太渊 在腕掌侧横纹桡侧，桡动脉搏动处。

内关 前臂正中，腕横纹上 2 寸，在桡侧屈腕肌腱同掌长肌腱之间。

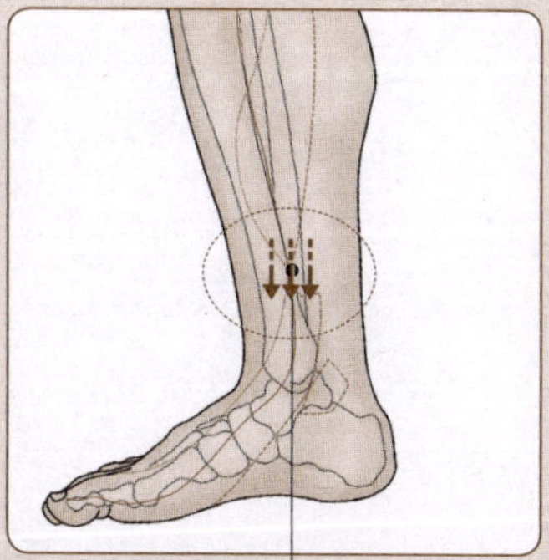

三阴交 小腿内侧，足内踝尖上 3 寸，胫骨内侧缘后方。

食疗保健

山药炖兔肉

新鲜山药150克，兔肉120克，葱、姜各10克，五香粉、味精、精盐各3克，料酒15克，花生油40克。将山药去皮、洗净、切小块，姜切片，葱切段，兔肉切小块。油烧至六成热时放入兔肉块，用武火烧至兔肉变色。再放山药块、姜、葱同炒，加入清汤、五香粉、料酒，用文火烧煮，肉熟山药变软后，加入精盐、味精调味。

» 血虚体质刮痧法

血虚体质是指人体血液不足、营养功能减退的一种体质类型。血虚体质的人体会出现血质浓度和量不足状态。

成因

先天不足或后天失养，比如不当减肥、不吃早餐、熬夜等不规律生活都容易导致血虚体质。

形体特征

形体瘦弱，肌肉不壮。

性格特征

内向胆小，不善交际。

常见表现

1. 手足发麻，心悸失眠，心慌心跳，眼睛干涩，便秘。
2. 面色苍白缺乏光泽，唇色、指甲颜色淡白。
3. 头晕目眩，脱发或毛发易断，失眠、健忘、注意力不集中。
4. 女性月经颜色淡且量少。
5. 不耐冬也不耐夏。

易患疾病

血小板减少性紫癜、贫血、习惯性便秘、不孕、功能性子宫出血。

刮拭要点

背部：大椎、命门、志室
胸腹部：膻中
下肢部：大钟、公孙

刮痧保健

刮痧取穴

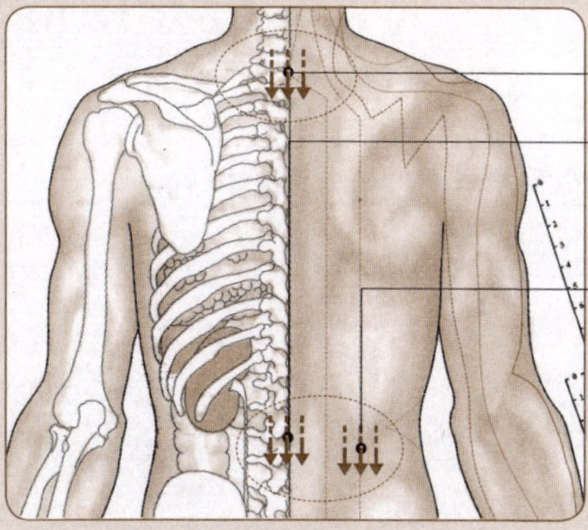

大椎 第 7 颈椎棘突下凹陷中。

命门 在第 2 腰椎棘突下，肚脐正后方处。

志室 第 2 腰椎棘突下旁开 3 寸。

刮法	刺激程度	次数
角刮、按揉	轻度	60

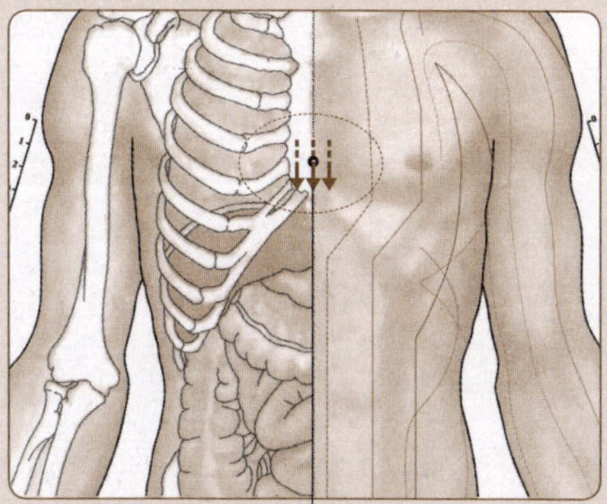

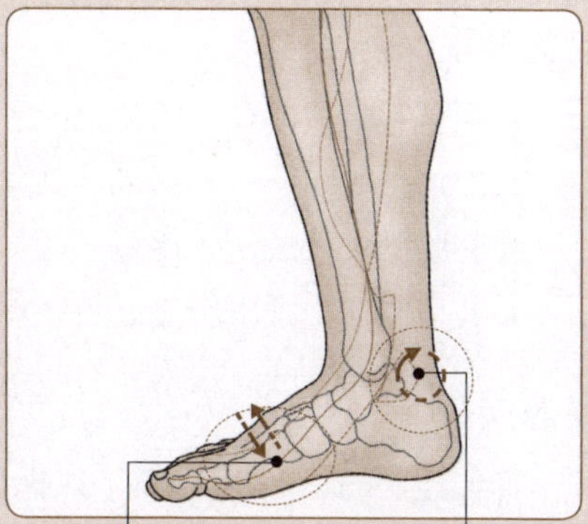

膻中 在体前正中线，两乳头连线之中点。

公孙 足内侧第 1 跖骨基底部前下缘，第 1 趾关节后 1 寸处。

大钟 足内侧，内踝下方，当跟腱附着部的内侧前方凹陷处。

食疗保健

熟地补血汤

熟地黄15克，当归12克，白芍药10克，鸡血藤15克。将药材洗净，放入清水，浸渍2小时，煎煮40分钟后，取汁温服。往药渣内继续加清水，煎煮30分钟后，再取汁服用。每日1剂，早晚各服1次。

» 气郁体质刮痧法

由于长期情志不畅、气机郁滞而形成的以性格内向不稳定、敏感多疑为主要表现的体质形态，多是机体运转不协调的状态。

成因

先天遗传，或受后天的精神刺激，情志不遂，长期忧虑郁闷所致。

形体特征

消瘦或偏胖。

性格特征

性格内向不稳定，长期情志不畅，忧郁脆弱，敏感多疑。

常见表现

1. 面色苍暗或萎黄，舌淡红，苔白，脉弦。
2. 性情急躁易怒，易激动，忧郁寡欢，胸闷不舒。
3. 胸肋胀满，或走窜疼痛、嗳气呃逆，或咽间有异物感。
4. 乳房胀痛，睡眠较差，食欲减退，惊悸，健忘，痰多，大便干。

易患疾病

抑郁症、失眠、乳房胀痛、焦虑症、抑郁性神经症、胃肠神经官能症、癔症、精神分裂症等病的倾向。

刮拭要点

背部：肝俞、胆俞

胸腹部：膻中、期门、章门

下肢部：阳陵泉、外丘

刮痧保健

刮痧取穴

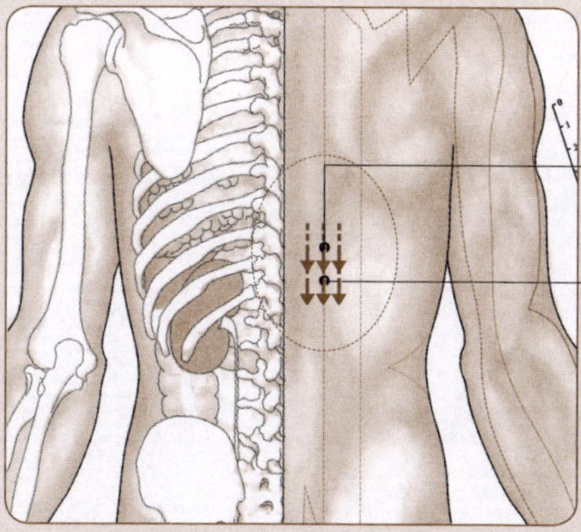

肝俞 背部，第 9 胸椎棘突下，旁开 1.5 寸。

胆俞 背部，第 10 胸椎棘突下，旁开 1.5 寸。

刮法	刺激程度	次数
面刮、平面按揉	中度	40

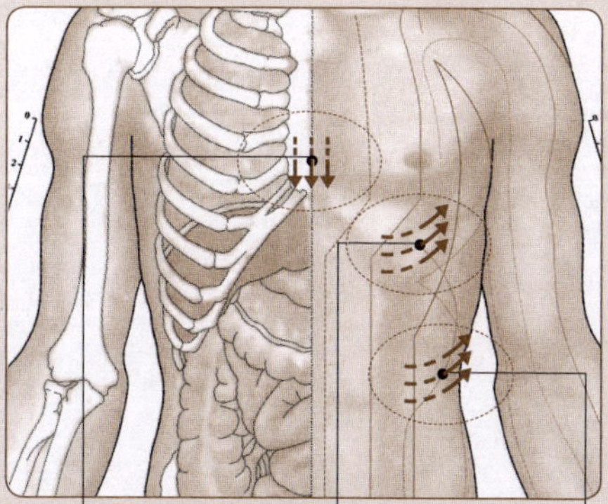

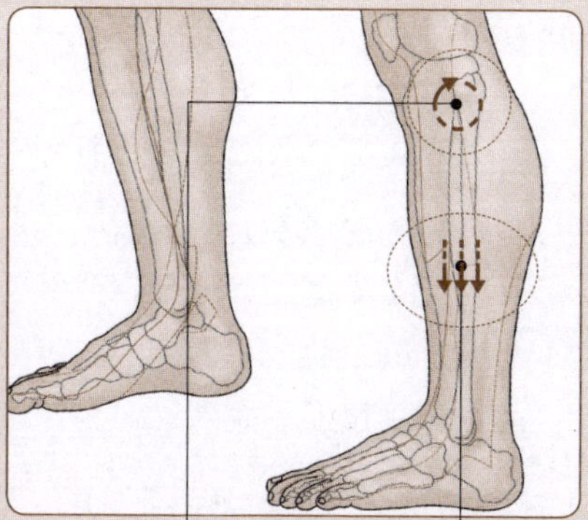

膻中 胸部，当前正中线上，平第 4 肋间，两乳头连线的中点。

期门 胸部，当乳头直下，第 6 肋间隙，前正中线旁开 4 寸。

章门 侧腹部，当第 11 肋游离端的下方。

阳陵泉 人体的膝盖斜下方，小腿外侧之腓骨小头稍前凹陷中。

外丘 小腿外侧，当外踝尖上 7 寸，腓骨前缘，平阳交穴。

食疗保健

菊花鸡肝汤

银耳15克，清水浸泡后撕成小片；菊花10克，茉莉花24朵，均洗净；鸡肝100克洗净切薄片；水烧沸后，先放料酒、姜汁、食盐，随即放入银耳及鸡肝，再烧沸，去掉浮沫，等鸡肝熟后，调味。最后放入菊花、茉莉花，稍沸即可食用。

» 血瘀体质刮痧法

体内血液运行不畅或瘀血内阻，并表现出一系列血流不畅的外在征象的体质状态。

成因

先天禀赋或后天损伤所致，长期忧郁气滞形成该体质。

形体特征

瘦人居多。

性格特征

性格内郁、易烦、急躁、健忘。

常见表现

1. 皮肤偏暗或色素沉着，容易出现瘀斑。
2. 易患疼痛，发易脱落，肌肤干。
3. 口唇暗淡或紫，眼眶暗黑，鼻部暗滞。
4. 女性多见痛经、闭经，或经血中多凝血块，或经色紫黑有块，崩漏。
5. 头、胸、胁、小腹或四肢等处有刺痛感。
6. 不耐受风邪、寒邪。

易患疾病

冠心病、中风、脑血管疾病、血管神经性头痛、下肢静脉曲张、黄褐斑、闭经。

刮拭要点

背部：天宗、心俞、膈俞、肝俞、胆俞

胸腹部：中庭

下肢部：血海

刮痧保健

刮痧取穴

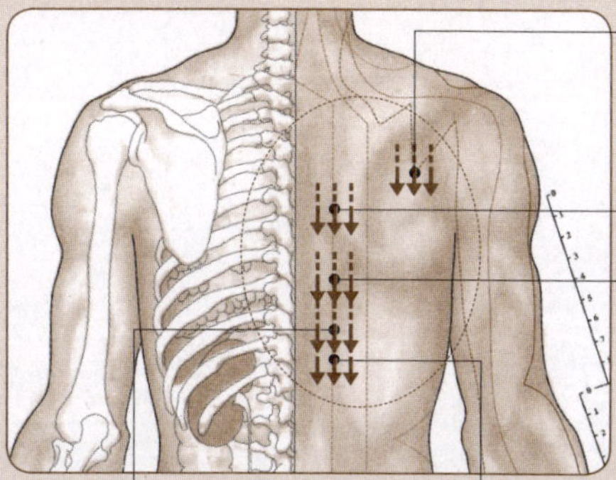

天宗 肩胛部，当冈下窝中央凹陷处，与第4胸椎相平。

心俞 背部，当第5胸椎棘突下，旁开1.5寸。

膈俞 背部，当第7胸椎棘突下，旁开1.5寸。

肝俞 背部，第9胸椎棘突下，旁开1.5寸。

胆俞 背部，第10胸椎棘突下，旁开1.5寸。

刮法	刺激程度	次数
平刮、平面按揉	轻度	30

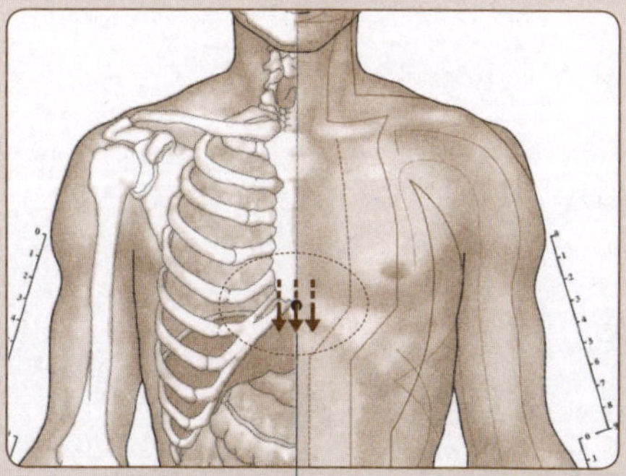

中庭 胸部，当前正中线上，平第5肋间，即胸剑结合部。

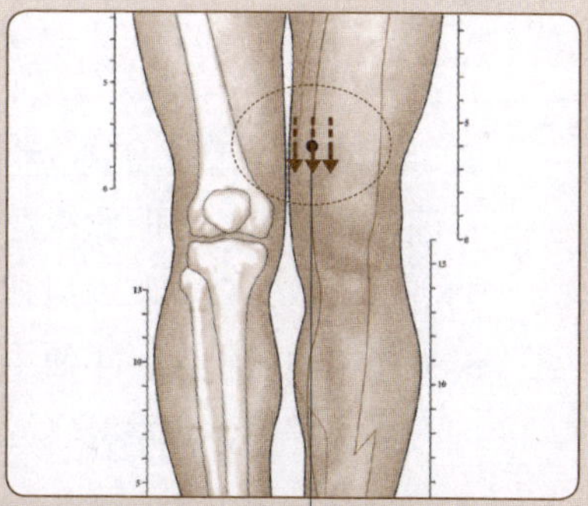

血海 大腿内侧，髌底内侧端上2寸，股四头肌内侧头的隆起处。

食疗保健

山楂红糖汤

山楂10枚，先把山楂冲洗干净后去核打碎，放入锅中，用清水煮大概20分钟，用红糖调味食用。

黑豆川芎粥

川芎10克，黑豆25克，粳米50克。把川弓用纱布包裹，和黑豆、粳米一起水煎煮熟，加适量红糖调味即可食用。

» 痰湿体质刮痧法

由于水液内停致痰湿凝聚而出现的以黏滞重浊为主要特征的体质状态。表现为体内代谢废物堆积，不能及时排出体外。

成因

先天遗传，或后天过食肥甘油腻。

形体特征

形态肥胖，腹部肥满松软。

性格特征

性格温和，稳重谦逊，和蔼，善于忍耐。

常见表现

1. 面部皮肤油脂较多，多汗且黏，胸闷，痰多。
2. 舌体胖大，舌苔白腻或甜。
3. 面色淡黄而暗，眼胞微浮，容易困倦。
4. 身重不爽，喜食肥甘甜黏。
5. 大便正常或不实，小便不多或微浑。
6. 对梅雨季节及潮湿环境适应能力差，易患湿证。

易患疾病

高血压病、糖尿病、肥胖症、高脂血症、痛风、冠心病、代谢综合征、脑血管疾病。

刮拭要点

背部：肺俞、脾俞、三焦俞

胸腹部：中府、上脘、石门、关元

下肢部：公孙

刮痧保健

刮痧取穴

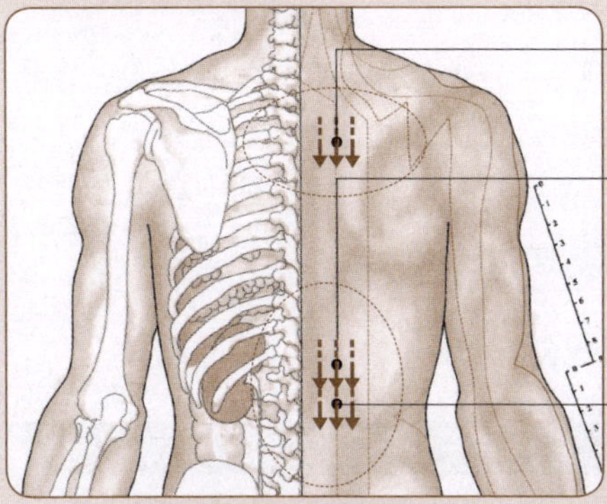

肺俞 背部，第3胸椎棘突下旁开1.5寸。

脾俞 背部，当第11胸椎棘突下，旁开1.5寸。

三焦俞 腰部，第1腰椎棘突下，旁开1.5寸。

刮法	刺激程度	次数
面刮、垂直按揉	中度	60

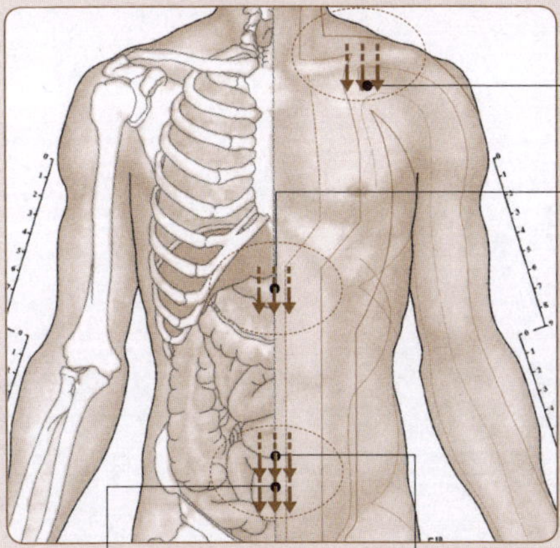

中府 胸前壁的外上方，云门穴下1寸，前正中线旁开6寸，平第1肋间隙处。

上脘 上腹部，前正中线上，当脐中上5寸。

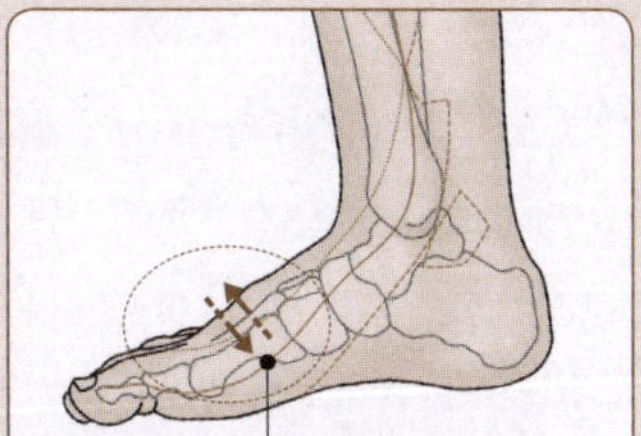

关元 脐下3寸，前正中线上。

石门 下腹部，前正中线上，当脐中下2寸。

公孙 足内侧第1跖骨基底部前下缘，第1趾关节后1寸处。

食疗保健

荷叶橘皮饮

鲜荷叶20克，橘皮15克，蒲黄粉10克。将所有材料洗净后同入砂锅，加适量水，大火煮沸后用小火煮15分钟，调入蒲黄粉拌均匀，然后小火煮沸即可食用。上下午分服。

保养五脏 刮痧帮你

» 安心养神刮痧法

心相当于人身体中的君主，主管精神意识、思维活动等，有统率协调全身各脏腑功能活动的作用。作为君主的心脏尤为重要，只有心的活动功能健全，其余各脏腑的功能活动才正常。这样保养身体，就可以长寿，而且终生不会患上严重的疾病。

心病

	主要证候	治疗方法
心火炽盛	心烦失眠，面红目赤，口干咽燥，口舌糜烂。舌尖红或起刺，脉数。	泻心火，用黄连、竹叶、生地、木通、山栀等。
心阳虚	心悸，气喘，口唇青紫，胸闷。舌淡苔白，脉细小或大而无力。	温通血脉，振奋心阳，用丹参、附子、红花、肉桂等。
心阴虚	心悸，失眠，多梦，体虚，盗汗。舌质红、脉细数或细弱。	养心安神，用当归、远志、麦冬、生地黄、酸枣仁、柏子仁等。

健康自诊

①经常感到心悸和气喘→心脏机能衰弱

②心脏、胸部到咽喉下方，常感到快要窒息般的痛苦→心脏机能衰弱

③不容易入睡→心脏机能亢进，热气太盛或心脏营养失调，活力降低

④容易健忘→心脏营养失调，活力降低

⑤偶尔会口齿不清→心脏营养失调，活力降低

⑥稍微运动就汗流浃背→心脏机能衰弱

⑦手脚异常肿胀→心经循环发生了循环异常

⑧左侧肩胛骨、颈部及肩膀感到僵硬酸痛→心经循环发生了循环异常

刮拭要点

背部：厥阴俞、神堂、心俞

胸腹部：膻中、巨阙

上肢部：神门、通里

刮痧保健

刮痧取穴

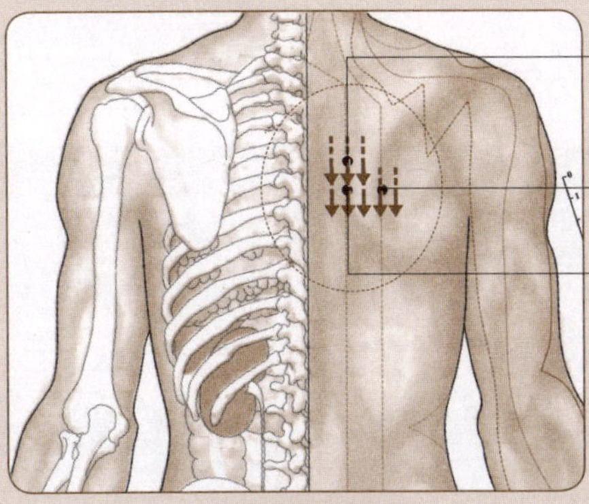

厥阴俞 第4胸椎棘突下旁开1.5寸。

神堂 第5胸椎棘突下旁开3寸。

心俞 背部，第5胸椎棘突下旁开1.5寸。

刮法	刺激程度	次数
面刮、平面按揉	中度	30

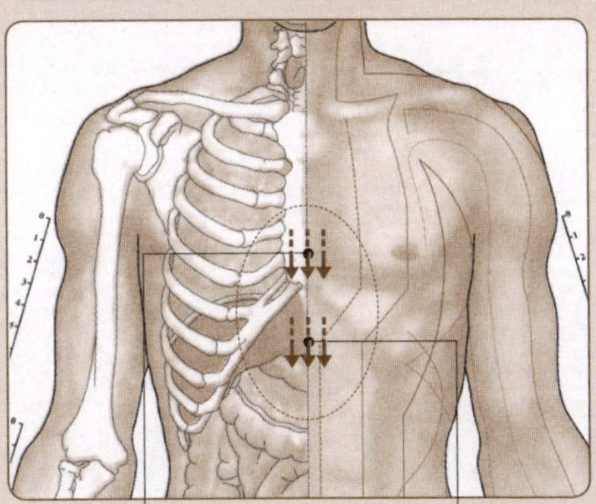

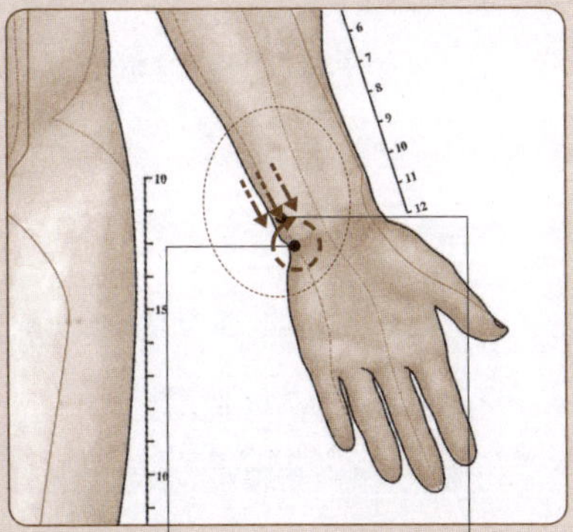

膻中 胸部，当前正中线上，平第4肋间，两乳头连线的中点。

巨阙 脐上6寸，正中线上。

神门 腕横纹尺侧端，尺侧腕屈肌腱的桡侧凹陷处。

通里 前臂掌侧，当尺侧腕屈肌腱的桡侧缘，腕横纹上1寸。

养心处方笺

1 饮食：多吃红色、苦味食物

红色食物：胡萝卜、红豆、西红柿、草莓、无花果、西瓜、莲子

苦味食物：苦瓜

2 生活习惯：轻松运动能强化心血管

散步或慢跑等轻松的运动，都有助于锻炼心脏。

入浴时不要用太热的水，水位高度也不要超过心脏。过热的水会增加心脏的负担。

3 季节注意事项：酷暑或严寒天气对心脏有杀伤力

过冷或过热的天气都会增加心脏的负担。

在夏天或冬天时，尽量让身体处于最舒适的环境中。

» 益气养肺刮痧法

肺位于心上，像辅佐君主的“宰相”一样，主一身之气，协助心脏调节全身的功能活动。肺是人身之气的根本，是藏魄的地方。

肺病

	主要证候	治疗方法
肺部痰热	咳嗽，痰黄稠，或脓样，或血痰，气喘，口渴喜饮。舌苔黄，脉数。	清肺化痰，用黄芩、竹沥、半夏、桑白皮、冬瓜子、海蛤壳、鱼腥草、芦根等。
肺气虚	气短，气喘，痰液稀薄，声音低缓，怕冷。舌质淡，脉软无力。	补益肺气，用党参、五味子、黄芪、百合、山药等。
肺阴虚	咽干口燥，咳嗽少痰，或痰中带血，低热，失眠，盗汗。舌质红，脉细数。	养阴清肺，用百合、麦冬、生地黄、功劳叶、鳖甲、沙参等。

健康自诊

①有过敏性皮炎、鼻炎等→肺机能衰弱

②容易哮喘→肺机能衰弱

③喉咙及支气管较弱→肺机能衰弱

④经常感冒→肺机能虚弱

⑤背上的胎毛很多→肺机能衰弱而出现的自我保护现象

⑥容易便秘→大肠功能衰弱

⑦身体容易浮肿→肺经循环发生了异常

刮拭要点

背部：肺俞、魄户

上肢部：太渊、列缺

下肢部：涌泉

刮痧保健

刮痧取穴

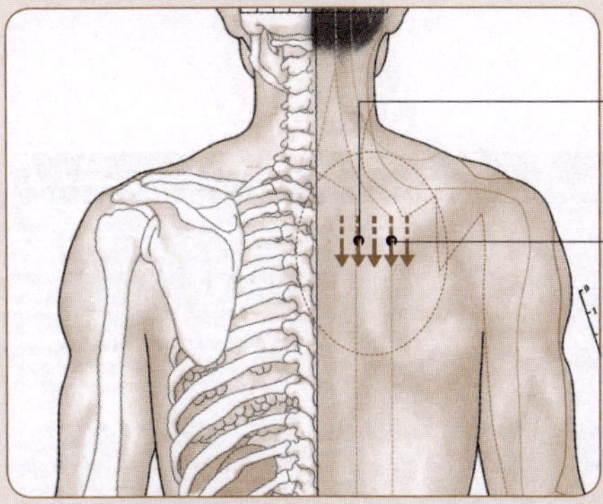

肺俞 第3胸椎棘突下旁开1.5寸。

魄户 第3胸椎棘突下旁开3寸。

刮法	刺激程度	次数
面刮	重度	30

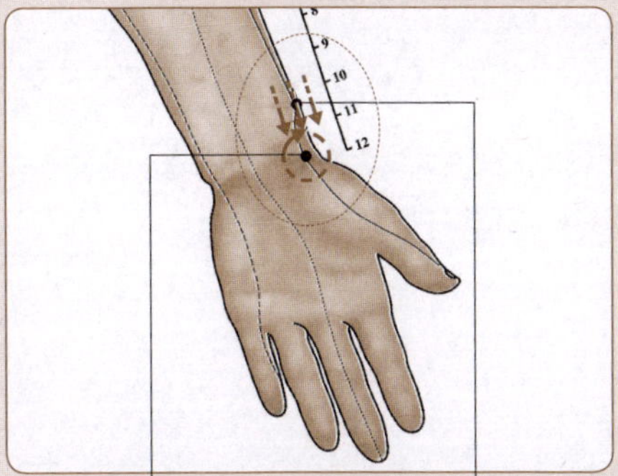

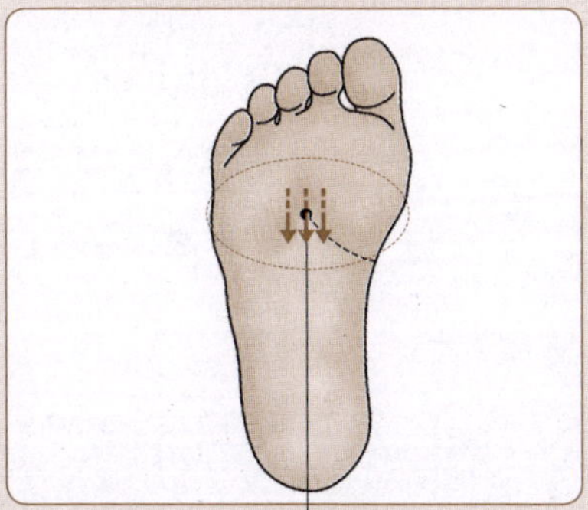

太渊 在腕掌侧横纹桡侧，桡动脉搏动处。

列缺 桡骨茎突上方，腕横纹上1.5寸，当肱桡肌与拇长展肌腱之间。

涌泉 足前部凹陷处，第2、3趾趾缝纹头端与足跟连线的前1/3处。

养心处方笺

1 饮食：多吃白色、辛味食物

白色食物：白萝卜、马铃薯、白果、雪梨

辛味食物：洋葱、生姜、辣椒、大蒜

2 生活习惯：新鲜的空气是肺的良药

呼吸清晨的新鲜空气能够强化呼吸器官。

慢跑或摩擦皮肤能够适度刺激呼吸器官或皮肤，帮助消化。

3 季节注意事项：秋天是呼吸器官最容易受损的时期

在气候干冷的秋天，呼吸器官特别容易出毛病，必须注意。

由夏入秋之际，要特别注意保暖保湿，并勤加漱口和清洗双手。

» 调理脾胃刮痧法

胃储运饮食水谷，是营卫之气产生的地方。脾和胃都相当于管理粮食仓库的官，主管接收和消化饮食，转化为营养物质供给人体。

胃病

	主要证候	治疗方法
胃热	食后易饥，口渴多饮，或牙龈肿痛，口臭，便秘，或食入即呕吐。舌苔黄，脉数。	清胃热，用竹叶、芦根、石膏、大黄、知母等。
胃寒	恶心呕吐，呃逆，脘腹冷痛，得热则减。舌苔白，脉弦。	温胃散寒，用生姜、吴茱萸、制半夏、川椒、木香、丁香等。
胃阳虚	空腹胃痛剧，口吐清水，得食痛减。舌苔白，脉沉细。	温阳暖胃，用干姜、吴茱萸、黄芪、桂枝、荜茄澄、木香等。
胃阴虚	口干咽燥，胃脘疼痛，大便秘结。舌红少苔，脉细数。	益胃养阴，用麦冬、玉竹、白芍、甘草、石斛、沙参等。

健康自诊

①食欲不振→肠胃过冷，引起体内水分过剩
②常会有食欲异常亢奋的情形→肠胃机能太过亢奋
③经常感到胃痛或胃胀气→肠胃机能太过亢奋
④容易腹鸣、下痢→脾的运化功能降低，使得体内水分过剩
⑤肌肉无力→肠胃过冷而蠕动减缓
⑥身体偏瘦或过胖→肠胃吸收不好，出现消瘦或水肿而虚胖
⑦喜欢吃热食→肠胃机能降低

刮拭要点

背腰部：脾俞、意舍、胃俞、胃仓

上肢部：内关

下肢部：足三里、丰隆

刮痧保健

刮痧取穴

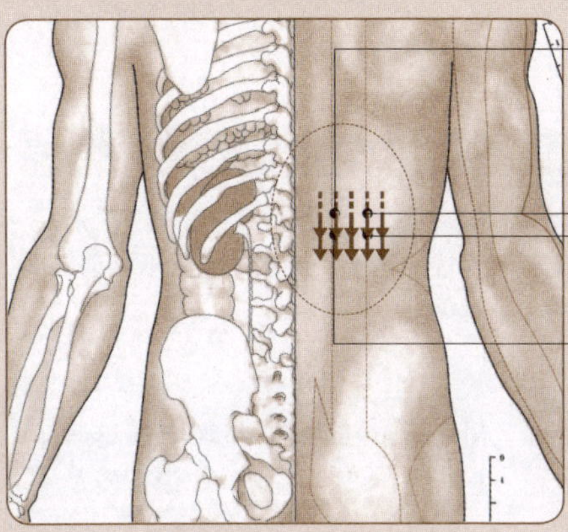

脾俞 背部，当第 11 胸椎棘突下，旁开 1.5 寸。

意舍 背部，当第 11 胸椎棘突下，旁开 3 寸。

胃仓 背部，当第 12 胸椎棘突下，旁开 3 寸。

胃俞 背部，第 12 胸椎棘突下，旁开 1.5 寸。

刮法	刺激程度	次数
面刮	中度	30

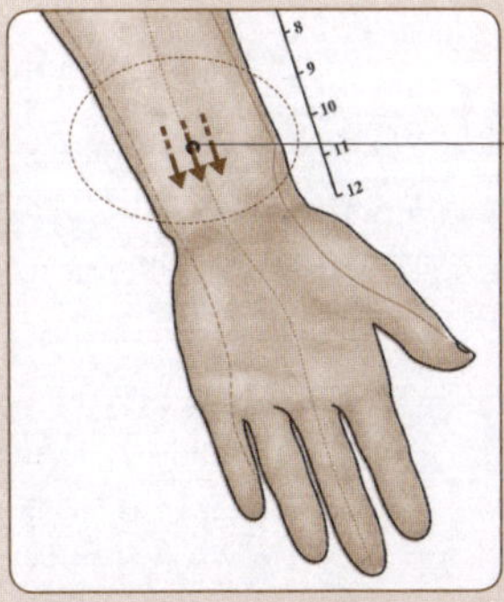

内关 前臂正中，腕横纹上 2 寸，在桡侧屈腕肌腱同掌长肌腱之间。

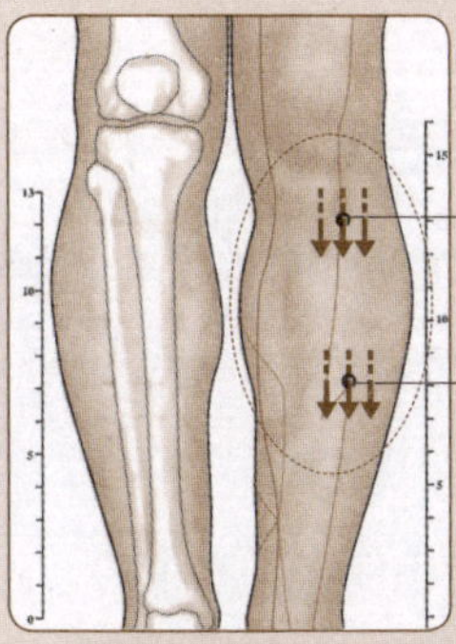

足三里 外膝眼下 3 寸，距胫骨前嵴 1 横指，当胫骨前肌上。

丰隆 在小腿前外侧，当外踝尖上 8 寸，条口外，距胫骨前缘 2 横指（中指）。

养心处方笺

1饮食：多吃黄绿色、酸味食物

南瓜、大豆、红薯、香蕉、柿子、苹果、玉米、藕

2生活习惯：细嚼慢咽，避免过度劳累是肠胃的最佳良药

肠胃方面的毛病，能够由细嚼慢咽得到改善。细嚼次数以30下为标准（食用难嚼食物则需50下）。

过度劳累或生气都会伤及肠胃，所以要找到适合自己的情绪宣泄渠道。

3季节注意事项：潮湿季节要特别注意肠胃

在潮湿度高的长夏季节，不要摄取过多的水分，还要注意饮食卫生。

» 壮腰强肾刮痧法

肾是封藏的根本，是藏精的地方。精能生骨髓而滋养骨骼，故肾脏有保持人体精力充沛、体质强健的功能，是“作强”之官，主管智力与技巧。

肾病

	主要证候	治疗方法
肾阳不足	面色淡白，怕冷，头晕，耳鸣，听力减退，腰酸肢软，小便清长或频数，阳痿，遗精，妇女白带多而稀薄。舌质淡，苔薄白，脉沉细。	益肾温阳，用熟地黄、鹿角、附子、肉桂、狗脊、续断、菟丝子、仙灵脾等。
肾阴亏损	头晕眼花，腰酸耳鸣，虚烦失眠，健忘，遗精早泄，口干。舌红少苔，脉细数。	滋阴益肾，用龟板、熟地黄、山萸肉、枸杞子、女贞子、天冬、潼蒺藜等。

健康自诊

①感觉排尿不顺→肾功能衰弱

②身体容易浮肿→肾功能降低，体内水液失控

③容易疲劳，体力不容易恢复→肾功能衰弱，身体老化

④性能力减退→肾功能衰弱，身体老化

⑤畏寒→肾功能衰退，机体能力下降

⑥手脚无力→肾功能衰退，机体能力下降

⑦手脚发热→肾功能不好

⑧午后体温会稍稍偏高→肾功能不好

⑨耳鸣或有中耳炎，有听力障碍→肾经循环异常，气血不足

刮拭要点

背腰部：三焦俞、肾俞、命门、膀胱俞

胸腹部：中极、章门

上肢部：尺泽

刮痧保健

刮痧取穴

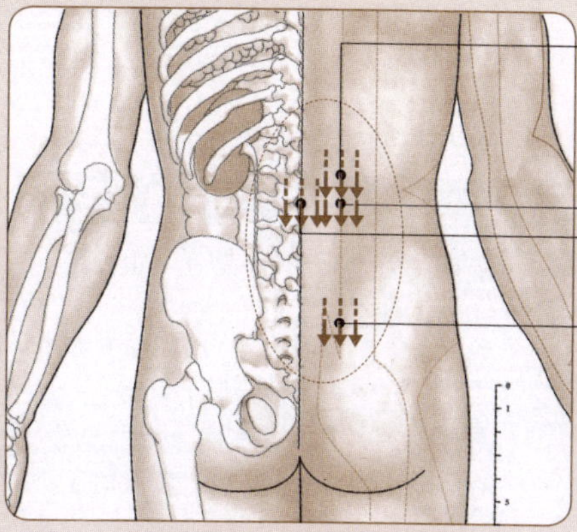

三焦俞 腰部，第1腰椎棘突下，旁开1.5寸。

肾俞 腰部，当第2腰椎棘突下，旁开1.5寸。

命门 腰部，当后正中线上，第2腰椎棘突下凹陷中，肚脐正后方处。

膀胱俞 背正中线旁开1.5寸，平第2骶后孔。

刮法	刺激程度	次数
面刮、平面按揉	中度	60

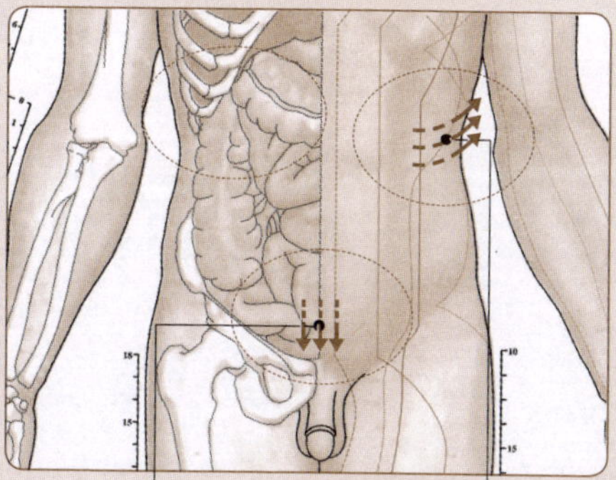

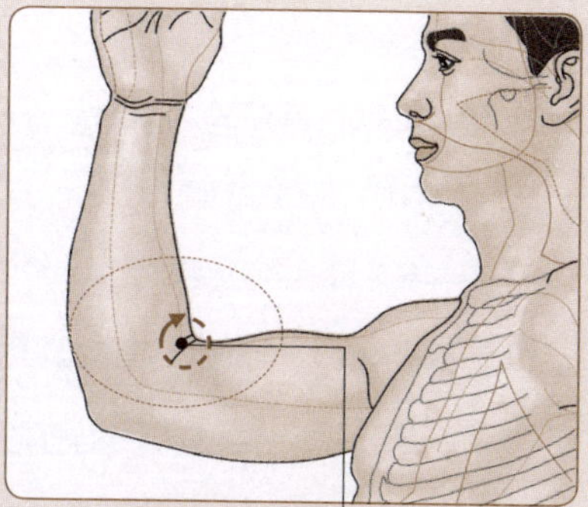

中极 下腹部，前正中线上，当脐中下4寸。

章门 侧腹部，当第11肋游离端的下方。

尺泽 肘横纹中，肱二头肌腱桡侧凹陷处。

养心处方笺

1饮食：多吃黑色、咸味或触感滑腻的食物

黑豆、黑木耳、黑芝麻、山药、海带、海参、紫菜、鱿鱼

2生活习惯：腰腿部的衰弱表示肾功能衰弱

随时随地注意运动锻炼下半身，并让自己出汗。

3季节注意事项：冬天穿厚暖衣服要比待在有暖气的屋子里好

过冷是肾脏的大敌，在寒冷的季节要注意保暖衣服的穿着。

待在有暖气的屋子里除了浪费电力，还会对身体造成不好的影响。

» 平肝理气刮痧法

肝是人体耐受疲劳的根本，是藏魂的地方。肝相当于人身体中的将军，主管谋略。肝的性格坚毅果敢，刚直不阿，因此可以把它比做“将军”之官，具有决断力。

肝病

	主要证候	治疗方法
肝气郁结	胸闷，胃痛，恶心呕吐，嗳气或出现腹泻，泻后腹痛无明显减轻，脉弦。	疏肝理气，用白芍、柴胡、川楝子、香附、郁金等。
肝阴虚证	耳鸣，眼花，头晕头痛，面部发热，夜不能寐。舌红少苔，脉弦细数。	养阴潜阳，用女贞子、生地、旱莲草、枣仁、白芍、牡蛎、珍珠母等。

健康自诊

①情绪起伏大→肝经循环发生了异常

②容易健忘→肝血不足

③不容易入睡→肝经循环发生了异常

④不容易熟睡，常做梦→肝经循环发生了异常

⑤食欲忽大忽小→肝功能异常，抑制了肠胃的蠕动

⑥经常性的反复便秘及下痢→肝功能异常，抑制了肠胃的蠕动

⑦精力减退→很有可能是肝、肾出了问题

⑧肩膀部位肌肉僵硬、小腿抽筋→肝血不足

⑨指甲发白而脆弱→肝血不足

刮拭要点

背部：肝俞、胆俞

上肢部：内关

下肢部：阳陵泉、光明、曲泉

刮痧保健

刮痧取穴

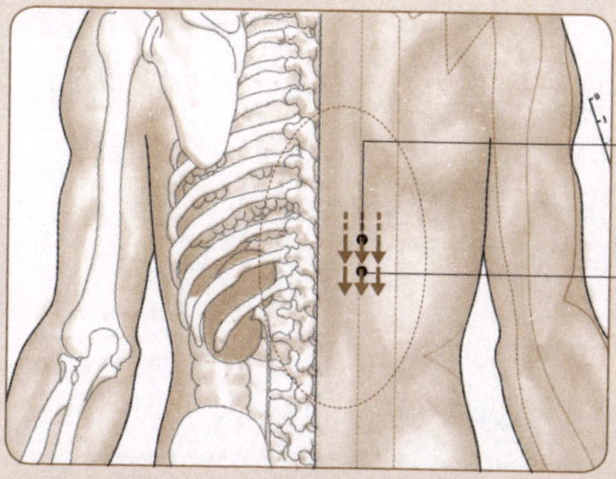

肝俞 背部，当第 9 胸椎下，旁开 1.5 寸。

胆俞 背部，第 10 胸椎棘突下，旁开 1.5 寸。

刮法	刺激程度	次数
面刮、平面按揉	轻度	30

内关 前臂正中，腕横纹上 2 寸，在桡侧屈腕肌腱同掌长肌腱之间。

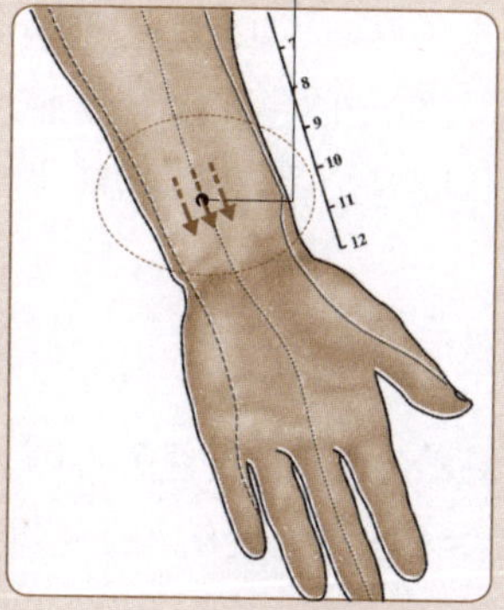

曲泉 膝关节内侧面横纹内侧端，股骨内侧髁的后缘，半腱肌、半膜肌止端的前缘凹陷处。

阳陵泉 膝盖斜下方，小腿外侧之腓骨小头稍前凹陷中。

光明 小腿外侧，当外踝尖上 5 寸，腓骨前缘。

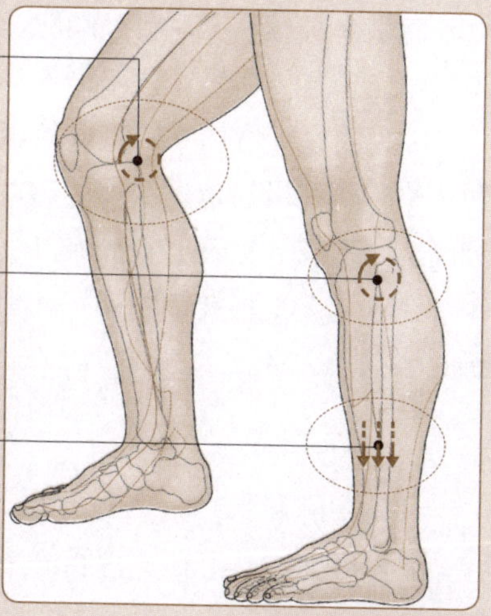

养心处方笺

1 饮食：多吃黄绿色、酸味食物

菠菜、油菜、芹菜、橘子、柠檬、梅子、枇杷、橄榄

2 生活习惯：控制不良情绪，保证良好的睡眠

肝脏的恢复、血液的净化都是在睡眠中进行的。所以，要尽可能在24点之前入睡。

生气或情绪紧张会伤害肝脏，当生气或紧张时请先深呼吸，让心情平静下来。

3 季节注意事项：春天是肝脏活动最旺盛的时期

代谢活动旺盛的春天也是肝脏活动最为旺盛的时期。

这时要注意充分休息，避免让肝脏过于疲劳。

四季刮痧 健康一年

» 春季刮痧——畅达气血，缓解春困

春季，是指我国农历的立春到立夏这一段时间，即农历一月、二 月、三 月，包括了立春、雨水、惊蛰、春分、清明、谷雨6 个节气。春归大地，冰雪消融，万物复苏，柳丝吐绿，大自然一片欣欣向荣。同时，自然界阳气也开始生发。

春季养生

春季养生应遵循养阳防风的原则。春季，人体阳气顺应自然，向上向外疏发，因此要注意保卫体内的阳气，凡有损阳气的情况都应避免。春季养阳不是补阳气，而是平息风阳。调畅、顺应、保养、储备是“养”的根本，也就是要保证阳气顺应春温、夏热、秋凉、冬寒的时序规律进行生、长、收、藏。

因为此时天气由寒转暖导致各种致病的细菌、病毒随之生长繁殖。温热毒邪开始活跃，极易诱发流行性感冒、流行性脑脊髓膜炎、麻疹、猩红热、肺炎等疾病。建议大家在预防措施中，要消灭传染源，常开窗，使室内空气流通，保持空气清新；还要加强锻炼，提高机体的防御能力，同时加强口鼻保健，阻断温邪犯肺之路。

春季刮痧的作用

1. 可疏肝利胆，畅达气血，助心肺气血畅达，使各脏腑气血充足，缓解春困。

2. 养肝血，养肝阴，保持旺盛的生理机能，适应春天气候的变化，促进肝胆疾病的痊愈。

3. 可行气解郁，调养肝胆，促进脾胃消化，利于生长，预防脾胃、肝胆疾病。

刮痧取穴

头部：百会、风池

背部：肝俞、魂门、胆俞、阳纲

胸腹部：期门、日月

腿部：曲泉、太冲、蠡沟、阳陵泉、丘墟、光明

春季刮痧方法

春季是阳长阴消的开始，主生发。春季内风干肝，人体肝胆经脉旺盛活跃，是肝脏发挥主要功能的季节。春季刮痧可疏肝利胆，畅达气血，助心肺气血畅达，使各脏腑气血充足。

1

百会 位于人体头部，在头顶正中线与两耳尖端连线的交点处。

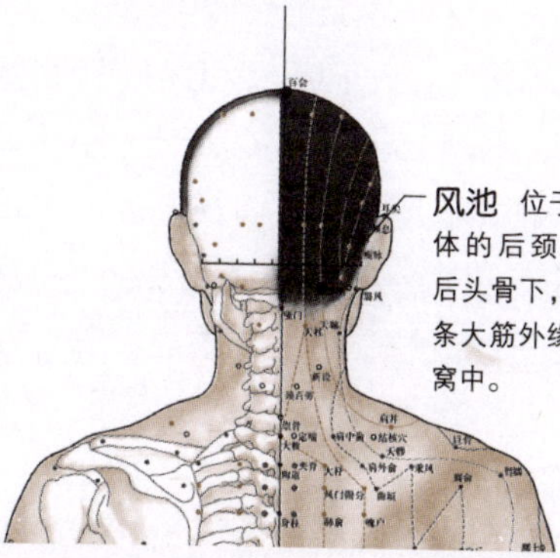

风池 位于人体的后颈部，后头骨下，两条大筋外缘陷窝中。

用水牛角刮板以面别法按梳头的顺序刮拭头项部、侧头部，用单角刮法重点刮拭百会穴、风池穴。

2

肝俞 在背部，当第9胸椎棘突下，旁开1.5寸。

魂门 在背部，当第9胸椎棘突下，旁开3寸。

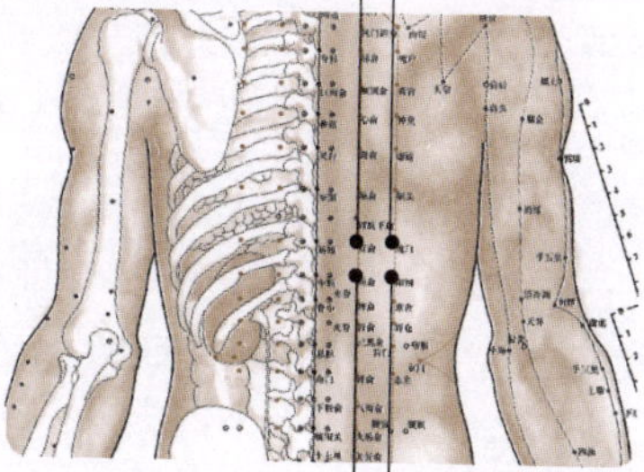

胆俞 在背部，当第10胸椎棘突下，旁开1.5寸处。

阳纲 在背部，当第10胸椎棘突下，旁开3寸。

以面刮法和双用刮法刮拭背部膀胱经肝俞穴、魂门穴、胆俞穴、阳纲穴。

3

期门 乳头直下，第6肋间隙，前正中线旁开4寸。

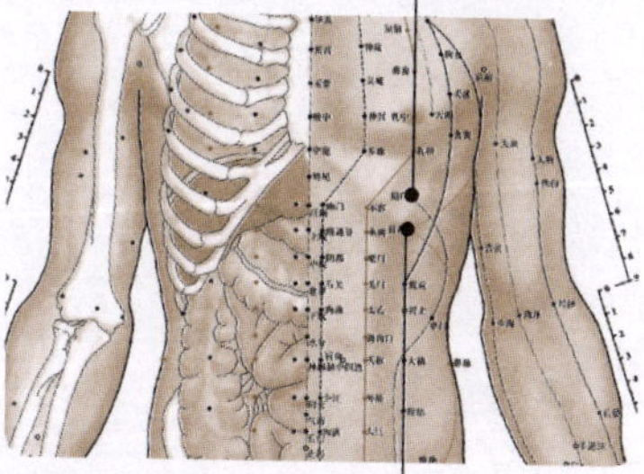

日月 在上腹部，当乳头直下，第7肋间隙，前正中线旁开4寸。

以平刮法沿肋骨走势从内向外刮拭右胸胁部，重点刮拭期门穴、日月穴。

4

曲泉 当膝关穴节内侧端，股骨内侧髁的后缘，半腱肌、半膜肌止端的前缘凹陷处。

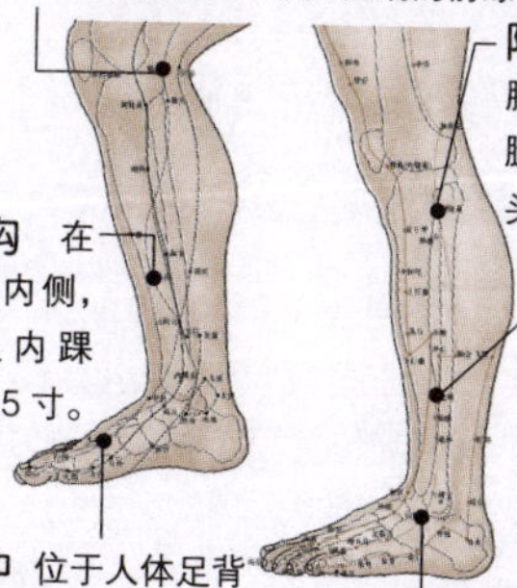

阳陵泉 在人体膝盖斜下方，小腿外侧的腓骨小头稍前的凹陷中。

蠡沟 在小腿内侧，当足内踝尖上5寸。

光明 在小腿外侧，当外踝尖上5寸，腓骨前缘。

太冲 位于人体足背侧，当第1跖骨间隙的后方凹陷处。

丘墟 在足外踝的前下方，当趾长伸肌腱的外侧凹陷处。

用面刮法从上向下刮拭肝经曲泉穴、太冲穴、蠡沟穴；胆经阳陵泉穴、丘墟穴、光明穴。

» 夏季刮痧——养心健脾，清凉一夏

到了夏天，自然界的阳气已十分强盛。一方面是天阳下逼，一方面是地热上腾，这样的天地之气相交合，大大促进了万物的蕃秀和华实。此时，人体的新陈代谢非常旺盛，人体的阳气虽足，却容易外泄，人们在夏天也容易因贪凉而染病。

夏季养生

按中医的五行说，夏季是火旺（夏主心，夏天心火很旺）、土相（脾胃处于盛的地位）、木休（肝处于相对的休养状态）、水囚（肾易亏）、金死（肺易虚）。心火一旺，火克金，所以容易造成肺（金）虚；本是肾水克心火，而心火很旺时，就容易出现心火对肾水的反侮现象，故肾水易亏。对于一般人来说，在夏天，防止肺虚肾亏很容易接受，而对于正处于很旺地位的心是否要重点保养，往往就掉以轻心了！

夏季为了顺应自然阴气的不足，应稍晚一点睡觉，这是为了顺应阳气的充盛。要早些起床，切勿因厌恶长日而心情烦躁、滥发脾气；要精神饱满，并充分宣泄，情志应充分外露而不需内藏。夏季养生的关键是使人无怒，气可充分地、正常地宣泄，但不能乱。心情烦躁就是乱，就是逆，就会使神志受伤，如秋天生疟疾即由此而来。

夏季刮痧的作用

1. 夏季刮痧保健可以增强心脏功能，保卫心阳，滋养心阴，使精力充沛，预防心脏疾病，促进心脏疾病康复。

2. 长夏之季保健刮痧可健脾利湿，增进食欲，助消化，避免湿邪伤脾，预防脾胃疾病，促进脾胃疾病的康复。

3. 保健刮痧可调养心脾，保护体内阳气，助你安然度夏。

刮痧取穴

背部：心俞、神堂、脾俞、意舍、胃俞、天宗

胸腹部：膻中、巨阙、中脘、章门

手臂：少海、曲泽、神门、通里、大陵、内关

腿部：阳陵泉、太白、公孙、足三里

夏季刮痧方法

夏季多汗，人体阳气也随之外泄。夏季是人体心经旺盛活跃，心脏发挥主要功能的季节。夏季保健刮痧可增强心脏机能，护卫心阳，滋养心阴，使精力充沛，预防心脏患病，促进心脏疾病康复。

1

心俞 第5胸椎棘突下，旁开1.5寸处。

神堂 在背部，当第5胸椎棘突下，旁开3寸。

天宗 在肩胛部，当冈下窝中央凹陷处，与第4胸椎相平。

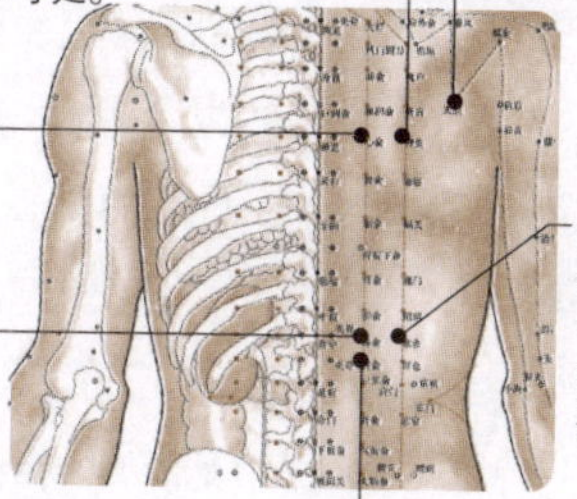

意舍 在背部，当第11胸椎棘突下，旁开3寸。

脾俞 在第11胸椎棘突下，脊中旁开1.5寸处。

胃俞 在背部，第12胸椎棘突下，旁开1.5寸。

用面刮法刮拭背部膀胱经心俞穴、神堂穴、脾俞穴、意舍穴、胃俞穴，小肠经天宗穴。

2

膻中 在人体的胸部，人体正中线上，两乳头之间连线的中点。

巨阙 上腹部，前正中线上，当脐中上6寸。

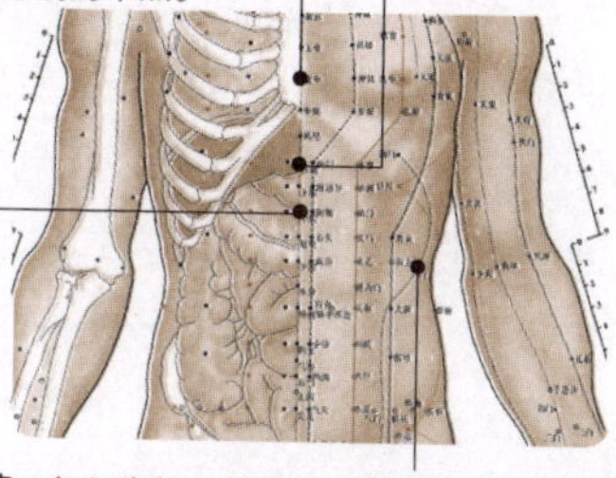

中脘 在上腹部，前正中线，距脐中上4寸处。

章门 在人体的侧腹部，当第11肋游离端的下方。

用平刮法沿肋骨定形从内向走向刮拭任脉膻中穴、巨阙穴、腹部中脘穴、章门穴。

3

曲泽 在肘横纹中，当肱二头肌腱的尺侧缘。

少海 在肘横纹内侧端与肱骨内上髁连线的中点处。

内关 在人体的前臂掌侧，从近手腕的横皱纹的中央，往上大约三指宽的中央部位。

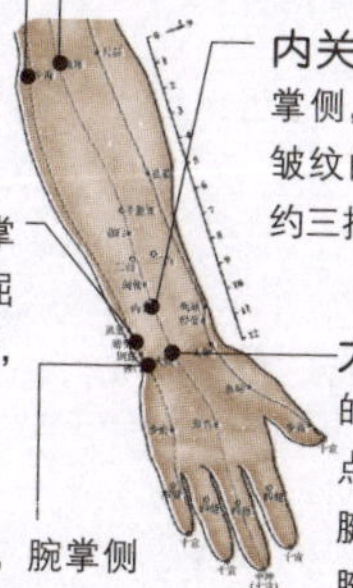

通里 在前臂掌侧，当尺侧腕屈肌腱的桡侧缘，腕横纹上1寸。

大陵 位于人体的腕掌横纹的中点处，当掌长肌腱与桡侧腕屈肌腱之间。

神门 在腕部，腕掌侧横纹尺侧端，尺侧腕屈肌腱的桡侧凹陷处。

面刮法从上向下刮拭少海穴、曲泽穴、神门穴、通里穴、大陵穴、内关穴。

4

公孙 位于人体足内侧缘，当第1跖骨基底部的前下方。

阳陵泉 在人体膝盖斜下方，小腿外侧的腓骨小头稍前的凹陷中。

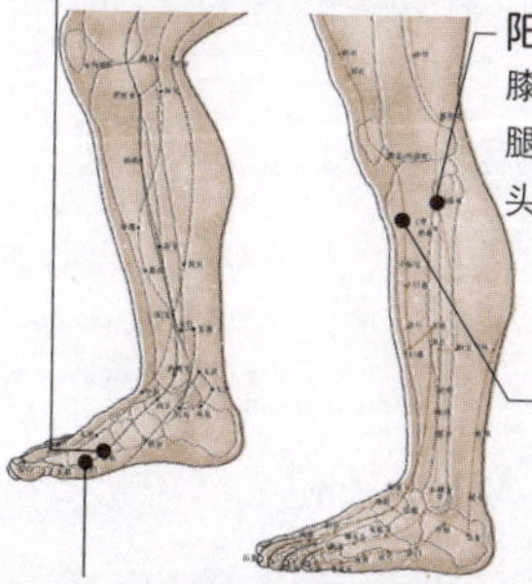

足三里 位于小腿前外侧，当犊鼻穴下三寸，距胫骨前后1横指（中指）处。

太白 在足内侧缘，当足大趾本节后下方赤白肉际凹陷处。

用面刮法从上向下刮拭下肢阳陵泉穴、太白穴、公孙穴、足三里穴。

» 秋季刮痧——养肺润燥，秋季无忧

秋季，气温逐渐降低，雨量也慢慢地减少，空气湿度相对降低，气候干燥。秋季应肺，而秋季干燥的气候极易伤损肺阴，从而容易出现皮肤干燥、干咳少痰、便秘等病症，所以秋季养生要防燥。秋气内应肺。肺是人体重要的呼吸器官，是人体真气之源，肺气的盛衰关系到寿命的长短。

秋季养生

秋季，在燥气中还暗含秋凉。人们经夏季过多的发泄之后，机体各组织系统均处于水分相对贫乏的状态，如果这时再受风着凉，极易引发头痛、鼻塞、胃痛、关节痛等一系列症状，甚至使旧病复发或诱发新病。老年人和体质较弱者对这种变化适应性和耐受力较差，更应注意防凉。

秋季气候干燥，很容易伤及肺阴，使人患鼻干、喉痛、咳嗽、胸痛等呼吸疾病，所以饮食应注意养肺。要多吃些滋阴润燥的食物。秋季，肺的功能偏旺，而辛味食品吃得过多，会使肺气更加旺盛，进而还会伤及肝气，所以秋天饮食要少食辛味食物。在此基础上多吃些酸味食物，以补肝气等。

秋季刮痧的作用

1. 秋季刮痧可增强肺脏功能，滋阴润燥，保护津液，预防燥邪。

2. 还可预防呼吸系统疾病，促进呼吸系统疾病康复。

3. 肺脏向全身输布阴液，肺脏得到滋养，就可增强秋季抵抗力，安然度过秋天。

刮痧取穴

背部：肺俞、魄户、脾俞、意舍、胃俞

胸腹部：中府、膻中、章门

手臂：尺泽、列缺、太渊、少商、曲池

秋季刮痧方法

秋季主丰收，万物收敛。此时，人体肺经旺盛活跃，是肺脏发挥主要功能的季节。秋季进行保健刮痧可增强肺功能，滋阴润燥，保护精液。

①

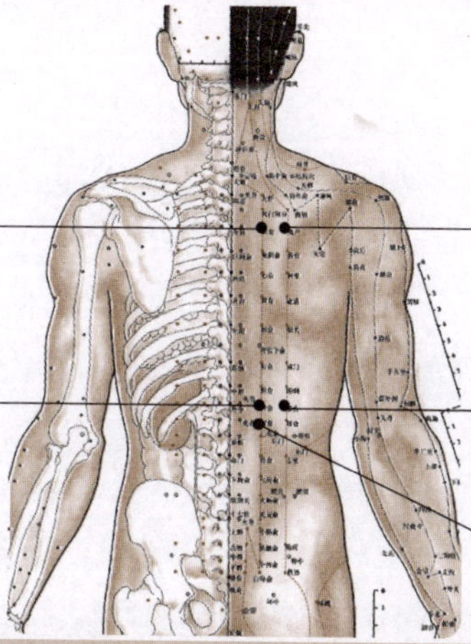

肺俞 第3胸椎棘突下，旁开1.5寸。

魄户 在背部，当第3胸椎棘突下，旁开3寸。

脾俞 在第11胸椎棘突下，脊中旁开1.5寸处。

意舍 在背部，当第11胸椎棘突下，旁开3寸。

胃俞 在背部，第12胸椎棘突下，旁开1.5寸。

用面刮法刮拭背部膀胱经肺俞穴、魄户穴、脾俞穴、意舍穴、胃俞穴。

②

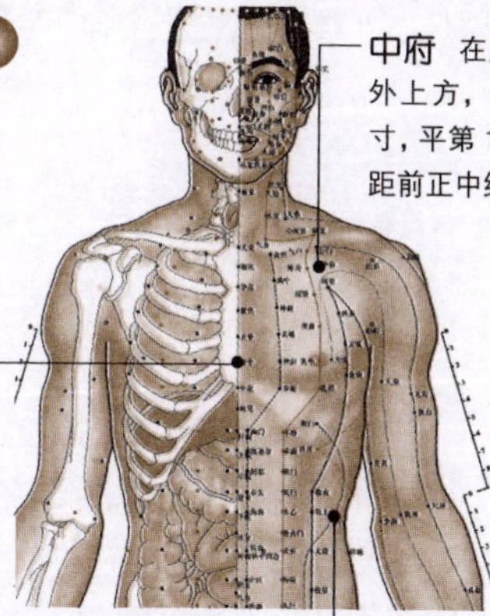

中府 在胸前壁的外上方，云门下1寸，平第1肋间隙，距前正中线6寸。

膻中 在人体的胸部，人体正中线上，两乳头之间连线的中点。

章门 在人体的侧腹部，当第11肋游离端的下方。

用平刮法沿肋骨定形从内向外刮拭左右胸部，重点刮拭中府穴、膻中穴、章门穴。

③

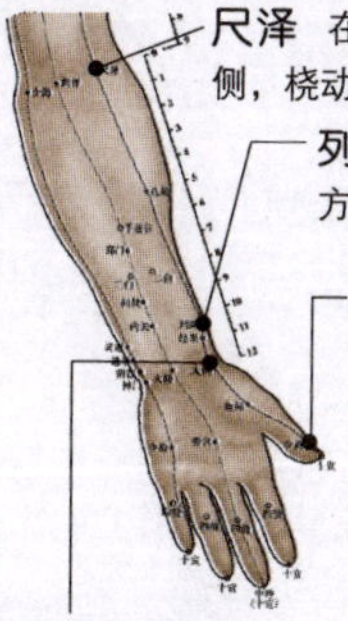

尺泽 在腕掌侧横纹桡侧，桡动脉搏动处。

列缺 在桡骨茎突的上方，腕横纹上1寸半处。

少商 在拇指的桡侧，距离指甲角约1分处。

太渊 在腕掌侧横纹桡侧，桡动脉搏动处。

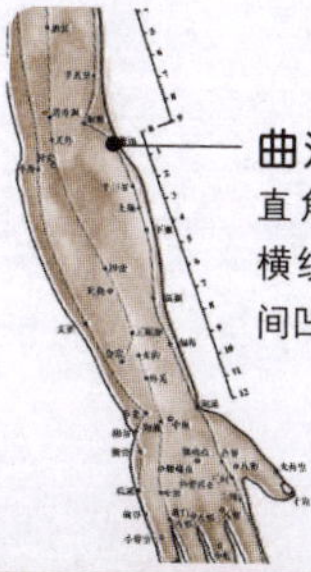

曲池 屈肘成直角，在肘弯横纹尽头筋骨间凹陷处。

用面刮法从上向下刮拭肺经尺泽穴、列缺穴、太渊穴、少商穴，大肠经曲池穴。

» 冬季刮痧——强肾固本，抵御寒冬

冬季养生的重要原则是“养肾防寒”。肾是人体生命的原动力，肾气旺，生命力强，机体才能适应严冬的变化，而保证肾气旺的关键就是防止严寒气候的侵袭。

冬季养生

冬季，人体阳气收藏，气血趋向于里，皮肤致密，水湿不易从体表外泄，而经肾、膀胱的气化，少部分变为津液散布周身，大部分化为水，下注膀胱成为尿液，无形中就加重了肾脏的负担，易导致肾炎、遗尿、尿失禁、水肿等疾病。因此冬季养生要注意肾的养护。寒气内应肾。肾是人体生命的原动力，是人体的“先天之本”。

冬季气候寒冷，寒气凝滞收引，易导致人体气机、血运不畅，而使许多旧病复发或加重。特别是那些严重威胁生命的疾病，冬季养生要注意防寒。如中风、脑出血、心肌梗死等，不仅发病率明显增高，而且死亡率亦急剧上升。

冬季刮痧的作用

1. 冬季保健刮痧以通为补，疏通膀胱经，畅达一身阳气，激发生命的活力，抵御寒邪。

2. 可预防泌尿生殖器官疾病，促进泌尿生殖器官的康复。

3. 保健刮痧护卫肾阳，储藏精气，使体内气血阴阳平衡，精足气旺，为来年的健康打下基础。

刮痧取穴

背部：命门、心俞、厥阴俞、肾俞、志室、膀胱俞、京门

胸腹部：膻中、巨阙

四肢：神门、通里、太溪、大钟、劳宫、涌泉

冬季刮痧方法

冬季阴气盛极，阳气潜藏。冬主闭藏，冬气内应于肾。保健刮痧以通为补，疏通膀胱经，畅达一身的阳气，激发生命的活力，抵御寒邪。

1

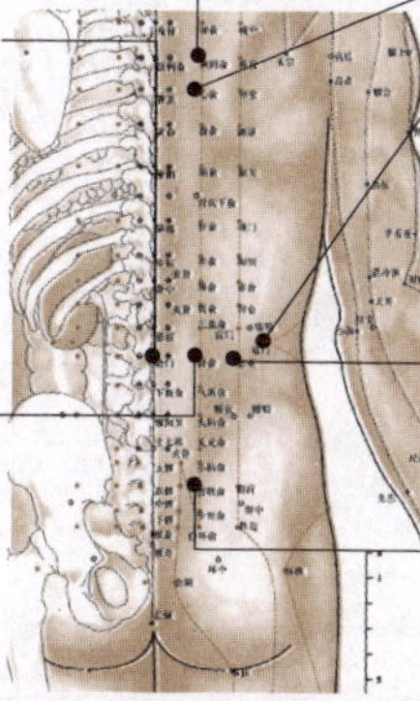

厥阴俞 在背部，当第 4 胸椎棘突下，旁开 1.5 寸处。

命门 当后正中线上，第 2 腰椎棘突下凹陷处。

心俞 第 5 胸椎棘突下，旁开 1.5 寸处。

京门 在侧腰部，章门后 1.8 寸，当第 12 肋骨游离端的下方。

志室 在腰部，当第 2 腰椎棘突下，旁开 3 寸处。

肾俞 在第 2 腰椎棘突下，命门旁开 1.5 寸处。

膀胱俞 在骶部，当骶正中嵴旁 1.5 寸，平第 2 骶后孔。

用面刮法和双角刮法刮拭督脉命门穴，膀胱经心俞穴、厥阴俞穴、肾俞穴、志室穴、膀胱俞穴，胆经京门穴。

2

膻中 在人体的胸部，人体正中线上，两乳头之间连线的中点。

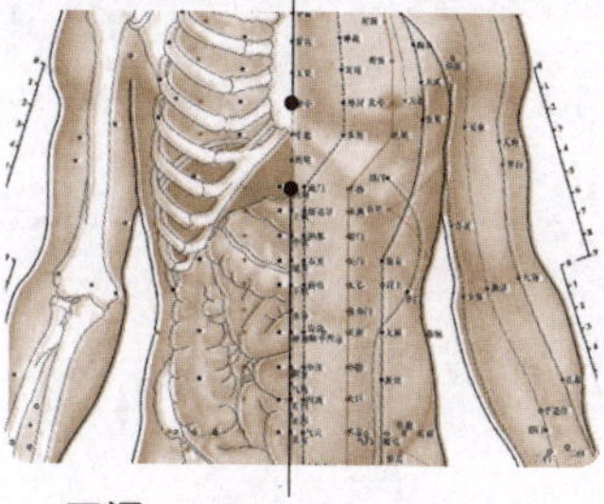

巨阙 上腹部，前正中线上，当脐中上 6 寸。

用单角刮法从上向下刮拭膻中穴、巨阙穴，用面刮法从内向外刮拭左胸部。

3

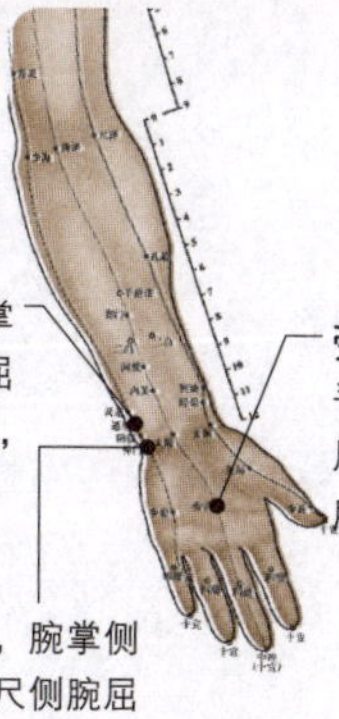

通里 在前臂掌侧，当尺侧腕屈肌腱的桡侧缘，腕横纹上 1 寸。

劳宫 在人体的手掌心，即握拳屈指时，中指尖所在的部位。

神门 在腕部，腕掌侧横纹尺侧端，尺侧腕屈肌腱的桡侧凹陷处。

拍打肘窝、膝窝经穴，并用面刮法从上向下刮拭上肢神门穴、通里穴、劳宫穴。

4

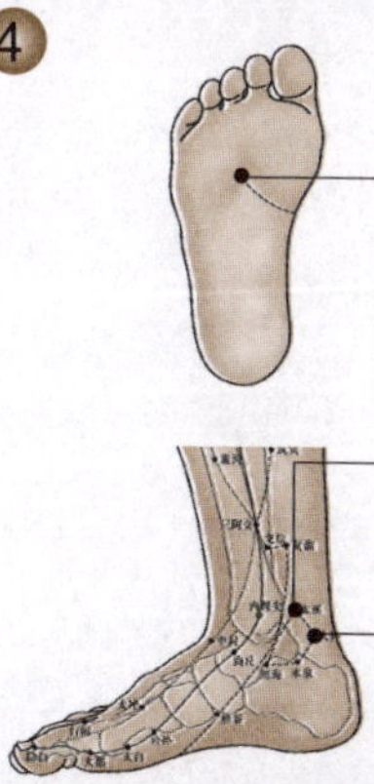

涌泉 在足底第 2、3 趾的趾缝纹头端和足跟连线的前 1/3 处。

太溪 在人体足内侧，内踝后方和脚跟骨筋腱之间的凹陷处。

大钟 在足内侧，内踝后下方，当跟腱附着部的内侧前方凹陷处。

刮拭全足底至发热，重点刮拭涌泉穴、太溪穴、大钟穴。

7 头痛脑热不求医

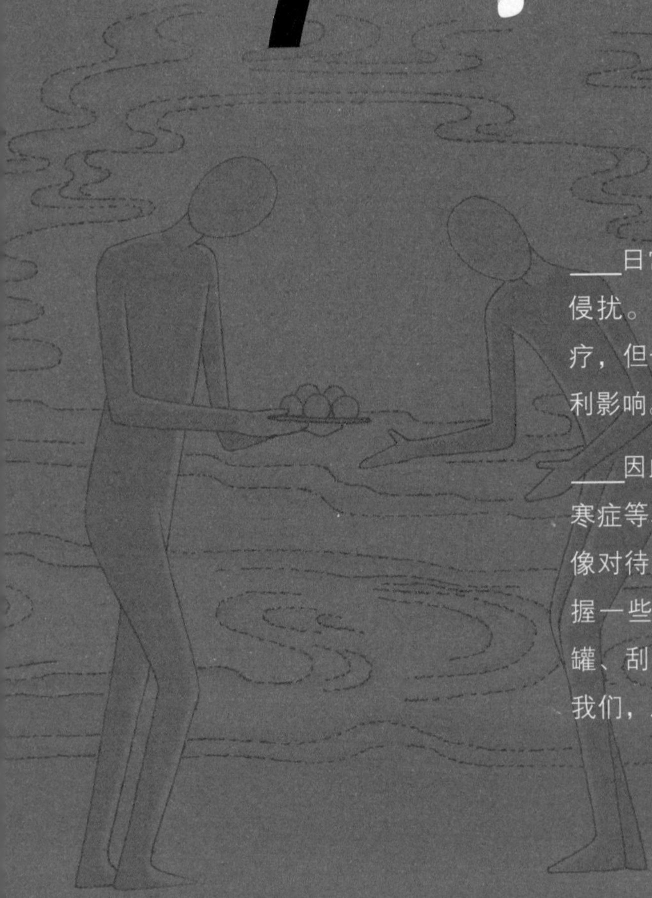

日常生活中，我们时常受到一些小病的侵扰。虽然小病不如重大疾病那样急需治疗，但也给我们的学习和生活带来一定的不利影响。

因此，我们在面对感冒、发烧、疲劳、寒症等小病时，切不可掉以轻心，但也无须像对待大病那样小题大做。只要在生活中掌握一些治疗小病的方法，比如用按摩、拔罐、刮痧等方法治疗，一定可以使小病远离我们，从而达到治疗保健的目的。

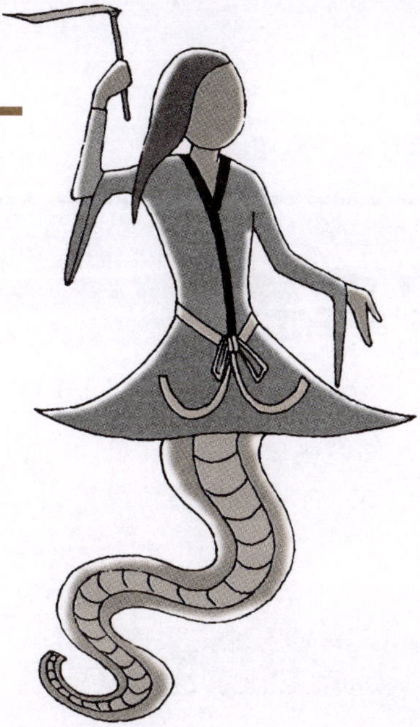

重量单位对照表

一厘	约等于0.03克
一分	约等于十厘（0.3克）
一钱	约等于十分（3克）
一两	约等于十钱（30克）

感冒——外邪入侵导致

感冒，是一种自愈性疾病，因外邪侵袭人体所引起的以头痛、鼻塞、鼻涕、喷嚏、恶寒、发热、脉浮等为主要临床表现的病症。常见有风寒感冒、风热感冒、暑湿感冒三种类型。

类 型	特 征	病 因
风寒感冒	鼻塞声重或鼻痒喷嚏，流涕清稀，咽痒咳嗽，痰液稀薄，严重时会伴有发热恶寒、头痛无汗、肢体酸痛。	主要因风邪、寒邪侵入皮毛所致。
风热感冒	发热微恶寒，头痛汗出，涕浊，咳痰黄稠，口干欲饮，咽喉红肿疼痛。	主要因风邪或火邪（火热之邪气）侵入鼻腔或喉咙所致。
暑湿感冒	上吐下泻、全身无力、鼻塞、流涕、发烧、头脑沉重。	人体感受了夏季暑湿时的邪气，又因喜欢纳凉和饮冷，使体内的暑湿为风寒所遏，疏泄受阻。

造成感冒的原因

疾病是由于身体抵御外邪的机能减退及外邪侵入体内所致，而感冒正是外邪侵袭人体所引起的。在风邪、寒邪、暑邪、湿邪、燥邪、火邪（火热之邪气）这六种外界有害的气当中，“风邪”是造成感冒的主要原因。西医认为感冒是病毒或细菌感染所导致的，这个观点与中医外邪入侵的观点相当类似。

侵入体内的邪气与身体的卫气进行殊死搏斗，就形成了感冒的各种症状。由于造成感冒的邪气仅入侵身体表面，因此只要发汗便能驱除身体里的邪气，就能使感冒痊愈。

感冒时出现背部发抖的症状时，是入侵的寒气较强造成的。这时可用给身体加温的方法来治疗，如喝热汤、盖上厚被子、外出时多加衣服。反之，若感到口干舌燥或身上燥热，则是体内热邪过强，此时需要补给水分，以冷却体内的热度，提高机理卫气。另外，夏季常出现严重胃肠症状的感冒，一般认为是由湿气（湿邪）所造成，此时应食用化湿解暑的食物，以排出累积于体内的水分，使湿邪得解。

风寒感冒

风寒感冒是因风吹受凉或感受寒邪而引起的感冒，秋冬时发生较多。其症状为浑身酸痛、鼻塞流涕、咳嗽有痰。

患有风寒感冒会浑身发冷，这是由于风寒侵入体内的缘故。由于邪气从背后和后颈的毛孔侵入，所以会觉得背部特别寒冷甚至发抖，即使体温上升也可能仍会感觉寒冷，会流出水状的鼻涕，并伴有头痛、关节痛等症状。

要治愈风寒型感冒，可以用发汗的方法将邪气赶出体外，所以身体的保暖非常重要。

穴位按摩

①

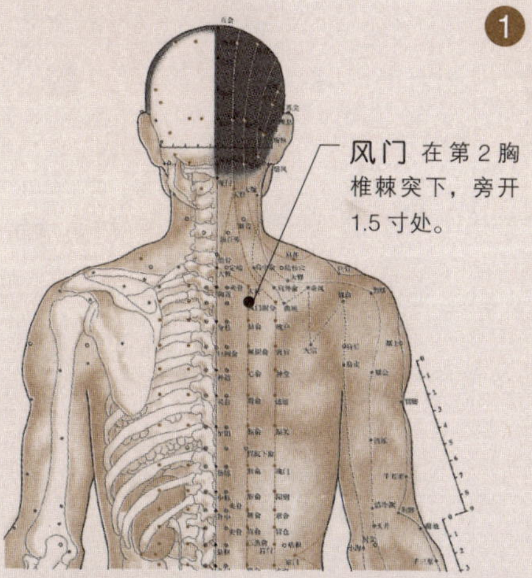

按摩风邪出入口的风门穴，有助于赶出邪气。

②

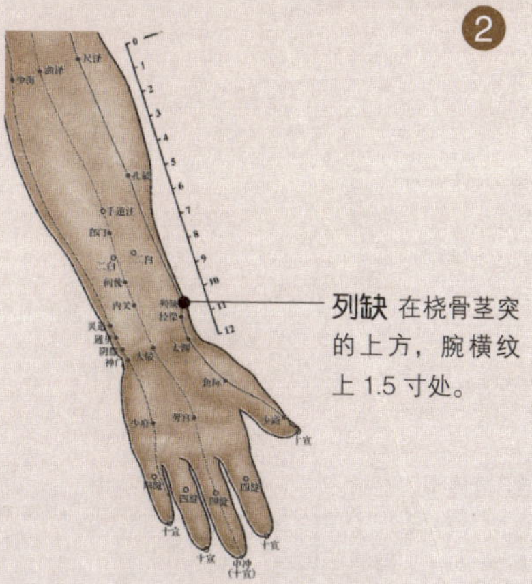

如有咳嗽症状时，可按摩有助于调整肺机能的列缺穴。

对症药方

荆防达表汤

荆芥三钱，防风三钱，苏叶二钱，豆豉二钱，葱白一钱，生姜三片，杏仁二钱，前胡二钱，橘梗二钱，甘草一钱。

煎法：加水一升，煮取汤药五合，除去药渣即可。

服药法：一日两次。

风热感冒

风热感冒是风热之邪犯表、肺气失和所致。症状表现为发热重、微恶风、头胀痛、有汗、咽喉红肿疼痛、咳嗽、痰黏或黄、鼻塞黄涕、口渴喜饮、舌尖边红、苔薄白微黄。

感冒伴有发高烧，是因火热之邪气过强造成。病邪是从鼻腔与喉咙侵入，因此多有喉咙痛的症状。在感冒初期虽然也会感到发冷，但持续时间非常短暂，很快便会开始发热、喉咙干渴。

此时最重要的是发汗，让病邪发散，使身体的热随之排出体外。另外，由于流汗，水分也容易不足，因此须经常补充水分。

穴位按摩

①

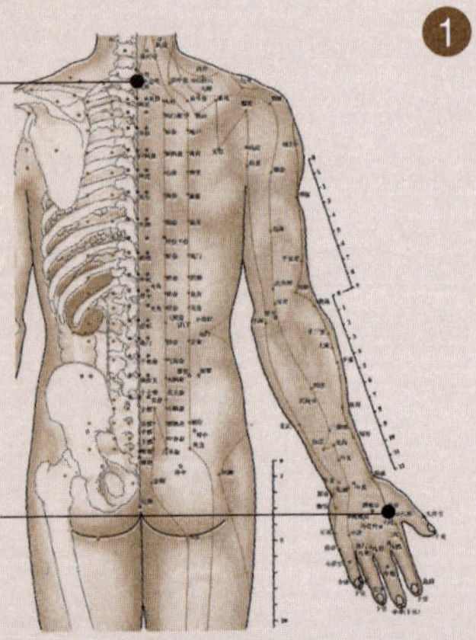

大椎 人体颈部后正中线上，第7颈椎棘突下凹陷中。

合谷 当拇指和食指伸张时，在第1、2掌骨的中点，稍微偏向食指处。

按摩可发散火热邪气的大椎穴，可以降低热度；按摩能调整肺机能并能镇热的合谷穴。

②

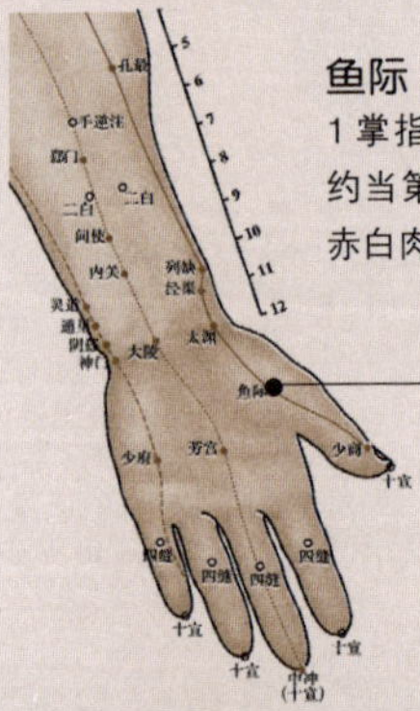

鱼际 在手拇指本节（第1掌指并节）后凹陷处，约当第1掌骨中点桡侧，赤白肉际处。

按摩能减轻喉咙疼痛的鱼际穴。

对症药方

桑菊饮

桑叶三钱，菊花一钱，杏仁二钱，连翘一钱，薄荷一钱，苦梗二钱，甘草一钱，苇根二钱。

煎法：加水一升，煮取汤药五合，除去药渣即可。

服药法：一日两次。

暑湿感冒

暑湿感冒就是因为夏季闷热，湿度比较大，这个时候大家又比较贪凉，经常吹空调，感受了风寒之邪造成的。

在夏天与湿气重的时期，常发生湿邪所引起的感冒，这类感冒常见于容易出现浮肿、有囤积湿气的人。

感冒时会出现头重、全身无力，脾胃、肠胃的机能下降的症状，进而引起上吐下泻。若湿邪侵袭关节，将会引起关节痛。

此时最重要的是调整肠胃机能，将囤积于体内的湿气排出体外。

穴位按摩

1

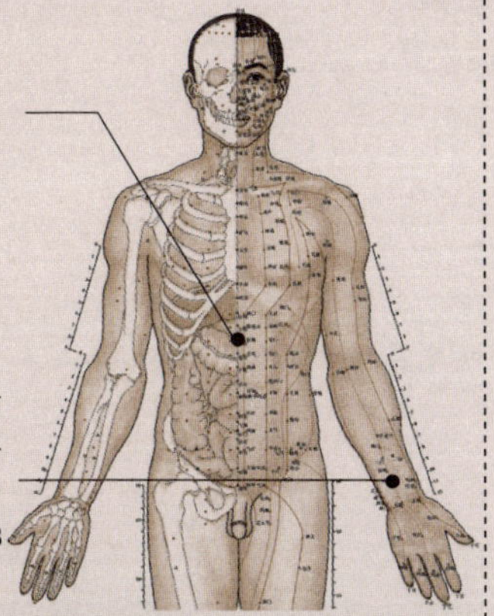

按摩能够缓和肠胃症状的中脘穴，有呕吐现象时，则以按摩内关穴较有效。

2

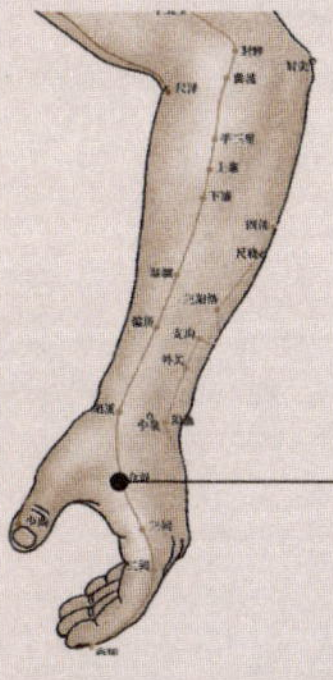

有发烧症状，则可按摩合谷穴。

对症药方

藿香正气散

藿香三两，半夏二两，厚朴二两，紫苏一两，白芷一两，大腹皮一两，茯苓一两，白术二两，陈皮二两，桔梗二两，炙甘草二两半。

煎法：将以上十一味药碾为细末，加水一盏，生姜三片，枣一枚，同煎至七分，除去药渣即可。

服药法：睡前服用，每服二钱，一日一次。

疲劳——正气不足造成

疲劳又称疲乏，是主观上感觉得到的一种疲乏、无力、不适。很多疾病都可引起疲劳，易出现浑身没劲的情况。不同疾病引起不同程度的疲劳，有些疾病表现疲劳更明显，有时可作为就诊的首发症状。

类 型	特 征	病 因
气虚疲劳	脸色差，精神不佳，体力不济，身体沉重，少气懒言，语声低微，头晕目眩，失眠心悸，休息后症状消除。	多种病因作用于人体，引起各脏腑气的亏虚，日久不愈形成疲劳。
脾虚湿困疲劳	总是觉得累，没食欲，胃脘满闷，吃过饭就想睡，经常腹泻，甚或恶心欲吐、口粘不渴或渴喜热饮、肢体困倦，甚或浮肿。	由于过量食用肥甘厚味引起体内水液积聚，聚湿生痰，痰液阻滞津液的代谢，使气的运行不畅。
痰浊疲劳	头眩、头痛、头重，呕恶或呕吐痰涎，或胃肠中有水声漉漉，或口粘、口腻，口干不欲饮水；易惊悸，失眠难寐。	由于过量饮食等原因使体内囤积多余的废弃物，因而阻碍了气的循环。

疲劳原因

“气”是构成人体和维持人体生命活动的最基本物质。体内气若不足，身心就容易感到疲倦。导致气不足的原因每个人不尽相同，需要依自身症状采取适当的治疗方式。

体质虚弱或年老多病容易导致气不足。长期生病和手术后、过度劳累、精神压力大等情况会大量消耗气的时候，就需要充分睡眠，摄取有营养的食物将气补足。

有一些疲劳即使休息也无法减轻，即使睡眠充足，隔天早上身体仍然感到疲惫，这就是痰浊疲劳。此时，活动身体才是回复气的关键。这是因为痰液聚积于体内，阻塞气机，导致气流循环不畅，此时就需要适度地运动来改善体内循环。

负责食物消化吸收的脾制造了“气”,与肠胃息息相关。若在饭后感到疲惫，则表示脾的机能减退，此时便要通过调养脾脏来改善气的不足。

气虚疲劳

身体活力源头的气不足，导致了大部分的疲劳症状。气不足的原因有先天的体质虚弱、年龄增长、长久卧病以及手术、过劳和精神压力大等等。

此类型的人虽然只要好好睡上一觉便会恢复元气，隔天早上又能精神饱满，但是到了一天的尾声，又会感到很疲累。若将这些症状置之不理，久之，气的不足也可能会导致血虚。要注意任何时候都不要过于勉强操劳，要充分地休息。

穴位按摩

1

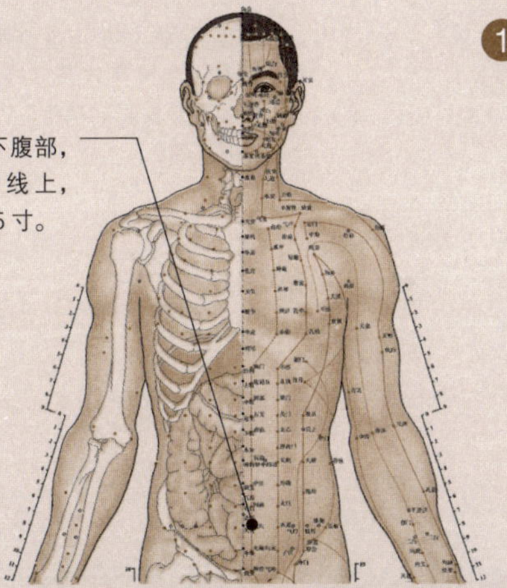

两手交叠，女性右手在下、男性左手在下，按于肚脐下方的气海穴。

2

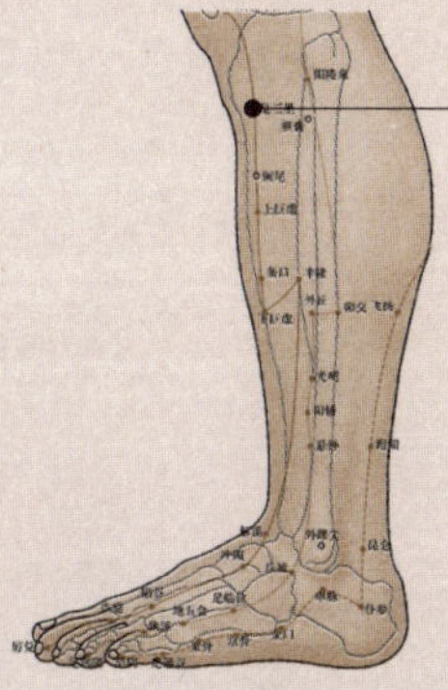

按摩足三里也对气的恢复有所帮助。

对症药方

补中益气汤

黄芪一钱，炙甘草五分，白术三分，人参三分，当归二分，升麻二分，柴胡二分，橘皮二分。

煎法：将以上八味药分别切细，加水二盏，煎至一盏，除去药渣即可。

服药法：一日两次，早晚饭后服用。

脾虚湿困疲劳

此种疲劳会引起缺乏食欲、容易下痢及浮肿，掌管消化吸收的脾功能减退，此时为了补充元气而饮食太过，反而会造成相反效果。此时首先须调养脾胃，注意恢复脾脏的机能。

由于此类型的人体内津液循环变差，妨碍囤积于脾脏内的水分消化，因此，为了消化食物，会比平常消耗更多的气，而在饭后就会感到昏昏欲睡。

穴位按摩

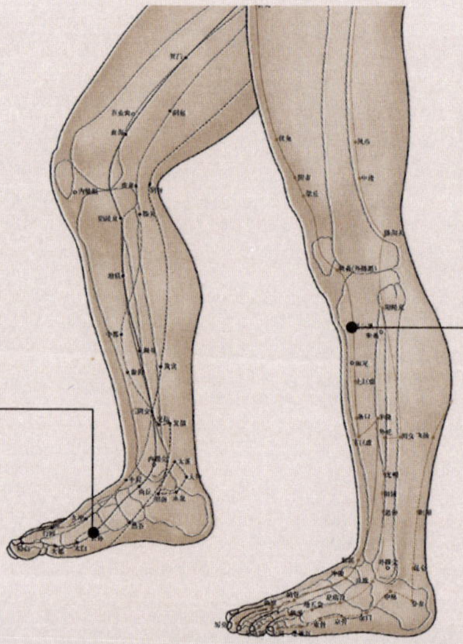

足三里 位于小腿前外侧，当犊鼻穴下3寸，距胫骨前后一横指（中指）处。

公孙 第1跖骨基底部的前下方，赤白肉际处。

按摩能使津液代谢速率提高的足三里及公孙穴，可使体内津液循环顺畅，恢复元气。

对症药方

四君子汤

人参五分，白术五分，茯苓五分，炙甘草一两。

煎法：将以上四味药碾成粉末，加水一盏，煎至七分即可。

服药法：不拘时候，每服二钱。

痰浊疲劳

具有饮食过量和运动量不足倾向或是体型偏丰满的人，痰会堆积于体内，影响气血循环。所谓的“痰”，西方医学认为是过剩的胆固醇与中性脂肪之类的物质。如果觉得身体疲倦就不活动，则疲劳感会累积，使人陷入更不想动的恶性循环。

就算觉得疲倦也应该活动一下身体。注意每餐只吃八分饱，消除肥胖，恢复元气。

穴位按摩

1

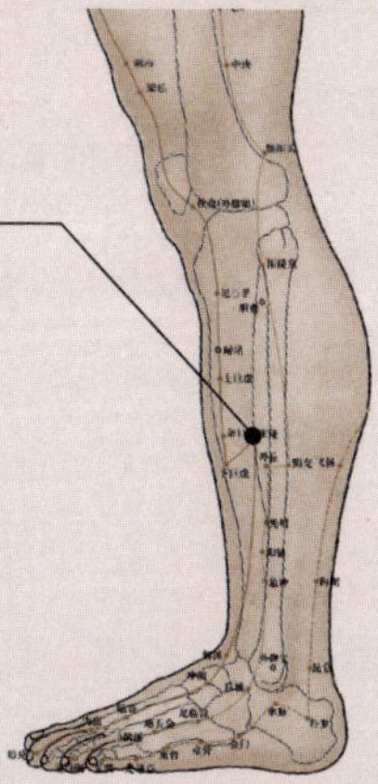

丰隆 位于足外踝上8寸处。

按摩能够排出体内多余水分的丰隆穴，以清除体内瘀积的痰。

2

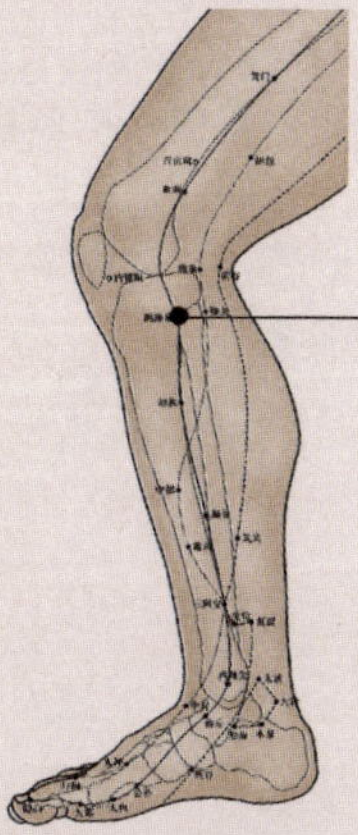

阴陵泉 在人体的小腿内侧，膝下胫骨内侧凹陷处。

阴陵泉穴也对津液的循环有帮助，可一并给予刺激。

对症药方

半夏汤

竹茹、枳实麸炒,去瓤,各二两，陈皮三两，甘草一两,炙茯苓一两半，生姜五片,大枣一枚。

煎法：水煎服。

中暑——夏季气亏易中暑

中暑是指以出汗停止因而身体排热不足、体温极高、脉搏迅速、皮肤干热、肌肉松软、虚脱及昏迷为特征的一种病症，由于暴露于高温环境过久而引起身体体温调节机制的障碍所致。

类型	特征	病因
湿困脾胃型中暑	食欲低落，口中黏腻无味，便溏，夏季身体状况不佳，全身无力，肠胃不好，到夏天便消瘦，双脚浮肿，有的人会感觉浑身发冷。	湿邪入侵脾胃较弱的人，妨碍消化，造成以上症状。
气阴两虚型中暑	面色苍白，易感疲劳，口干咽燥，目涩无泪，神疲乏力，食欲不振，手足心热，呼吸困难，皮肤干燥，入秋后嗜睡。	在炎热的夏天过度劳动，酷暑造成气阴的激烈消耗，使身体阴虚，最终被拖垮掉。

中暑原因

夏天太热，将会变成暑邪侵入体内，消耗身体的气。尤其是在高温作业的车间工作、农业及露天作业，或在人群拥挤的集中地，湿邪会影响脾胃的消化吸收功能，导致体内气不足。

中暑大略可分为两种。一种是湿困脾胃型中暑，此类中暑多为原本脾胃就虚弱，又因湿邪入侵脾胃，排出津液的机能减弱，因此多余的水分囤积于体内。身体状况不佳，整个夏天便会昏昏沉沉的，因食欲降低而在夏天变瘦的人就属于此类型。

另一种是气阴两虚型中暑。这种由于夏天的酷暑造成气与阴液的消耗是主要原因，因此体内的热度无法降低，造成身体状况失去平衡。如果能自觉到自己是哪一类型的体质，就应事先采取相应的预防措施。

湿困脾胃型中暑

湿邪若入侵脾胃，则水分的代谢会变差，多余的津液也会停滞于体内，身体会容易疲惫，还会变得不易流汗，口中感到黏稠，双脚浮肿。

另外，也容易陷入一种恶性循环：因为吃了过多冰镇的饮食→脾脏机能减弱→体内水分停滞→水分吸收热量→因为感到热，所以想吃更多冰镇的饮食，这种恶性循环一定要多加注意。

穴位按摩

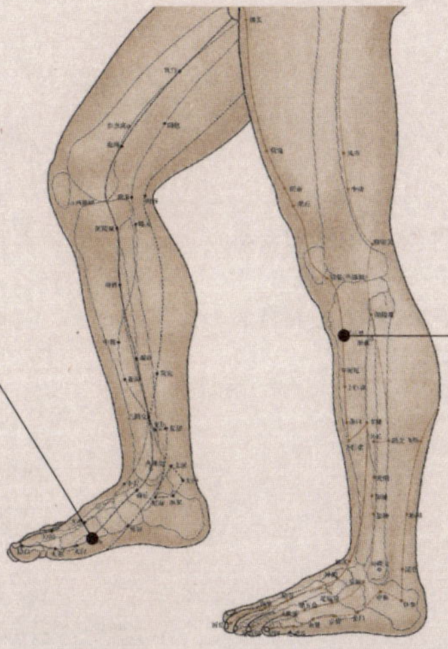

按摩可促进脾胃功能的足三里和公孙穴，可帮助恢复食欲。

对症药方

香砂六君子汤

人参一钱，半夏一钱，白术二钱，茯苓二钱，生姜二钱，甘草七分，木香七分，陈皮八分，砂仁八分。

煎法：将以上八味药分别切细，加水一盏烧开，然后放入砂仁煎至十分即可。

服药法：一日两次，饭后服用。

气阴两虚型中暑

夏季时过度劳累，到了夏秋之际便感到身体不适、整天昏睡，这便是气阴两虚型中暑。此类中暑会产生皮肤干燥、手脚发热、喉咙干渴等现象，也可能会感到呼吸困难和强烈的倦怠感。

因此在夏天即使活力百倍，也应该注意保养。须留心不使热囤积于体内，防止气与津液的消耗。流汗之后须频繁地补充水分，并摄取充分营养以补充元气。

穴位按摩

1

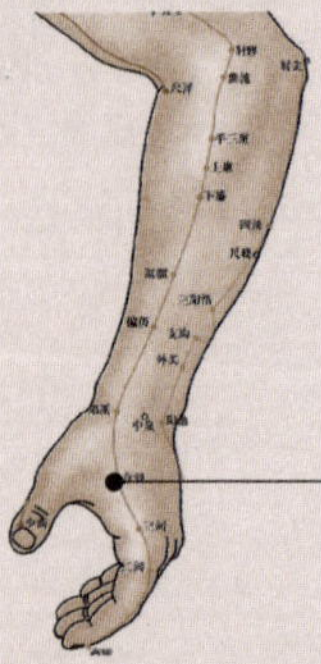

合谷 当拇指和食指伸张时，在第1、2掌骨的中点，稍微偏向食指处。

按压合谷穴可以治疗无汗或多汗。

2

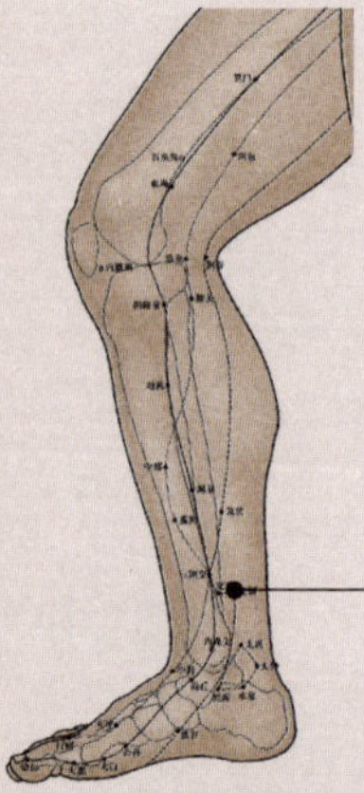

复溜 位于小腿里侧，脚踝内侧地方上2指宽处，胫骨与跟腱间。

按摩复溜穴可调节水液代谢。

对症药方

桂苓甘露饮

泽泻一两，滑石二钱，石膏二两，寒水石一两，肉桂半两，茯苓二钱，白术二钱，猪苓二钱，甘草一两。

煎法：将以上九味中药碾成粉末，用加热的新汲水调和成汤药即可。

服药法：每服三钱，饭前服用。

肥胖——脾胃失运化

肥胖是由于人体代谢失调而造成的脂肪组织过多。肥胖是健康的杀手，肥胖容易引发冠心病、糖尿病等疾病。

类 型	特 征	病 因
痰饮肥胖	脂肪多，食欲旺盛，稍微活动便会感到疲累，容易便秘，怕热，脸色泛红。	过食肥甘，湿气积聚体内，化为膏脂，湿浊化热，胃热滞脾，形成肥胖。
气虚湿盛肥胖	饮食不多，形体肥胖，肌肉组织松弛，嗜睡倦怠，大便溏薄，容易浮肿，手脚发冷，容易疲劳，少气懒言，动则汗出，脸色苍白。	脾胃的运化吸收功能不良，影响气的生成和运行，使津液的循环不顺畅。

肥胖原因

肥胖主要是因为脾胃的运化吸收功能不良，影响气的生成和运行，使津液的循环不顺畅，造成代谢机能降低，多余物质便会囤积。

若脾脏的运动功能降低，则体内多余的物质便会囤积，造成肥胖。

体内水分停滞，成为痰而囤积，即为痰饮型的肥胖，此种体质的人食欲旺盛、容易便秘、脸色泛红且怕热。

还有的人即使吃得不多仍然变胖，这是因津液的循环不良而导致浮肿的体质。脾胃的机能降低，消化吸收功能受影响，手脚容易发冷、容易疲倦、多汗且脸色苍白。

不断反复减肥却失败的人，首先必须认清自己的体质是属于哪一种，要将自己调整为不容易发胖的体质，才是解决肥胖问题的快捷方式。

痰饮肥胖

此类多发于脂肪囤积的体质。这种人喜欢吃油腻的食物或甜食，且食量大、吃得快。这类体质的人，一般怕热，并且脸色发红，稍一运动便容易感到疲累。但这种人还是应该进行适度的运动以培养体力，同时还需要改变过量饮食的习惯。

穴位按摩

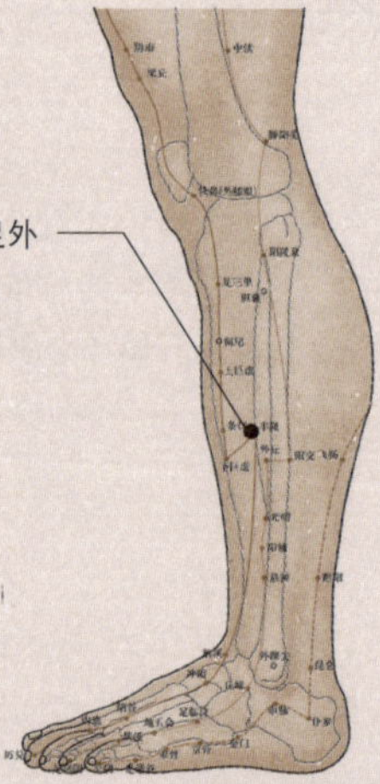

①

丰隆 位于足外踝上 8 寸处。

按摩有祛痰功效的丰隆穴。

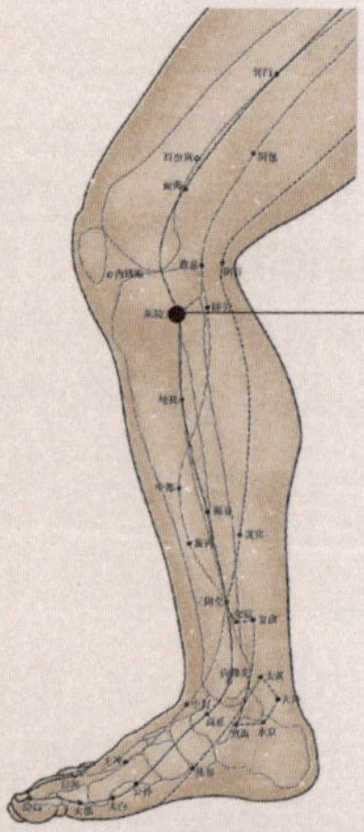

②

阴陵泉 在人体的小腿内侧，膝下胫骨内侧凹陷处。

按摩阴陵泉穴可以促进水液代谢。

对症药方

二陈汤

半夏汤洗七次三两，甘草一两,炙茯苓一两半，生姜五片，乌梅一枚。

煎法：水煎服。

服药法：睡前服用，一日一次。

气虚湿盛肥胖

此类多发于水肿型肥胖体质。这类人容易浮肿，下半身丰满，津液代谢效率不佳，往往容易手脚发冷、容易疲惫、脸色苍白且多汗。由于脾胃功能弱，吃得不多也会变胖。平时应多吃易消化的食物，最为重要的是细嚼慢咽以促进脾胃机能。另外，要注意保暖，不要着凉。这类型的人手脚弱化，因此建议做一些重量训练以锻炼肌肉力量。

穴位按摩

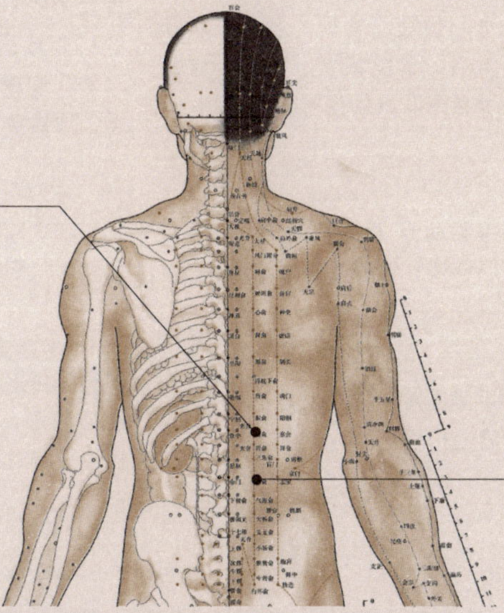

脾俞 在第 11 胸椎棘突下，后正中线旁开 1.5 寸处。

肾俞 在第 2 腰椎棘突下，后正中线旁开 1.5 寸处。

按摩可提高脾功能的脾俞穴。

按摩可提高肾功能、调节水液代谢的肾俞穴。

对症药方

防己黄耆汤

防己、黄耆、白术、甘草、生姜、大枣各适量。

煎法： 水煎服。

服药法： 一日两次，饭后服用。

寒证——气虚血虚

寒证是一种抽象的病症，不是一种独立的疾病，它影响患者的方方面面，最终导致气血两虚，有寒之证候。寒证可表现为气虚，也可表现为血虚，而气血是互补、相辅相成的，血虚可致气虚，气虚也可致血虚。

类　型	特　征	病　因
脾、肾阳虚寒证	身心俱疲、软便、多尿、腹部发冷、食欲减退、下痢、腰和下半身发冷且容易浮肿。	脾肾中的阳气不足，使其制造热能的机能减退，消化吸收功能减弱，津液代谢速度下降，使血液循环变差，导致全身发冷。
血虚寒证	手脚发冷、指甲泛白、脸色苍白、唇色淡，伴随着心悸与目眩。	营养状况原本不佳，阳气血量不足，加之天气阴冷，导致手脚发冷。
气滞血瘀寒证	手脚发冷、指甲发黑、肤色差、容易打嗝。	因气流停滞，输送可暖身的阳气的血亦停滞，无法运送到身体末梢，使得手脚发冷。

寒证原因

全身发冷是寒证主要的症状，这主要是阳气不足所致。脾的阳气不足，腹部周边会感觉寒冷，影响食物消化，因此会出现混着未消化食物的下痢症状。

肾藏精，主生殖。若肾中阳气不足，会加剧腰和下半身的发冷症状，影响水分的代谢，容易造成浮肿、尿量增多。

手脚发冷是因为阳气无法送至身体末梢。一般多发于天气阴冷时。由于气能生血，气能行血，所以阳气不足，运血作用减弱，使血不能及时运达头面及四肢，脸色就会显得苍白。

还有一种寒证是由血的停滞引起的，即气滞血瘀。血停滞造成阳气流动不畅，会使嘴唇发紫呈暗色，且明明下半身发冷，还常有上半身充血发热的症状。

脾、肾阳虚寒证

腹部发冷、食欲减退、下痢属于脾阳虚型体质。由于消化吸收的功能减弱，导致制造热源的能力也随之降低。这种体质的人要注意保暖，同时要提高消化吸收的功能。

腰和下半身发冷、浮肿的人群属于肾阳虚型体质。津液代谢速度下降会影响血液循环，人就容易疲劳。这种人需要补充活力，促进血液循环。

穴位按摩

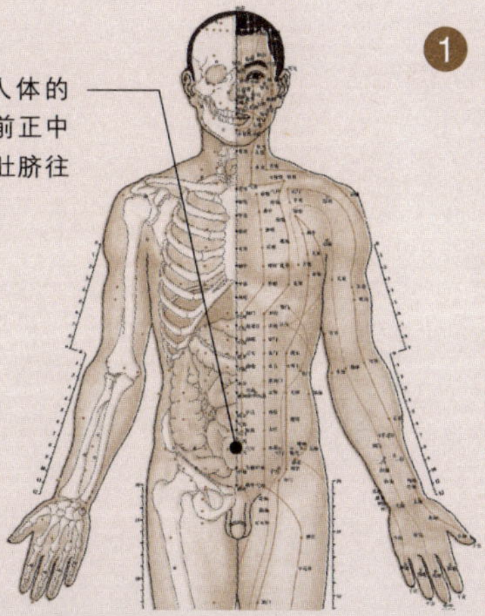

按摩关元穴。

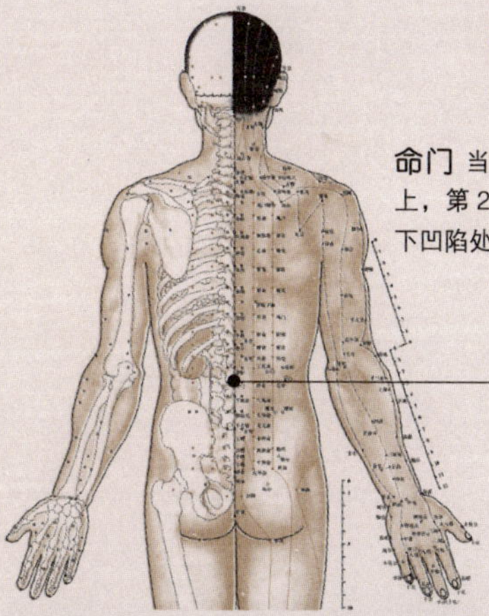

按摩命门穴。以艾灸的方式进行加热刺激，效果会更好。

对症药方

人参汤

人参、甘草、干姜、白术各三两。

煎法：水煎服。

服药法：一日一次。

血虚寒证

血虚系血不足所致。因为营养状况原本不佳，身体容易受到外邪的侵袭，若是在冬天或低温的地方，马上便会感到手脚发冷。

这种症状常见于女性，特征为脸色苍白、唇色淡，因缺乏血气，也伴随着心悸与目眩的症状。需要充分摄取营养，并且做好保暖以促进血液循环。

穴位按摩

①

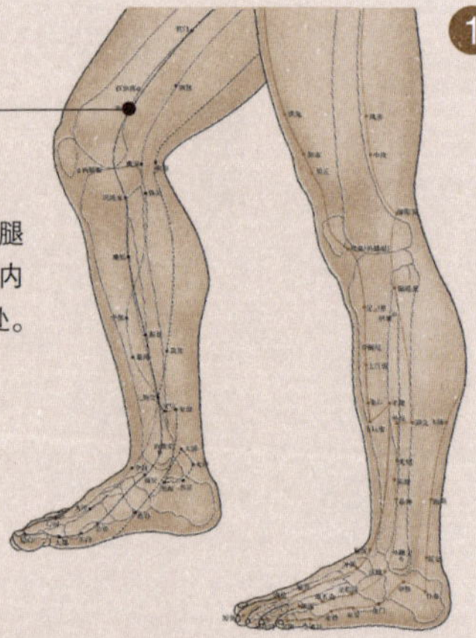

血海 在大腿内侧，髌底内侧端上2寸处。

按摩具有补血作用的血海穴。

②

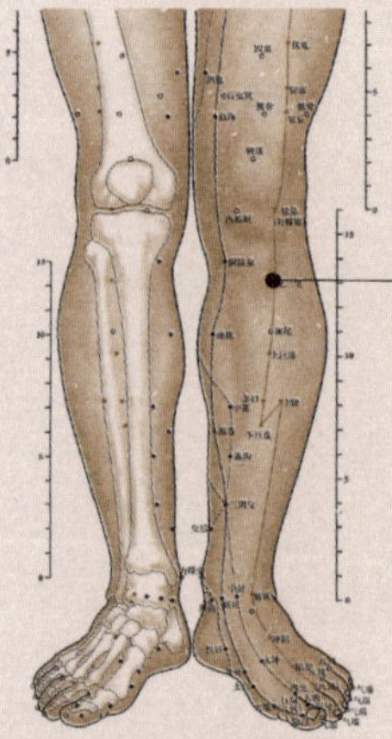

足三里 位于小腿前外侧，当犊鼻穴下3寸，距胫骨前后一横指（中指）处。

按摩促进脾胃功能及产生气血的足三里穴。

对症药方

温经汤

川芎五分，当归五分，肉桂五分，莪术五分，牡丹皮五分，人参七分，牛膝七分，甘草七分。

煎法：将以上八味药一起碾成粉末，加水一升煎至五合，除去药渣即可。

服药法：不拘时候，一日两次。

气滞血瘀寒证

气血停滞，所以气血无法行到身体末梢。这就会使手脚冰冷，肌肤发黑，嘴唇亦会泛紫。还会导致情绪焦躁、紧张、精神压力累积等，也会使人因胸腹紧绷而感到不适。

这种情况除了药物治疗外，需要适度运动使全身血液循环顺畅，以消除压力，不要吃生冷食物，不要使身体着凉。

穴位按摩

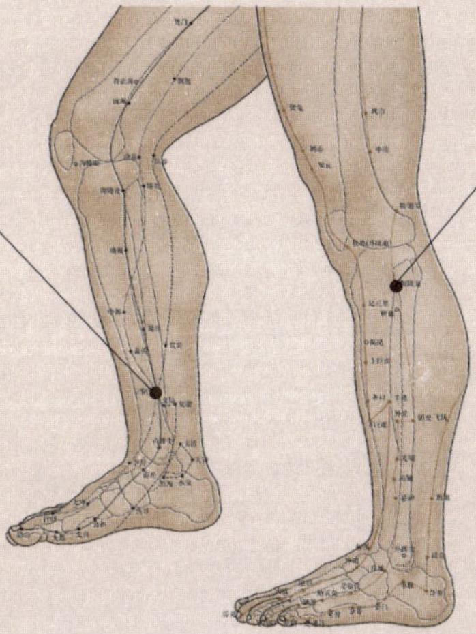

按摩能改善体内气血循环的三阴交穴。	按摩具有同样功效的阳陵泉穴。

对症药方

当归四逆汤

当归四钱，桂枝三钱，芍药三钱，细辛一钱，通草两钱，大枣八枚，炙甘草两钱。

煎法：水煎。

服法：每日三次。

浮肿——水液积聚造成

浮肿是机体细胞外液中水分积聚所致的局部或全身肿胀。体内增加太多水分排不出去时，就是浮肿。体重增加的同时，会出现眼皮浮肿、脚踝或小腿水肿。大部分的浮肿是由肾脏或心脏疾病所引起的，不过，有时候肝病的腹水、蛋白质不足引起的营养失调或更年期障碍的荷尔蒙异常等，也会造成浮肿。

类型	特征	病因
湿困脾胃浮肿	水分摄取过量，全身无力，头重，尿量少，颜色变淡。	水湿内侵，湿邪困脾，脾运化水液功能受阻，津液积聚体内。
脾阳虚浮肿	下半身浮肿，手脚发冷，按压后皮肤不易复原，容易疲劳，尿量偏少，腹部与手脚常会感到冰冷。	脾阳衰微，运化水液功能受阻，水液不得运化而聚集于体内。
肾阳虚浮肿	全身发冷，腰与足踝酸痛，下半身尤其是足踝内侧浮肿，手脚冰冷，容易疲惫，腰足无力酸痛。	肾阳衰微，蒸腾气化无力，使水液积聚体内。

浮肿原因

浮肿是指肺、脾、肾，关键是肾的功能失调，使水液积聚体内，或泛溢体表为特征的疾病。高温多湿地区的人，是最容易产生浮肿的，需要注意摄取水分的方式，不要让身体着凉。

常感到恶心且全身浮肿，是过量摄取水分引起的。此症状特别多见于梅雨季及夏季，浮肿同时会感觉全身无力、头重、尿量减少。

脾阳不振、运化无力会导致腹部发冷而下半身浮肿。水液运化不畅，导致水分满溢于体内。肠胃不好的人容易因吃生冷食物导致下痢、手脚发冷、易疲劳。用手按压浮肿处后皮肤仍维持凹陷，不会恢复原状，且尿量也会减少。

如果浮肿并感到全身发冷、腰部与足踝酸痛，是因为肾功能降低，排尿无法顺畅所致。此类浮肿以下半身，特别是足踝内侧会浮肿为最大特征。

湿困脾胃浮肿

过量摄取水分会造成多余的水分停滞于体内，湿邪困脾，使脾胃机能减弱，引起更严重的浮肿。下半身浮肿若加剧，会蔓延至全身，使尿量变少、颜色变淡。

这时最重要的是控制水分摄取，积极锻炼身体，以改善体液循环。

穴位按摩

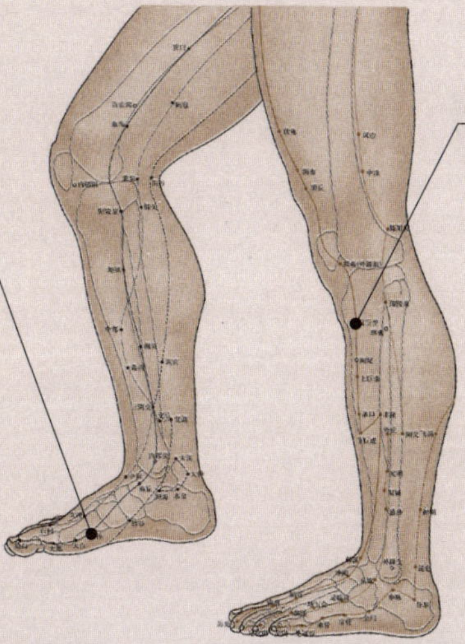

按摩能促进水液代谢的公孙穴。

按摩能促进脾胃功能的足三里穴。

对症药方

香砂六君子汤

人参一钱，半夏一钱，白术二钱，茯苓二钱，生姜二钱，甘草七分，木香七分，陈皮八分，砂仁八分。

煎法：将前八味分别切细，加水一盏烧开，然后放入砂仁煎至十分即可。

服药法：一日两次，饭后服用。

脾阳虚浮肿

脾胃虚弱的人，水液代谢能力减弱，这种体质的人容易浮肿、疲劳且尿量偏少。腹部与手脚常会感到冰冷，肌肤水肿，按压后皮肤的凹陷不易回复原状。

这种体质的人需要摄取易于消化的食物，以恢复脾胃机能，补充阳气，也可通过按摩促进体液循环。

穴位按摩

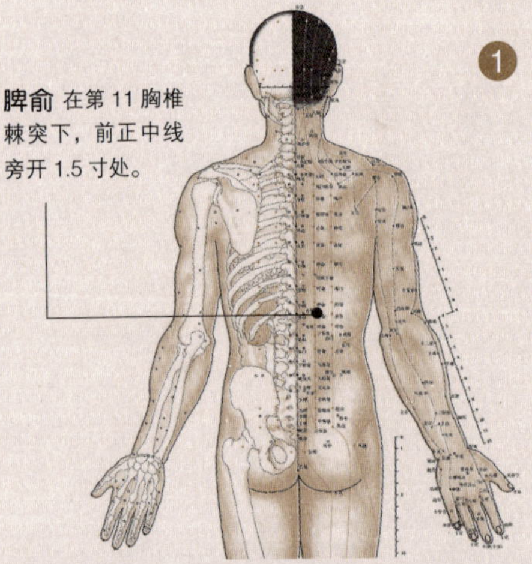

按摩能促进脾机能的脾俞穴。

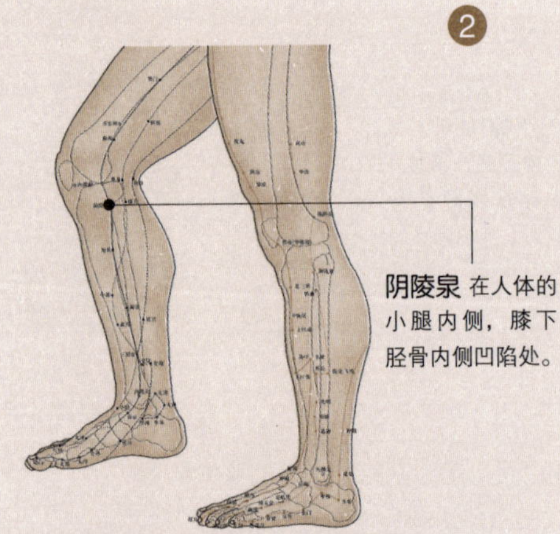

按摩能促进水液代谢的阴陵泉穴。

对症药方

龙眼人参汤

龙眼肉六枚，白糖三钱，人参一两。

煎法： 把剥好的龙眼肉盛入竹筒式瓷碗内，每次一两，加入白糖；素体多火者，再加入人参一两，碗口罩以丝绵一层，日日于饭锅上蒸。

服药法： 饭前服用。

肾阳虚浮肿

肾阳虚衰，蒸腾气化无力，多余的水分就无法通过尿液排出，停滞于体内，因此会导致浮肿。这类浮肿常发生在下半身、内足踝等部位。此类浮肿表现为手脚冰冷，容易疲惫，腰足酸痛无力。

肾阳虚体质的人首先须全身保暖，恢复活力，避免着凉及过度摄取水分。

穴位按摩

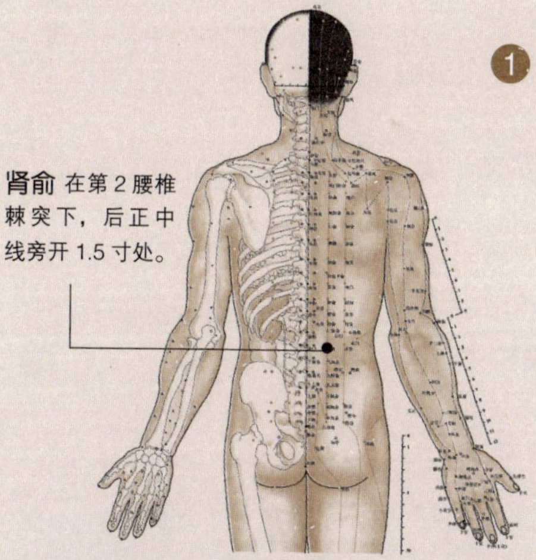

按摩促进肾机能的肾俞穴。

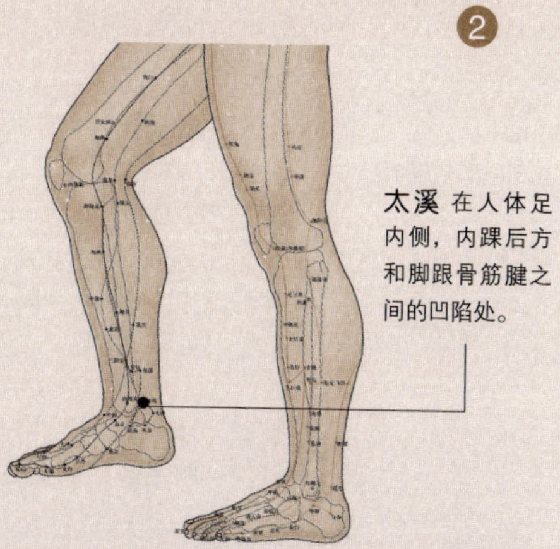

按摩能促进水液代谢的太溪穴。

对症药方

真武汤

茯苓三钱，芍药三钱，白术二钱，生姜三钱，附子（炮，去皮，破八片，一枚）。

煎法： 水煎。

服法： 日一剂，分两次服。

失眠——心神不安造成

失眠是一种长期性睡眠质量令人不满意的状况，表现为难以入眠、不能入睡、维持睡眠困难、过早或间歇性醒来而引起的睡眠不足。造成失眠的原因有心理、生理、药物、不良习惯与环境等多重因素。随着社会的发展，生活节奏的加快，失眠的发生率有上升趋势。

类型	特征	病因
痰热失眠	不易入睡，容易醒来，多梦、胸闷、打嗝、目眩。	饮食无节制影响消化吸收，使多余的水分滞于体内形成“痰”，妨碍了身体机能。
肝火失眠	无法安心平躺，入睡后经常中途醒来，晨起，头痛目眩、耳鸣、情绪焦躁易怒。	精神压力太大或是生气愤怒会造成肝气停滞、热量囤积以致失眠。
心肾不交失眠	睡眠偏浅、手足与胸部充血、发热、盗汗、耳鸣、心神不宁。	压力太大或者过度劳累会使肾中阴液不足，心肾平衡失调。
心脾两虚失眠	感到不安、心悸、不易入睡、多梦、脸色差、容易疲惫、食欲不振。	元神无法完全收纳于心中，造成精神不安定，心血与脾气不足。

失眠原因

是否失眠主要与“心”的功能有关。只有“神”能够安静收纳于“心”中，才能有安稳的睡眠。

心过于兴奋，或是心功能衰弱，人会变得心神不宁，便会无法入眠。

囤积于体内致病的水分（痰）扰乱了心神也会造成睡眠过浅，夜起增多。

感到焦躁，或是思虑过深、无法入眠的人，是因为肝气郁滞，导致热量囤积扰乱心神。

另外，若肾中阴液不足，无法控制心的功能，导致心肾不交，也会引起失眠。

若心功能减退，神不能收纳于心中，同样无法安眠。

痰热失眠

过量摄取油腻食物与甜食、暴饮暴食会影响消化吸收，使多余的水分滞于体内形成“痰”，妨碍心神安宁，使人失眠，进而导致夜里惊醒、胸闷、打嗝、目眩等症状。

这种情况应注意饮食，尤其是饭餐不能过量。

穴位按摩

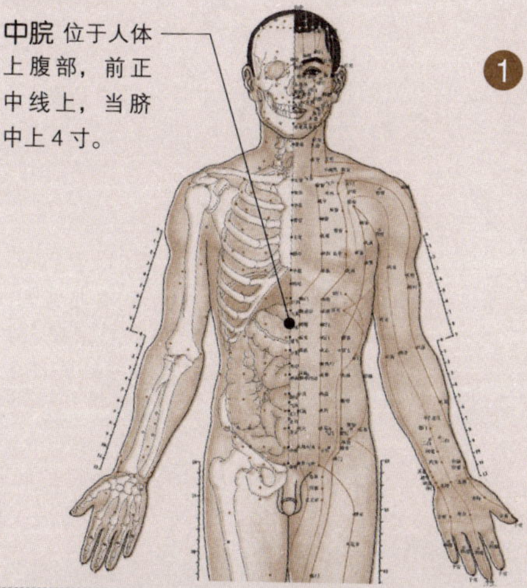

睡前按摩能够促进脾胃功能的中脘穴。

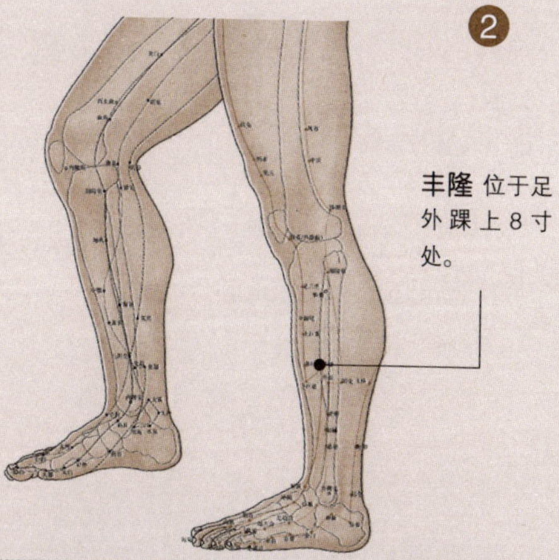

睡前按摩可以祛痰的丰隆穴。

对症药方

黄连温胆汤

半夏二两，陈皮三两，竹茹二两，枳实二两，茯苓一两半，炙甘草一两，大枣一枚，黄连一两半。

用法：水煎服。

肝火失眠

精神压力太大或是生气愤怒会造成肝气郁滞，气郁化火，扰动心神，使心神不宁。症状是不易入睡，入睡后经常中途醒来，早上也很早便清醒。这种情形还伴随有情绪焦躁、易怒、头痛目眩、耳鸣等症状。

因肝火而失眠的人首先须消除精神压力，其次要多运动，增强体质。

穴位按摩

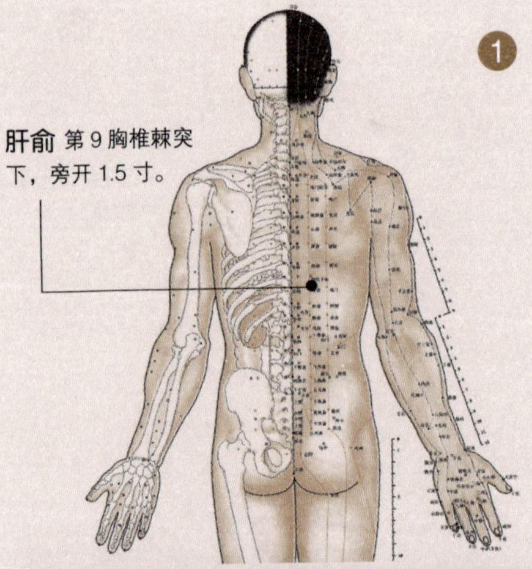

按摩能促进肝功能的肝俞穴。

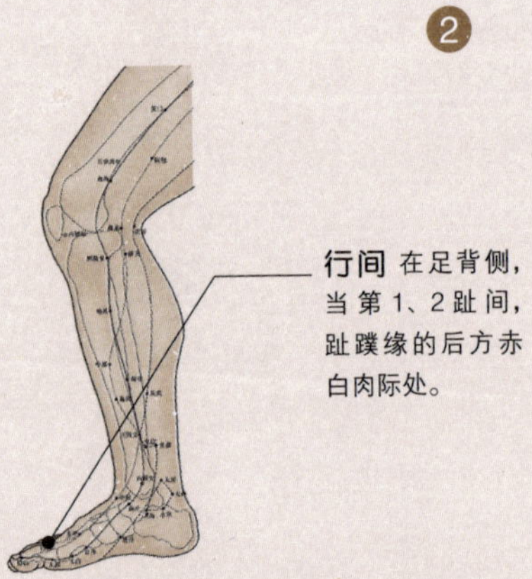

按摩能消除肝热的行间穴。

对症药方

加味逍遥散

当归、芍药、茯苓、白术、柴胡各一钱，牡丹皮、山栀、甘草各半钱。

煎法： 水煎服。

服法： 空腹。

心肾不交失眠

压力太大或者过度劳累会使肾中阴液不足，心与肾的平衡失调。心的阳气无法受到控制，使心处于兴奋状态而导致失眠。同时伴随有腰膝酸痛、心悸、头昏，手足与胸部会充血发热、盗汗、口干舌燥等症状。这种情况下人不靠安眠药很难入睡，即使入睡也会很快惊醒。

最好在睡前喝杯热牛奶，补充阴液。

穴位按摩

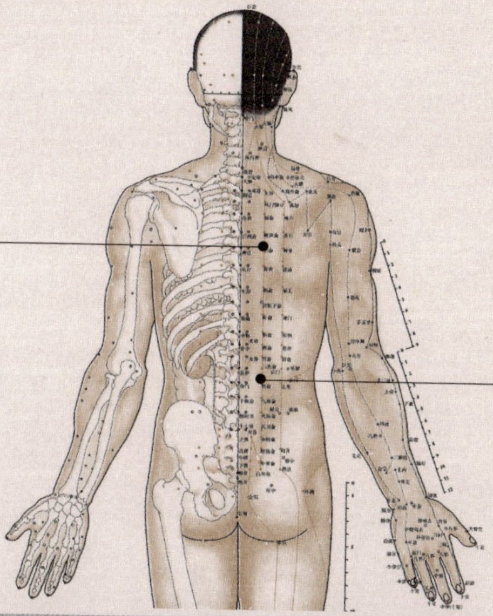

心俞 在第5胸椎棘突下，旁开1.5寸。

肾俞 在第2腰椎棘突下，命门旁开1.5寸处。

同时按摩能促进心功能的心俞穴和能促进肾功能的肾俞穴。

对症药方

黄连阿胶汤

黄连一钱，阿胶三钱，黄芩三钱，鸡子黄两枚，白芍三钱。

用法：水煎两次，阿胶烊入，用生鸡子黄调入药汁，分两次温服。

心脾两虚失眠

这种体质的人就会全身无力、感到有睡意，也无法入眠。心脾两虚的原因是心脾功能减弱，脾虚血亏，心神失养，无法维持“神”的安定，造成精神不安定，心血与脾气不足。症状表现为不安、心悸、容易疲劳、夜里无法入眠、食欲下降等。

这种情况下要保持心神安宁，不要在意能否睡着。躺下后按摩相应穴道，也能够改善这种症状。

穴位按摩

①

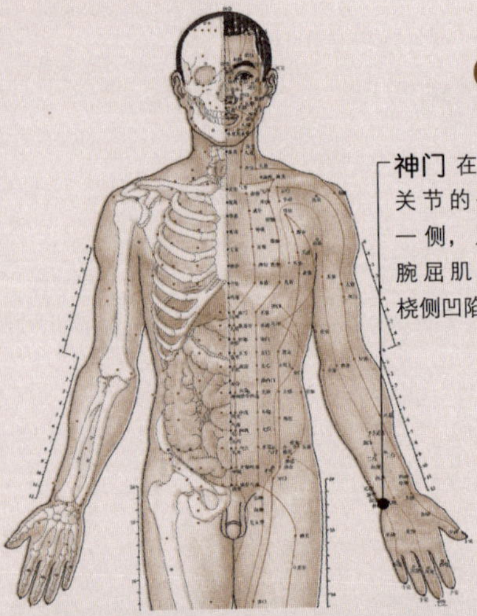

按摩能促进心功能、安定心神的神门穴。

②

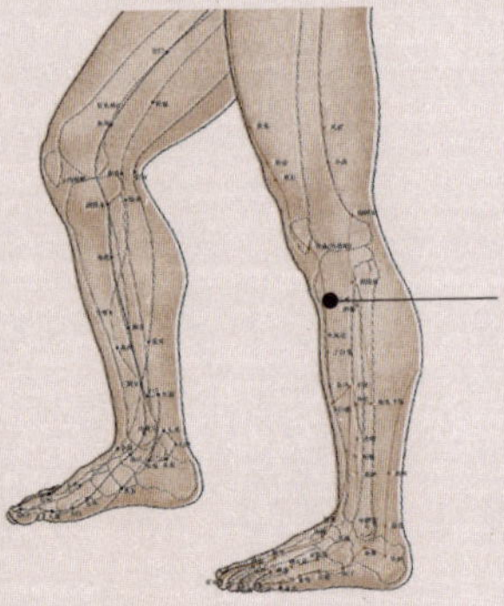

按摩能调补气血的足三里穴。

对症药方

归脾汤

龙眼肉一两，黄芪一两，人参半两，白术一两，当归一两，茯神一两，酸枣仁一两，木香半两，甘草二钱半，远志一钱。

煎法：先将以上十味药分别切细，一起放入锅中。加一盏半水，然后再加生姜五片，枣子一枚，煎至七分，除去药渣即可。

服药法：不拘时候，一日三次。

头痛——生活混乱造成

头痛是因头、颈部痛觉末梢感受器受到刺激，产生异常的神经冲动传达到脑部所致。头痛是临床常见症状，病因较复杂，颅内病变，颅外头颈部病变，其他躯体疾病及神经官能症、精神病都可以引发头痛。

类型	特征	病因
血瘀头痛	疼痛的部位固定，运动时或夜间恶化，有节奏的间歇性刺痛。	因跌打损伤或颈椎扭伤造成内出血，使血流停滞产生痛楚。
痰浊头痛	头重、目眩、恶心、呕吐、食欲不振、胃中翻腾、紧绷般的疼痛。	饮食生活紊乱、饮酒、过度劳累、压力太大等造成痰瘀积，产生痛楚。
肝郁气滞头痛	头晕、脸色差、有疲劳感，因压力而恶化，容易复发。	因压力使肝功能减退，肝气郁滞而导致疼痛。
肝阳头痛	目眩、耳鸣、头晕、情绪焦躁、易怒、眼睛充血、下半身无力、腰部酸痛、痛感为胀痛。	因压力使肝功能减退、阴血不足，肝阳上亢至头部，导致疼痛。

头痛原因

西医不能很好治疗无法确定病因的头痛。中医则可以从产生疼痛的部位、疼痛的性质与疼痛时的状况判断原因并加以治疗。

疼痛的部位大致固定，且为带有节奏的间歇性刺痛，是血瘀所致，特别在运动时及夜里会增强。

伴随恶心呕吐而来的紧绷式疼痛，是体内囤积的痰所造成，饮食生活紊乱与脾功能减退是主因。

整个头颈部到处都产生胀痛的症状，是因为压力使得肝气循环的机能失调所导致。

愤怒与焦躁的情绪会使肝的阳气上升至头部，引起头痛。这种头痛在中高年龄层的人中较多见，高血压与更年期障碍、自律神经失调所造成的头痛，也属于此类。

血瘀头痛

血流停滞，气血流动不顺所造成的头痛是多发于固定部位的刺痛。其原因可能是跌打损伤或颈椎扭伤所造成的内出血，或其他疾病所致。在运动时或夜间痛感增强。

这种情况下应保持全身血液循环畅通，按摩穴道或使用热毛巾温敷，都可以改善头部的血瘀，消除疼痛。同时要注意不能使头部着凉。

穴位按摩

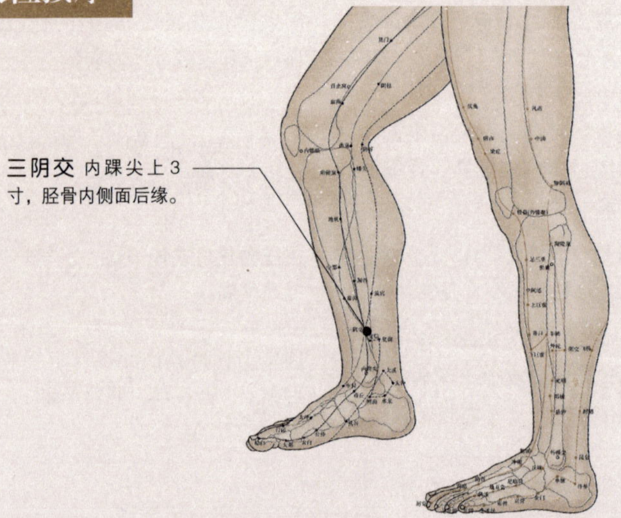

按摩具有消血瘀、止头痛效果的三阴交穴。

对症药方

通窍活血汤

赤芍一钱，川芎一钱，桃仁三钱(研泥)，红枣七个(去核)，红花三钱，老葱三根(切碎)，鲜姜三钱(切碎)，麝香一分(绢包) 。

煎法：用黄酒250毫升，将前七味煎至一碗，去渣，将麝香入酒内，再煎二沸。

服药法：临卧服。

痰浊头痛

头痛并伴随有恶心想吐的感觉以及食欲不振、胃中翻腾、头昏、目眩等症状，属于因痰浊而生的头痛。这种头痛痛感上表现为绷紧式，这是脾功能减退的表现。

饮食生活紊乱、饮酒、过度劳累、压力太大等都可以造成痰浊头痛。这种情况下应该注意饮食以恢复脾脏功能，改善水液代谢。

穴位按摩

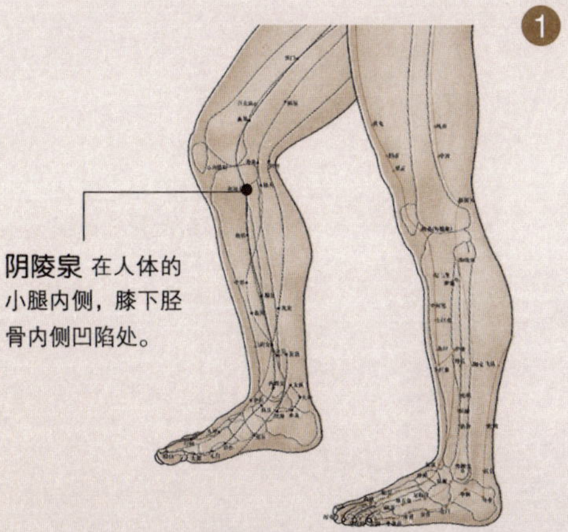

按摩具有促进脾胃功能效果的阴陵泉穴。

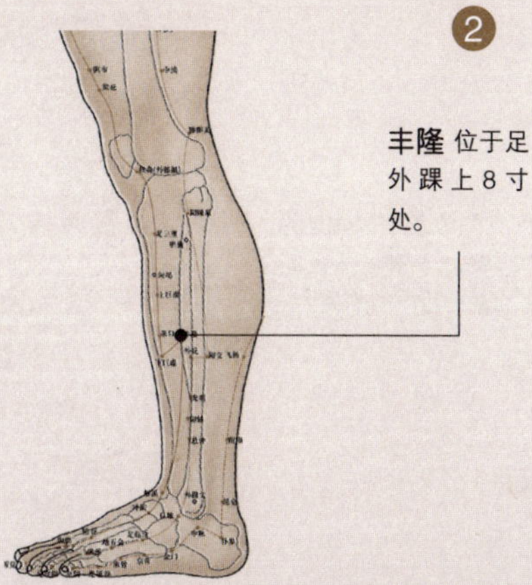

按摩具有祛痰作用的丰隆穴。

对症药方

导痰汤

陈皮二钱，半夏二钱，白茯苓三钱，白术一钱五分，香附二钱，青皮二钱，黄芩二钱，瓜蒌仁三钱，砂仁八分，黄连二钱，甘草八分。

用法：加生姜三片，水煎服。

肝郁气滞头痛

压力过大或精神情志因素使得掌管气循环的肝功能失调，气机郁滞，由此感到头部胀痛。这种情况下产生疼痛的部位并不固定。另外，疲劳与睡眠不足也会引起头痛。容易复发是这类头痛的一大特征。

患此类头痛的人要注意缓解压力，使全身气血畅通。

穴位按摩

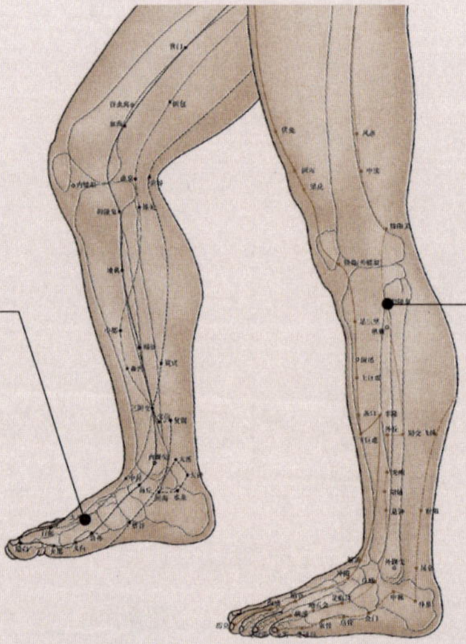

按摩能调节肝功能的太冲穴。	按摩能促进肝气流通的阳陵泉穴。

对症药方

柴胡疏肝散

陈皮、柴胡各二钱，川芎、枳壳、芍药各一钱半，甘草半钱，香附一钱半。

用法：水煎，空腹服用。

肝阳头痛

热困积于肝中会消耗阴血，致使肝之阳气不受抑制升至头部会引起头痛。特征为侧头部胀痛、易怒、情绪焦躁，以及眼睛充血同时伴随着有目眩、耳鸣、头晕等症状。患者同时还会出现下半身无力、腰部酸痛等。

这种情况下应尽量避免精神压力、愤怒、烦恼、过度兴奋，以求平肝潜阳。

穴位按摩

1

百会 位于人体头部，在头顶正中线与两耳尖端连线的交点处。

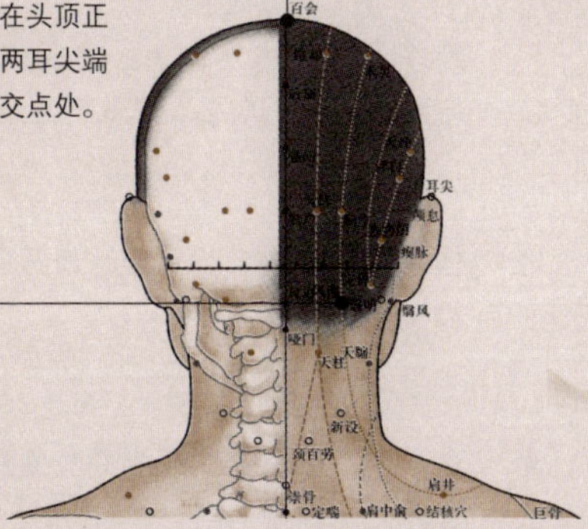

风池 位于人体的后颈部，后头骨下，两条大筋外缘陷窝中。

同时按摩能调整上身阳气的风池穴与百会穴。

2

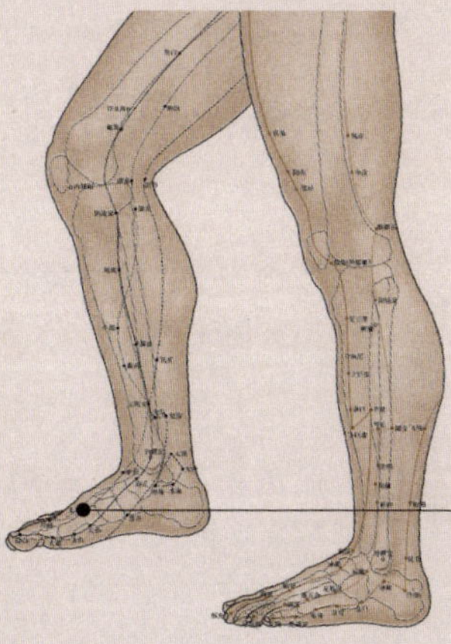

太冲 位于人体足背侧，当第1跖骨间隙的后方凹陷处。

按摩太冲穴。

对症药方

钩藤散

钩藤、陈皮、半夏、麦门冬、茯苓、茯神、人参、甘菊花、防风各三钱，甘草两钱半，石膏一两。

用法：每服三钱，用水230毫升，加生姜七片，煎至180毫升，去渣温服。

肩膀酸痛——气血瘀滞产生

肩关节及肩胛周围筋骨肌肉感到疼痛。可能由外感风湿、肺受风热、强力负重、跌扑损伤等因引起，其中由外感风湿所致者，肩痛偏后，常与背痛并见。

类 型	特 征	病 因
肝郁酸痛	从后颈部至头、肩部胀痛，忧郁、常叹息、伴随头痛、易怒。	精神压力使肝气循环变差，肝气囤积于肩膀一带。
血瘀酸痛	头后方有酸痛感、肩膀僵硬。	外伤或者姿势不良为起因的酸痛，导致血滞塞于肩部，阻碍气血循环。
痰湿酸痛	筋肉紧绷、肌肉酸痛，触摸时不觉僵硬。	体内多余水分形成痰湿，使气血流动变差。
血虚酸痛	脸色差、呆滞、筋肉强硬，无酸痛感觉。	血不足，筋肉无法得到充分滋润和营养而僵硬或疼痛。

肩膀酸痛原因

肩膀酸痛的的原因复杂，可以分为很多种，大多表现为气血郁滞所引起的酸痛与无力感。

后脑勺至颈、肩部胀痛，并伴随头痛的情形，是由于压力引起肝气郁滞，滞塞于肩膀周边所致。

触摸肩膀时感觉到坚硬的硬块，并且有强烈的酸痛感，是瘀血所造成的经络不通。因体内血流瘀滞，积于肩部，通常是外伤与姿势不良造成的。

肌肉僵硬的人虽然会觉得肩膀酸痛，但实际触摸相关部位却没有坚硬处或结块。这是体内多余的水分形成痰并停滞，使得循环变差的关系。

相反地，自己不觉得酸痛，触摸肩膀时却发现十分僵硬的症状，乃是因为提供筋肉营养与滋润的血不足所导致的。

肝郁酸痛

精神压力过大会使肝功能停滞，经络运行不畅，造成气血的流动变差，肝气带着热囤积于肩膀四周，从而引起筋肉胀痛。多发于后脑勺到颈、肩膀。肝郁肩痛常常伴随头痛出现，特征是情绪焦躁忧郁、唉声叹气。

这种情况下要注意舒缓压力，改善气血循环。建议多运动或者从事自己感兴趣的娱乐活动。

穴位按摩

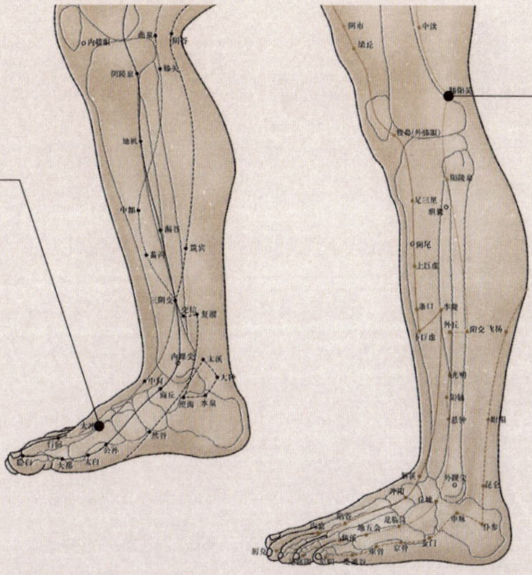

太冲 位于人体足背侧，当第1跖骨间隙的后方凹陷处。

阳陵泉 在小腿外侧，当腓骨头前下方凹陷处。

按摩具有调节肝功能作用的太冲穴。

按摩可以强化肝气顺畅流通的阳陵泉穴。

对症药方

柴胡汤

柴胡半斤，枳壳（麸炒）半斤，白芍半斤，甘草一两。

制法：粉碎成粗粉，混匀。

服法：开水冲泡或炖服。一次三钱，一日二次。

血瘀酸痛

血瘀酸痛的原因可能是外伤或姿势不良，导致血流停滞，在肩膀周围瘀血造成肩膀酸痛。表现为肩膀和头部僵硬，按压时会感到疼痛。

有血瘀肩痛的患者最应该注意的是使血液循环保持畅通，不能受凉。长期伏案工作或维持同一个姿势的人，应该适度更换姿势，并进行适量运动，以改善血液循环。

穴位按摩

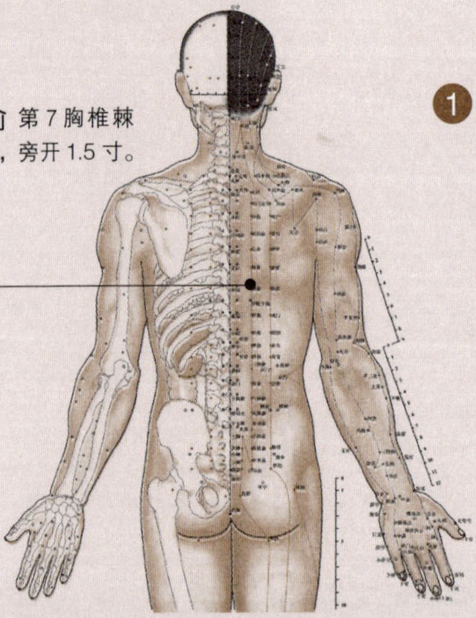

按摩背部的膈俞穴。

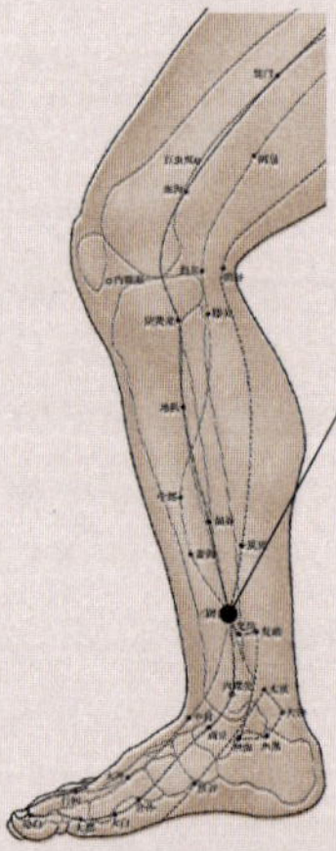

按摩脚上的三阴交穴。

对症药方

通导散

大黄二钱，生地黄二钱，桃仁二钱，枳壳二钱，赤芍二钱，当归二钱，陈皮三钱，木通一钱，朴硝一钱，甘草六分。

煎服法：水煎服，热服。

痰湿酸痛

痰湿所引起的肩膀酸痛主要是由于不健康的饮食习惯和脾功能减弱，导致多余水分囤积于体内，变成痰而阻碍气血的流动。临床表现为肩膀酸痛。

这种情况下应当注意要适量运动以提高水液的代谢，同时注意合理安排饮食，避免过量饮食。

穴位按摩

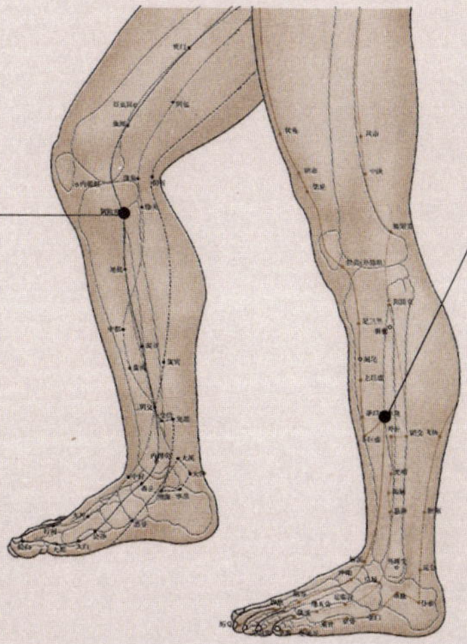

按摩能促进脾胃功能的阴陵泉穴。	按摩具有祛痰功用的丰隆穴。

对症药方

二术汤

厚朴一钱，苍术一钱，半夏一钱，藿香叶二分，陈皮三分，茯苓三分，白术三分。

用法：水煎，温服。

血虚酸痛

由于过劳和手术、月经、生产等造成失血，无法充分给予筋肉滋润与濡养，造成营养不良，气血不足，可能引发血虚型肩痛。表现为筋肉偏细、脸色差，肩膀僵硬却没有酸痛的感觉，即使按压也不会感到疼痛。

穴位按摩

1

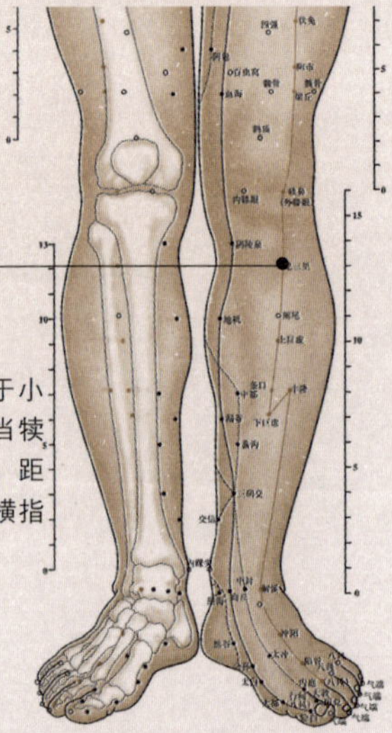

足三里 位于小腿前外侧，当犊鼻穴下3寸，距胫骨前后一横指（中指）处。

按摩能够调补气血的足三里穴。

2

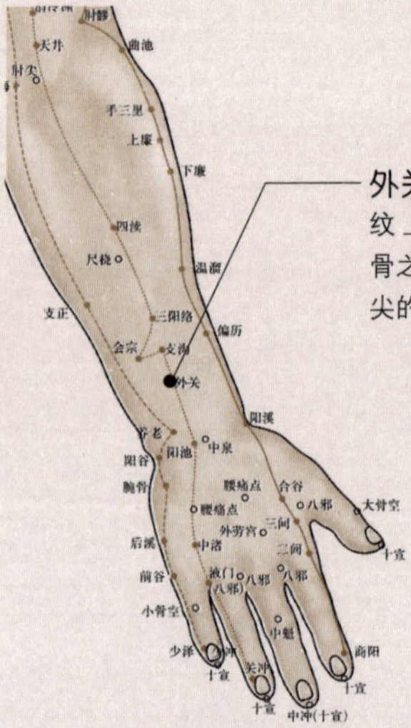

外关 在手背腕横纹上2寸，尺桡骨之间，阳池与肘尖的连线上。

按摩能使肩部筋肉放松的外关穴。

对症药方

四物汤

当归九钱，白芍九钱，川芎九钱，熟地九钱。

用法：水煎服每服三钱。

目眩——头部循环不畅

目眩是一种眼前发黑，天旋地转，视物昏花而迷乱，仿佛要晕倒一般的证象。中医理论认为目眩是由肝肾精血不足、肝阳上亢、痰浊上扰等所致。

类型	特征	病因
肝火上炎目眩	耳鸣、头痛、天旋地转般的目眩、睡眠过浅、多梦。	肝失条达，肝气郁滞，气火暴生，上扰头目。
肝阳上亢目眩	心悸、耳鸣、失眠、盗汗、手脚发烫、足腰虚弱、口干、天旋地转般的目眩。	肝的阳气上升，扰乱平衡，症状较肝火上炎略轻。
气血两虚目眩	体质差、头晕似要晕倒、呼吸困难、视野变暗、容易疲惫、脸色苍白。	气血不足，清阳不升，无法顺利上达头部。
痰浊目眩	全身无力、总是想睡、没有食欲、恶心想吐。	暴饮暴食、疲劳、睡眠不足、压力等导致痰阻碍了气血上行的路径。

目眩原因

目眩的症状表明头与脑部循环发生异常，通常由两种状况所致；一是气血无法顺利上抵头部；一是有害物质上抵头部，扰乱平衡。

目眩时感觉天地旋转，并且在生气时情况会加重，其原因是肝失调达、肝气郁滞。这种目眩通常伴随耳鸣、头痛等症状出现，是携带热的肝气停滞，进而上行引起目眩的肝火上炎型。

手脚发热并伴随心悸等症状，是肝中阴液不足无法抑制体热，造成肝阳上升的肝阳上亢目眩。其目眩的强度虽然不及肝火上炎，但会有失眠与盗汗等症状。

感到呼吸困难、头晕，似乎要昏倒，则是因气血不足无法顺利上抵头部造成的。

当休息后也无法恢复的目眩，则是体内多余的水分成为痰，阻碍了气血上行路径的缘故。

肝火上炎目眩

患者会感到天旋地转般的目眩，并且在发怒时增强，这是由于肝气郁滞，气郁化火，气火暴升，上扰头目所致。

此症状常发生在压力大且易怒的人身上，同时还常伴随耳鸣与头痛的症状，夜里睡眠浅而多梦。而高血压以及梅尼埃氏症候群发作导致的目眩也属于此种类型。

患有此型目眩的人应学习处理自己的愤怒与不安，并减轻压力。

穴位按摩

①

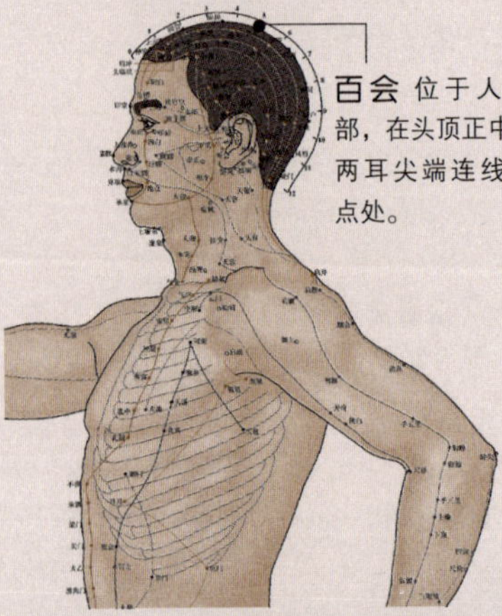

按摩百会穴。

②

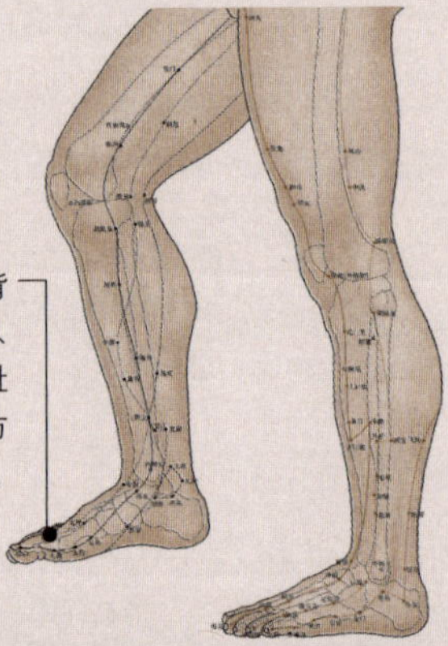

按摩行间穴。

对症药方

龙胆泻肝汤

龙胆草二钱，黄芩三钱，栀子三钱，泽泻三钱，木通二钱，当归一钱，生地黄二钱，柴胡二钱，生甘草二钱，车前子二钱。

煎法：将以上十味草药分别切细，加水一斗五升，煎至五升，除去药渣即可。

服药法：一日一剂，分两次服用。

肝阳上亢目眩

表现为目眩有如天旋地转，伴随手脚发烫、心悸与耳鸣、心情浮躁、夜里不易入眠且多梦、盗汗与口干等症状。这种病是肝与肾的阴液不足，冷却体热的功能减弱，无法抑制阳气，导致热气上升所致。相较肝火上炎型的症状略轻。

穴位按摩

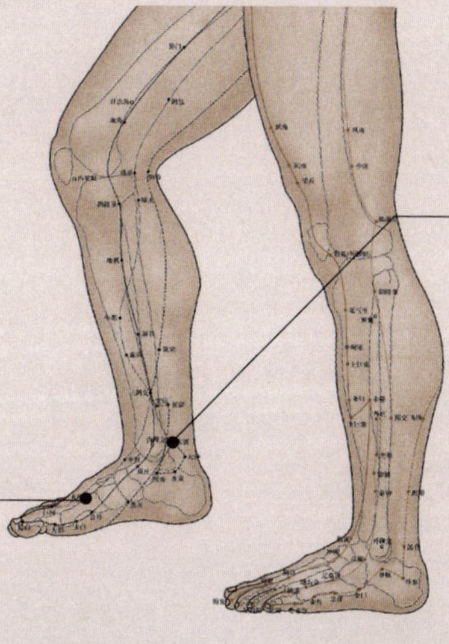

按摩对于抑制肝气上升有效的太冲穴。

按摩对于调节水液代谢十分有效的太溪穴。

对症药方

镇肝熄风汤

牛膝一两，代赭石一两，龙骨五钱，牡蛎五钱，川楝子两钱，玄参五钱，天冬五钱，麦芽二钱，茵陈二钱，生龟版五钱，生杭芍五钱，甘草一钱半。

煎法：将以上十二味药分别捣碎，加水一升煎至五合，除去药渣即可。

服药法：饭前服用，一日两次。

气血两虚目眩

气血不足可以导致气血无法顺利上抵头部，充分送达脑中，从而引起目眩。表现为呼吸困难、视野变暗，似乎要昏倒，也就是突然站起后头晕目眩。这种体质的人大多原本便缺乏体力，容易疲惫且脸色苍白。

要预防此种目眩，需要补充气血，充分休息并摄取有营养的食物。

穴位按摩

1

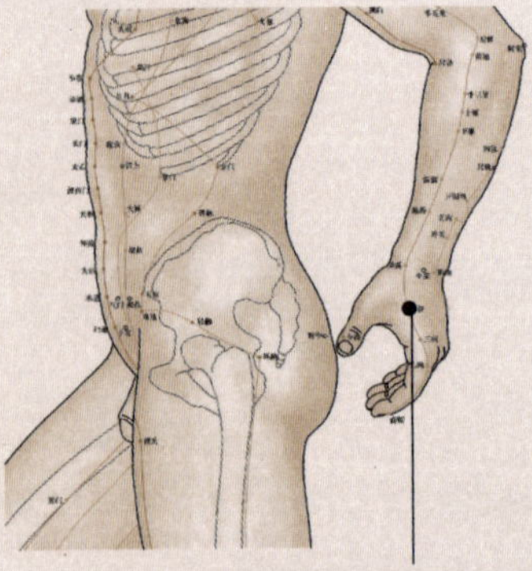

合谷 当拇指和食指伸张时，在第1、2掌骨的中点，稍微偏向食指处。

按摩具有补气作用的合谷穴。

2

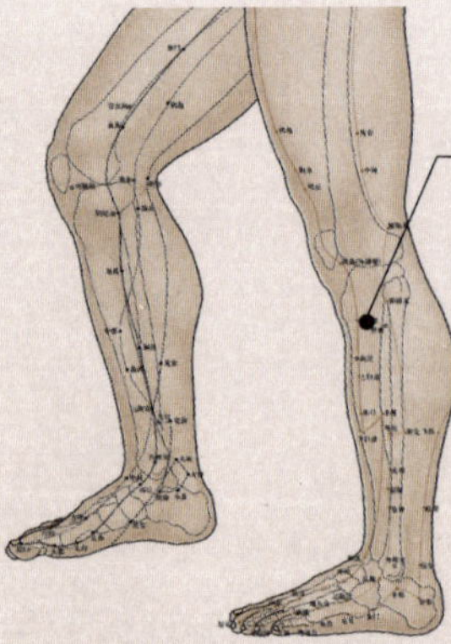

足三里 位于小腿前外侧，当犊鼻穴下3寸，距胫骨前后1横指（中指）处。

按摩具有补血作用的足三里穴。

对症药方

归脾汤

白术、当归、白茯苓、黄芪（炒）、龙眼肉、远志、酸枣仁（炒）各一钱，木香五分，甘草（炙）三分，人参一钱。

煎法：加生姜、大枣，水煎服。

痰浊目眩

多余的水分变成痰，停滞于体内，一方面会阻碍气血的上升，另一方面还会上行至头部造成目眩。表现为天旋地转并伴随恶心想吐的症状，休息后也不见改善。这种体质的人总是很想睡，并且常常感到恶心想吐、食欲不振。这种病症是由暴饮暴食和疲劳、睡眠不足、压力过大导致的。患者应注意饮食，不要多食，同时进行适度的运动，以改善症状。

穴位按摩

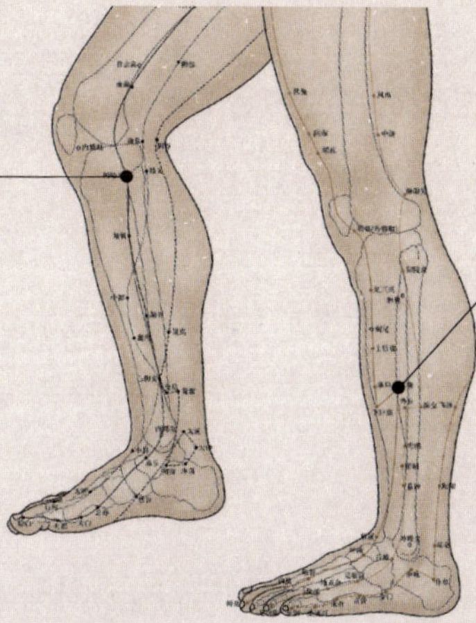

按摩能促进脾胃机能及津液循环的阴陵泉穴。

按摩具有祛痰功效的丰隆穴。

对症药方

半夏白术天麻汤

黄柏两分，干姜三分，天麻五分，苍术五分，白茯苓五分，黄芪五分，泽泻五分，人参五分，白术一钱，炒曲一钱，半夏一钱五分，大麦面一钱五分，橘皮一钱五分。

煎法：加水二盏，煎至一盏，除去药渣即可。

服药法：每服半两，食前带热服。

腰痛——着凉、肾虚易腰痛

腰痛是以腰部一侧或两侧疼痛为主要症状的病症。西医的肾脏疾病、风湿病、腰肌劳损、脊椎及脊髓疾病，或者女子月经都可以导致腰痛。

类型	特征	病因
寒湿腰痛	腰部冷痛、寒冷和阴雨天加重，温暖患部则症状减轻，下半身浮肿、全身无力。	寒与湿邪入侵体内，寒湿阻碍血流、经脉造成腰痛。
肾虚腰痛	腰部隐隐作痛，酸软无力；肾阴虚者，可见盗汗、手脚心热、口燥咽干。	肾阳不足，不能濡养腰背，温煦经脉。
血瘀腰痛	腰痛如刺，痛处固定；多汗、容易疲劳、怕冷。	血流停滞造成瘀血疼痛。

腰痛原因

急性腰痛大多是外因引起的，慢性腰痛的原因则大多来自体内。一般疼痛的起因有着凉、气血瘀滞、热（炎症）等。

另外，腰是肾的精气流入，易受肾功能影响的部位，被称为“肾府”，肾功能减退也会造成腰部疼痛。

下半身发冷与浮肿现象，温暖患部后症状会减轻的，是外界侵入的寒邪停滞于腰部所致。不仅津液的代谢受阻，肾功能也会减退，常见于高湿度环境下的人。

腰与足踝酸痛，稍加按摩会改善症状，是肾虚所造成的腰痛。肾是主司骨骼的脏器，若症状恶化，则可能会发展成骨质疏松症。

触摸腰部时感到有硬块且会疼痛者，原因是血流的瘀滞，这种刺痛在夜间与运动时痛感会增强。

寒湿腰痛

侵入体内的寒湿邪气停滞于腰部，阻碍气血流动可以导致腰痛。这种腰痛伴随有下半身发冷及浮肿的症状，为生活在寒冷且多湿环境的人所常见。

患者要注意避免穿着过薄的衣物，且注重腰部周围及全身保暖，不使身体着凉。特别是被雨淋湿或流汗后，要赶快换衣服以避免着凉。

穴位按摩

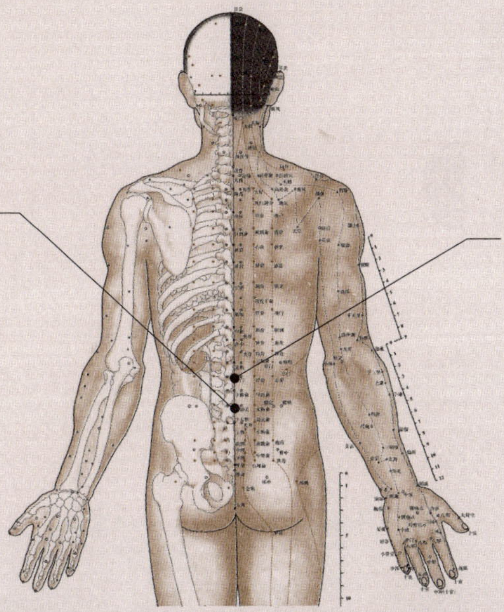

按摩腰阳关穴以消除气血的瘀滞。	按摩命门穴以温暖腰部。

对症药方

甘姜苓术汤

生姜三钱，茯苓三钱，白术三钱，甘草八分。

用法：水煎服。

肾虚腰痛

若肾功能减退，精气不足，不能濡养腰背；肾阳不足，不能温煦经脉而导致的腰痛。此类以慢性腰痛较多，而其他类的腰痛也往往伴随着肾虚的症状。肾是主司骨骼的脏器，若肾虚持续发展下去，将会导致骨质疏松。

活动腰部会使疼痛恶化，稍微休息一下则能减轻症状。腰部感到酸痛，头晕与耳鸣等症状通常会伴随发生，此时按摩腰部可以缓和疼痛。

穴位按摩

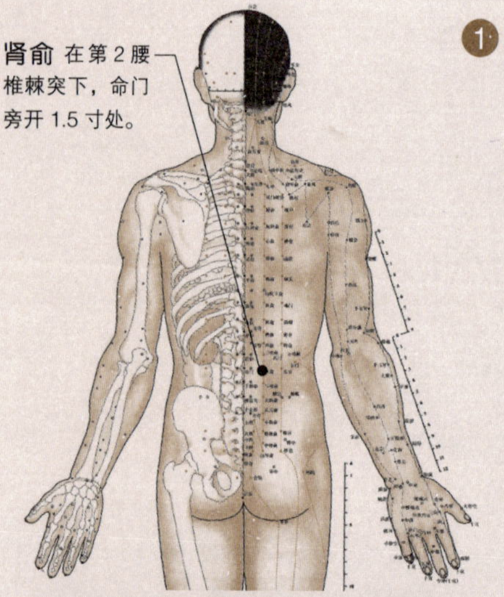

按摩能提高肾功能的肾俞穴。

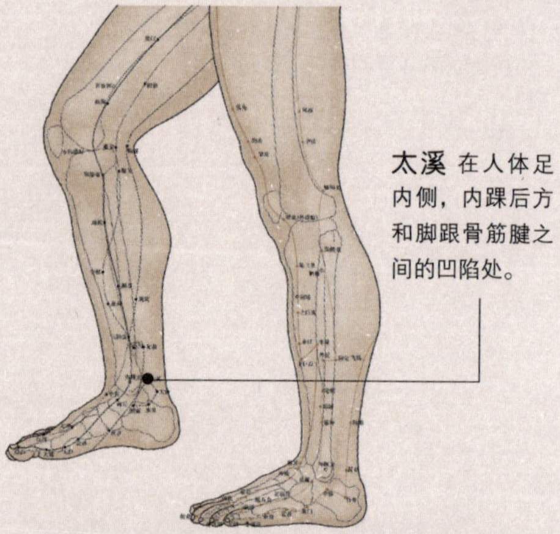

按摩具有补益肾中精气作用的太溪穴。

对症药方

伴随发冷症状出现时可服用成药金匮肾气丸；伴随手脚充血发热症状出现时可服用成药六味地黄丸。

血瘀腰痛

触摸腰部时感到有硬块且有强烈痛楚者，是血瘀引起的腰痛。刺痛感在活动时会增强，而且因为睡眠时血流减缓，在半夜的时候往往也会感到腰痛。

患有此类腰痛者凡事不应勉强，须安心静养。透气湿布对于缓和疼痛十分有效。然而，虽然同样都是血瘀症状，也要有以冷湿布敷与以热湿布敷的不同，应该选择敷上去时感觉舒服的使用。

穴位按摩

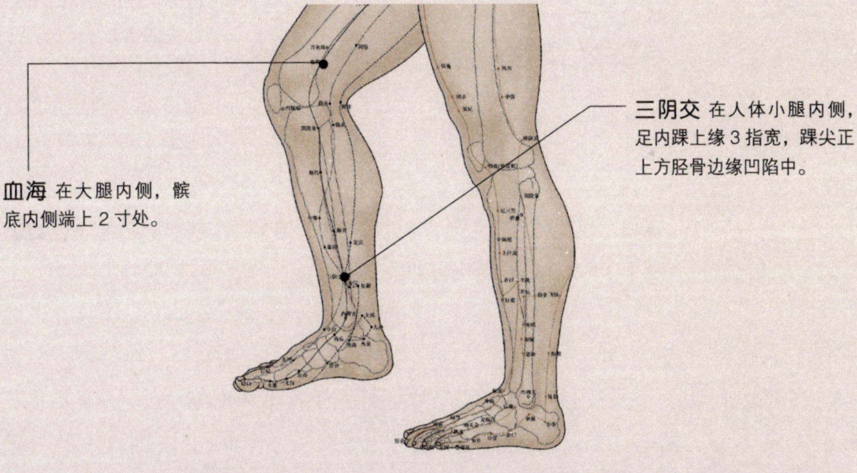

按摩具有改善腰部血流功能的血海穴。

按摩能改善血瘀的三阴交穴。

对症药方

通导散

大黄二钱，生地黄二钱，桃仁二钱，枳壳二钱，赤芍二钱，当归二钱，陈皮三钱，木通一钱，朴硝一钱，甘草六分。

煎服法：水煎服，热服。

服药法：一日一次，睡前服用。

心悸——心功能不安引起

心悸是一种自觉心脏跳动的不适感或心慌感。当心率加快时感到心脏跳动不适，心率缓慢时感到搏动有力。心悸时，心率可快，可慢，也可有心律失常，心率和心律正常者也可以有心悸。

类　型	特　征	病　因
气虚心悸	呼吸迫促，尤其不能登高，登高就会胸闷，甚则出现心痛，运动时心悸症状加剧。畏寒喜暖，懒于动作。没精神，常想躺下休息，容易出汗，稍微活动便呼吸困难，脉搏偏慢。	气能行血，气不足则运血无力，心血不足，心失滋养，搏动紊乱。
血虚心悸	心悸又脸色差，失眠，感到不安，目眩，静不下心，常常健忘。	血不足使得气过盛，造成心的功能亢进，无法平静。
阴虚心悸	脉搏过快，胸闷、失眠、盗汗、目眩、耳鸣，静不下心、手脚发热。	镇静心神的功能减退，造成心过于亢奋。

心悸原因

心悸是心功能不安定所引起的。心是掌管血液循环的脏器，心悸发生常与平素体质虚弱、情志所伤、劳倦、汗出受邪等有关。实际上根据其症状，心悸可分为很多种。

运动时发生心悸、呼吸困难、胸痛等症状，是气虚所造成的。气的生成不足是造成气虚心悸的主要原因。患有这种病症的人常常没有精神，并且总是想躺下来休息。

相反地，若心功能亢进，无法控制产生心悸，则是血虚心悸。这种人气比血盛，心处于兴奋状态无法平静，因此人会感到不安、易受惊吓、夜间无法入眠，脸色也会变差，容易感到疲惫。

若血虚情形加重，会因为津液的不足，热囤积于体内造成阴虚状态，此时人会感到胸闷且脉搏快速、手脚发热。

嘴唇泛紫并伴随胸部刺痛，是血瘀所引起的，肌肤会失去光泽，而且会感到胸闷。

气虚心悸

运动时发生心悸与呼吸困难症状，并感到胸痛即是气虚心悸，这种心悸是因气不足造成心的动力不足。由于气的匮乏使得人没有精神、容易疲劳，常常想躺下来休息。另外，脉搏也会偏慢，或者有脉搏不整的情形，而且容易流汗。若情形恶化，则会有手脚发冷与怕冷等症状出现。

要改善症状，首先必须补气，须进行充分的休养，并且摄取容易消化的饮食以补气。

穴位按摩

1

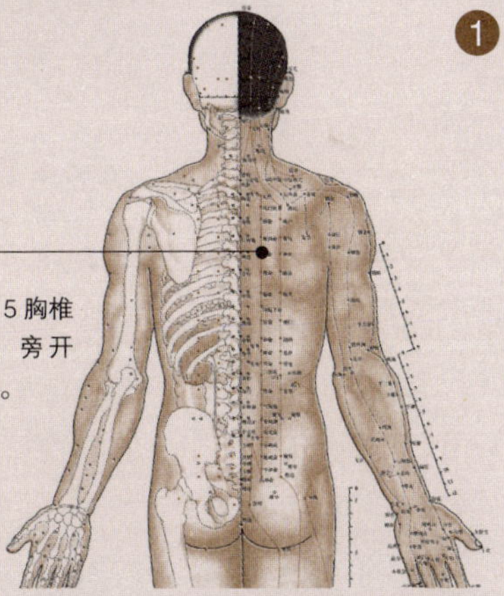

心俞穴是对各种心悸都有效的穴道，也应长按。

2

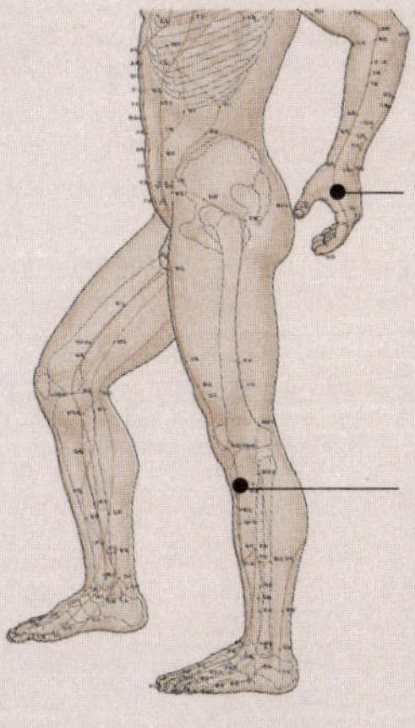

若感到胸痛时，可以刺激合谷穴；按摩足三里穴可以促进肠胃功能的作用。

对症药方

安神定志汤

茯苓、茯神、人参、远志各五分，石菖蒲、龙齿各五分。

煎法：以上中药，以水一斗，煮取三升汤药，除去药渣即可。

服药法：一日两次，早晚饭前服。

血虚心悸

脸色差又心悸的症状，是血虚引起的。由于气比血的作用强，因此心的机能会过于亢进，无法受到控制。

血虚心悸的症状是健忘、容易受惊、不安、焦躁以及无法静下心来。虽然身体容易感到疲惫、需要充分休养，但到了夜里却往往因无法平静而失眠。建议就算无法入眠，也不要太过在意，躺着休息就好。

穴位按摩

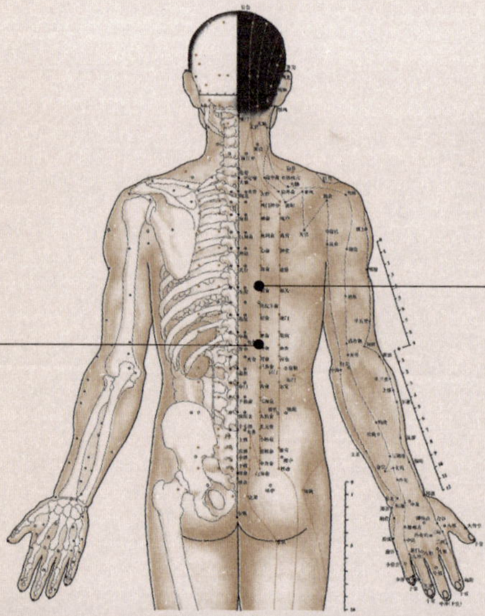

可以按摩能够促进肠胃功能的脾俞穴。

可刺激位于背部、具有补血作用的膈俞穴。

对症药方

保元汤

黄芪三钱，人参一钱，炙甘草一钱，肉桂五分，生姜一片。

煎法：以上五味药碾成粉末，加水一盏，煎至七分即可。

服药法：不拘时服。

阴虚心悸

脉搏快且容易感到胸闷、心悸的人，是因为供给心养分的血、津液等心阴不足，造成心的功能亢进，使热堆积于体内。此类型的人会感到目眩、耳鸣、手脚发烫、口干舌燥。在精神方面则会有忘东忘西、容易受惊、感到不安、焦躁、无法静下心来等症状。在夜里无法轻易入睡，且会有盗汗症状。

穴位按摩

1

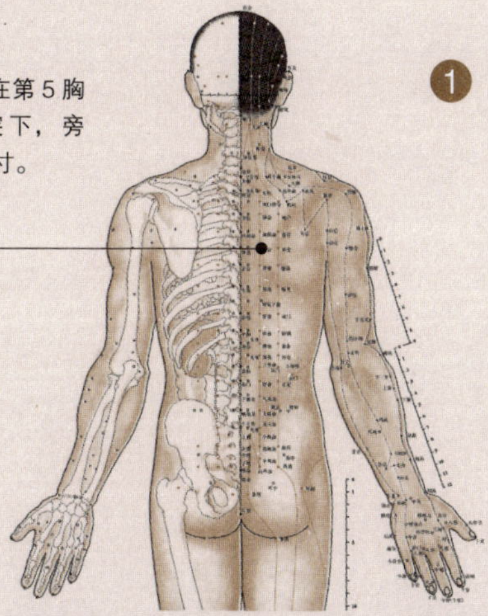

心俞 在第5胸椎棘突下，旁开1.5寸。

按摩心俞穴。

2

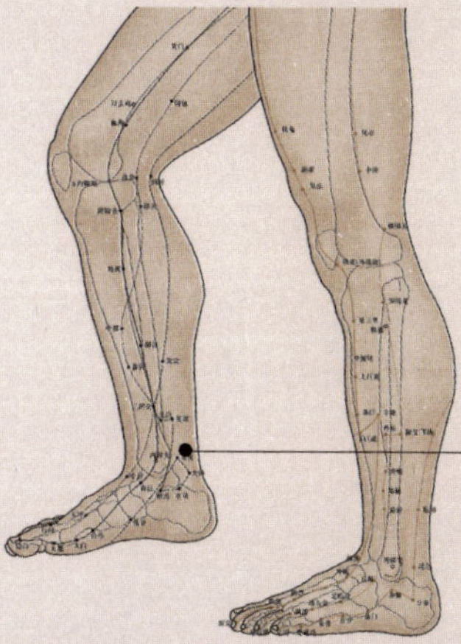

太溪 在人体足内侧，内踝后方和脚跟骨筋腱之间的凹陷处。

入睡前按摩可以安定情绪的太溪穴。

对症药方

黄连阿胶汤

黄连四钱，黄芩二钱，芍药二钱，鸡子黄两枚，阿胶三钱。

制法：以上五味，以水1.2升，先煎三物，取600毫升，去渣，入阿胶烊尽，稍冷，入鸡子黄，搅匀。

服药法：每次温服200毫升，一日三服。